中国科学院教材建设专家委员会规划教材
全国高等医药院校规划教材

案例版™

供临床、预防、基础、口腔、麻醉、影像、药学、检验、护理、法医等专业使用

医学高等数学

第2版

主　　编　郭东星
副 主 编　申笑颜　杨　晶　王培承
编　　委　(以姓氏笔画为序)
王培承(潍坊医学院)
申笑颜(沈阳医学院)
杨　晶(天津医科大学)
李建明(山西医科大学)
谷小萱(天津医科大学)
周立业(山西医科大学)
郭东星(山西医科大学)

秘　　书　王淑玲(山西医科大学)

科学出版社
北　京

郑 重 声 明

为顺应教育部教学改革潮流和改进现有的教学模式，适应目前高等医学院校的教育现状，提高医学教学质量，培养具有创新精神和创新能力的医学人才，科学出版社在充分调研的基础上，引进国外先进的教学模式，独创案例与教学内容相结合的编写形式，组织编写了国内首套引领医学教育发展趋势的案例版教材。案例教学在医学教育中，是培养高素质、创新型、实用型医学人才的有效途径。

案例版教材版权所有，其内容和引用案例的编写模式受法律保护，一切抄袭、模仿和盗版等侵权行为及不正当竞争行为，将被追究法律责任。

图书在版编目 CIP 数据

医学高等数学：案例版／郭东星主编．—2版．—北京：科学出版社，2013.6
中国科学院教材建设专家委员会规划教材·全国高等医药院校规划教材
ISBN 978-7-03-037841-5

Ⅰ．医…　Ⅱ．郭…　Ⅲ．医用数学-医学院校-教材　Ⅳ．R311

中国版本图书馆 CIP 数据核字(2013)第 127523 号

责任编辑：王　颖　周万灏／责任校对：宣　慧
责任印制：赵　博／封面设计：范璧合

科学出版社 出版
北京东黄城根北街 16 号
邮政编码：100717
http://www.sciencep.com
三河市骏杰印刷有限公司印刷
科学出版社发行　各地新华书店经销
*
2008 年 7 月第　一　版　　开本：850×1168　1/16
2013 年 6 月第　二　版　　印张：12 1/2
2020 年 8 月第十四次印刷　　字数：342 000
定价：45.00 元
（如有印装质量问题，我社负责调换）

第 2 版前言

为了适应新时期医学高等教育发展的需要，借鉴国外先进的 PBL（Problem-Based Learning）教学方法，采用案例与教学内容相结合的模式，5 年前我们组织编写了案例版《医学高等数学》，于 2008 年 7 月由科学出版社出版.

为适应社会发展对医学生的新要求，不断完善学科知识结构，优化教材内容，对第 1 版教材进行了增删修订. 对函数、极限及导数这些基本概念的来源和引入给出了相应的解释，使同学们能更清楚地了解数学方法来源于实际问题；对微分方程中的医学模型的详细描述，是对时下数学建模思想小小的引入；对部分例题和习题也做了相应的调整和精选，同时对第 1 版中存在的问题，也一并作了修订.

在新版教材的编写过程中，沈阳医学院申笑颜老师、山西医科大学数学教研室的全体老师，特别是李建明、曹红艳、王淑玲老师在教材的整理、修改、校对工作中付出了辛勤的劳动，在此表示衷心的感谢！

感谢在本教材的编写和出版过程中，沈阳医学院、天津医科大学、潍坊医学院、山西医科大学及科学出版社的大力支持和帮助.

本书编写的过程中，参考了许多同类及相关的中外文书刊，在此深表感谢.

对于新版教材中存在的问题，恳请同行和使用本书的广大师生不吝赐教，予以指正.

编　者

2013 年 3 月

第1版前言

本书是科学出版社为适应目前高等医学教育的现状，本着深化课程体系与教学方法的改革，借鉴国外先进的PBL(Problem-Based Learning)教学方法，采用案例与教学内容相结合的模式，组织编写的教材.教材的特点体现在：

1. 融案例于教材中，用案例引导教学，并以此作为学生获取知识和解决问题的切入点.

2. 注重数学的基础理论、基本知识的讲解以及对学生基本技能的培养.在此基础之上，尽量体现教材的思想性、先进性、科学性、启发性和适用性.

3. 全书既保持了数学基本的知识体系，又具有比较鲜明的医学教育特色.加强了基础学科与医学学科相结合的特点，突出了利用数学的理论知识解决医学问题的思想.

本书以五年制临床医学专业、药学专业本科生为主要使用对象，兼顾与医学相关的其他专业.全书共九章，涵盖了微积分学、常微分方程、线性代数基础、概率论初步等教学内容.可按照不同类型的学校和专业，在教学中根据各自的情况有选择地使用.

本书在编写和出版过程中得到山西医科大学、天津医科大学、滨州医学院、潍坊医学院以及科学出版社的大力支持和帮助，山西医科大学韩红娟老师在校对工作中做了大量工作，在此表示衷心的感谢！

本书在编写过程中，参考了许多同类及相关的中外文书刊，在此深表感谢.

虽然编委们在工作中认真求实，兢兢业业，但由于水平所限，错误和不当之处仍在所难免.恳请同行和使用本书的广大师生不吝赐教，予以指正.

编　者

2008年5月于山西

目　录

第一章　函数、极限与连续

Function and Limit and continue

案例 1-1

当 X 射线经过机体组织或别的物质时，它的能量要被吸收一部分．设原来的强度为 I_0，经过单位厚度的物质时有 $p\%$ 吸收．

问题：

试问经过 d 单位厚度的物质时，剩下的强度 I 等于多少？

函数是事物间量与量相互联系、相互制约规律的数学抽象，是表达变量间复杂关系的基本数学形式，是高等数学的主要研究对象．极限则动态地刻画了变量的运动和演进的变化趋势，是高等数学的基本研究方法．有了极限，人们才可能以高于初等数学的观点和方法来研究函数．本章在初等数学基础上，进一步介绍函数、极限的基本内容，并引出连续的概念和性质，为学习一元微积分奠定基础．

第一节　函　　数

函数概念的萌芽可以追溯到古代对图形的研究，随着社会的发展，人们开始逐渐发现，在所有已经建立起来的数的运算中，某些量之间存在着一种规律，这就是一个量或几个量的变化，会引起另一个量的变化．

一、函数的概念

事物的发展和变化，本质上是量的演变．如果在所考虑的问题或变化过程中，一个量始终保持同一数值，这样的量称为**常量**(constant)．如果在所考虑的问题或变化过程中，一个量可以有不同的数值，这样的量称为**变量**(variable)．例如，圆的面积 $S=\pi\times r^2$，其中，π 为常量，r 为圆的半径，而面积 S 与半径 r 可以取不同的值，视为变量；再如，儿童服药的剂量常取决于儿童的体重，如果治疗时间较短，该儿童体重可视为常量；若此疗程长达数年，其体重就是一个变量，因此，一般可以把常量看成特殊的变量．

函数是数学中最主要的概念之一，概念是数学的基础，概念性强是函数理论的一个显著特点，只有对概念做到深刻理解，才能正确灵活地加以应用．

定义 1.1　设 x 和 y 是某变化过程中的两个变量，如果对于变量 x 的每一个允许的取值，按照一定的对应法则，变量 y 总有一个确定的值与之对应，则称变量 y 是变量 x 的**函数**(function)．变量 x 称为**自变量**(independent variable)，变量 y 称为**因变量**(dependent variable)，记为

$$y=f(x)\ ,\ x\in D$$

D 是自变量 x 的所有允许值的集合，称为函数的**定义域**(domain)．而因变量 y 的所有对应值的集合称为函数的**值域**(range)．

从函数的定义可知，函数的定义域和对应法则是函数的二要素，一旦二者确定，函数的值域也就相应的确定了．

在数学中，通常不考虑函数的实际意义，而抽象地用算式表达函数，因此约定函数的定义域就是使函数有意义的自变量取值的全体．

例 1.1　确定下列函数的定义域．

(1) $y=\sqrt{x^2-1}+\dfrac{2}{x-1}$；

(2) $y=\ln\left(\dfrac{1-x}{3}\right)+\arcsin x$．

解 要求函数的定义域，只需求出使函数有意义的 x 的取值范围．

(1) 要使函数有意义，必有

$$\begin{cases} x^2-1\geqslant 0 \\ x-1\neq 0 \end{cases}$$

解此不等式组得 $x>1$ 或 $x\leqslant -1$，所以该函数的定义域可表示为

$$(-\infty,-1]\cup(1,+\infty).$$

(2) 要使函数有意义，必有 $\dfrac{1-x}{3}>0$ 且 $|x|\leqslant 1$，

所以该函数的定义域可表示为 $[-1,1)$．

在实际问题中，求函数的定义域要注意其实际意义．

例 1.2 在自由落体运动中，设物体下落的时间为 t，下落的高度为 h，运动规律为 $s=\dfrac{1}{2}gt^2$，其中 g 为重力加速度，求函数 s 的定义域．

解 从抽象的算式看，t 可以取一切实数值，但考虑到实际意义，显然应有

$$t\geqslant 0 \text{ 且 } 0\leqslant s\leqslant h,\text{而 } t=\sqrt{\frac{2s}{g}},$$

故定义域为 $\left[0,\sqrt{\dfrac{2h}{g}}\right]$．

例 1.3 2003 年中国非典型肺炎(SARS)流行时，感染人数随时间变化的规律通过实际观测的数据表示，我们用最引人关注的时间段里公布的全国疫情报告中的 8 组数据来反映新增病例数 N 与时间 t 的关系，见表 1.1.

表 1.1 2003 年全国 SARS 流行高峰期新增病例报告

报告日期(月/日)	4/28	5/1	5/4	5/7	5/9	5/12	5/15	5/17
标示时间(t_i)	1	4	7	10	12	15	18	20
新增例数(N_i)	203	187	163	159	118	75	52	28

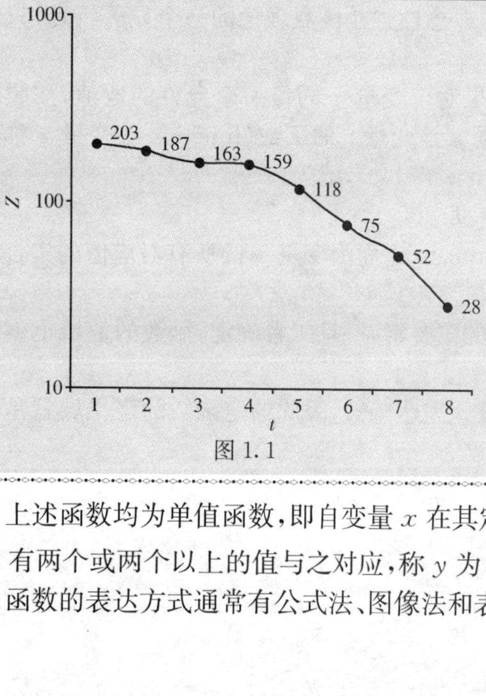

图 1.1

将表 1.1 中的数据 (t_i,N_i) 以描点的形式标记在坐标平面上，然后用光滑的曲线连接这些点．则此曲线 $N=N(t)$ 也表示这个时间段全国新增病例数 N 与时间 t 的关系，此为图形表示法，见图 1.1.

还可以用解析式法表示 N 与时间 t 的关系．由于影响新增病例数 N 的因素很多，绝非一个时间变量 t 所能完全确定的，故 $N=N(t)$ 这类解析式只能近似模拟这种关系，例如用 $N(t)=\alpha+\beta t^{\gamma}$ 来拟合这一关系，这里 α、β、γ 均为常数，在流行病学中有具体含义．

上述函数均为单值函数，即自变量 x 在其定义域上取值时，函数 y 只有一个确定的值与之对应．如果 y 有两个或两个以上的值与之对应，称 y 为 x 的多值函数，如 $y=\pm\sqrt{x}$．

函数的表达方式通常有公式法、图像法和表格法，甚至可以用一段文字来表述．

二、分段函数

在生物、医学和工程技术等应用中，经常遇到一类函数，当自变量在不同范围内取值时，其表达式也不同，这类函数就是分段函数．历史上最著名的**Dirichlet 函数**就是一个分段函数：

$$f(x)=\begin{cases}0, & x\text{ 是无理数；}\\ 1, & x\text{ 是有理数}.\end{cases}$$

定义 1.2 在定义域的不同范围上，用不同的解析式来表达的一个函数，称为**分段函数**(piecewise function)．

例 1.4 取整函数：设 x 为任意实数，不超过 x 的最大整数简称为 x 最大整数，记为 $f(x)=[x]$. 例如 $[\pi]=3$，$[\sqrt{3}]=1$，$\left[\frac{2}{5}\right]=0$，$\left[-\frac{2}{5}\right]=-1$，取整函数的定义域是 $(-\infty,+\infty)$，值域是整数集 Z，这是一个分段函数，它的图形是阶梯状的，见图 1.2.

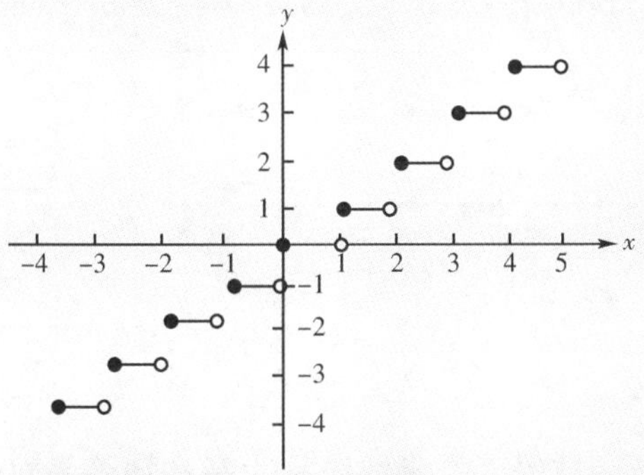

图 1.2

例 1.5 在生理学研究中，血液中胰岛素浓度 $c(t)$（单位/毫升）随时间 t (min) 变化的经验公式为

$$c(t)=\begin{cases}t(10-t), & 0\leqslant t\leqslant 5;\\ 25e^{-k(t-5)}, & t>5.\end{cases}$$

式中 k 为常数，这是一个分段函数，见图 1.3.

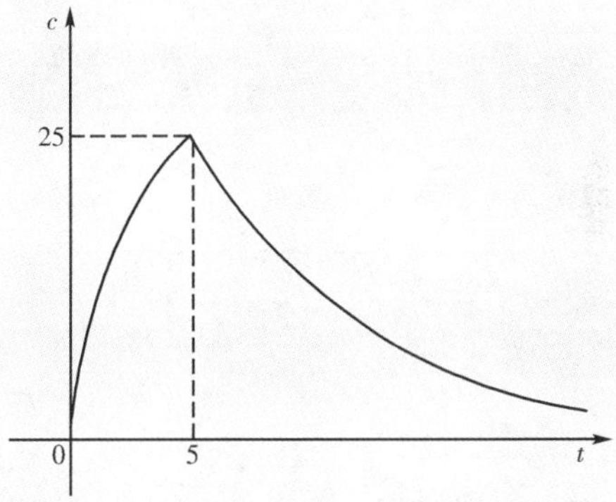

图 1.3

例 1.6 未成年人服药剂量的 Cowling 公式为 $c=\frac{(a+1)d}{24}$，根据此公式，到多大年龄时，该剂量达到成人剂量？（d 为成人剂量）

显然，令 $c=d$ 可解出 $a=23$，故 Cowling 公式应为

$$f(a)=\begin{cases}\frac{(a+1)d}{24}, & a<23;\\ d, & a\geqslant 23.\end{cases}$$

这是一个分段函数，见图 1.4.

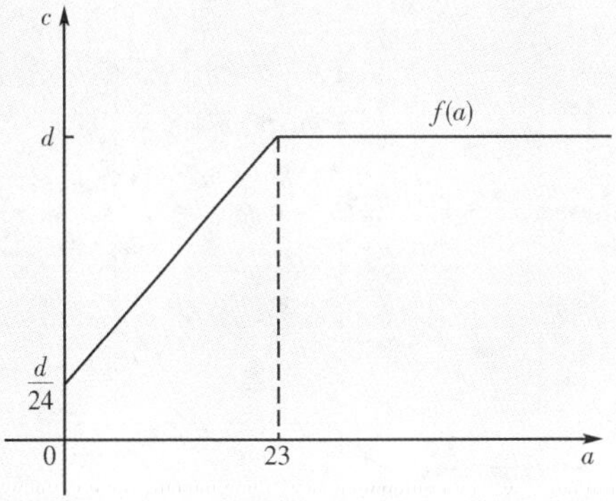

图 1.4

三、复合函数

定义 1.3 设 y 是 u 的函数 $y=f(u)$，u 是 x 的函数 $u=\varphi(x)$，若 x 在 $u=\varphi(x)$ 的定义域或其子域上取值时，所对应的 u 值使 $y=f(u)$ 有定义，则称 y 是 x 的**复合函数**(compound function)，记为 $y=f(\varphi(x))$．其中，u 称为**中间变量**(intermediate variable)．

例 1.7 求由 $y=e^u$，$u=v+\sin v$，$v=1-2x$ 构成的复合函数．

解 u 是 y 的中间变量，v 是 u 的中间变量，依次代入可得 $y=e^{1-2x+\sin(1-2x)}$．

例 1.8 求由函数 $y=u^3$ 和 $u=\sin x$ 构成的复合函数和由函数 $y=\sin u$ 和 $u=x^3$ 构成的复合函数．

解 (1) 由函数 $y=u^3$ 和 $u=\sin x$ 构成的复合函数是

$$y=(\sin x)^3；$$

(2) 由函数 $y=\sin u$ 和 $u=x^3$ 构成的复合函数是

$$y=\sin x^3．$$

以上是两个或两个以上函数层层“嵌套”构成的复合函数．但需注意，不是任何两个函数都可以复合成一个复合函数的，如 $y=\arcsin u$ 及 $u=x^2+2$ 就不能复合成一个复合函数．因为函数 $u=x^2+2$ 的值域为 $[2,+\infty)$，在此区间上 $y=\arcsin u$ 没有意义．

我们不仅要学会把若干个函数复合成一个复合函数，而且要善于把一个复合函数分解成若干个简单的函数．所谓简单函数，是指基本初等函数或是常数与基本初等函数四则运算后的结果．

例 1.9 试分解复合函数 $y=e^{\arcsin 3x}$．

解 显然是由 $y=e^u$、$u=\arcsin v$ 和 $v=3x$ 复合而成．

例 1.10 试分解复合函数 $y=\lg^2[\cot(x^2+\arccos x)]$．

解 $y=u^2$，$u=\lg v$，$v=\cot w$，$w=x^2+\arccos x$．

四、初 等 函 数

1. 基本初等函数

通常把幂函数、指数函数、对数函数、三角函数及反三角函数等五类函数统称为**基本初等函数**(basic elementary function)．见表 1.2.

表 1.2 基本初等函数表

名称	表达式	定义域	图形	特征
幂函数	$y=x^a$ $(a\neq 0)$	随 a 的不同，函数的定义域不同，但在 $(0,+\infty)$ 内都有定义	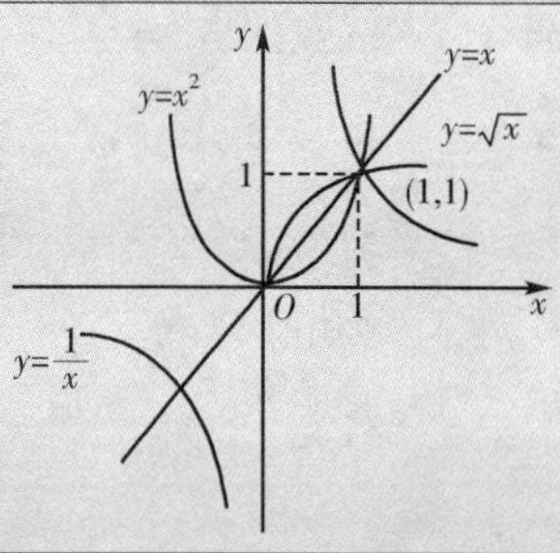	过(1,1)点，在第一象限内，当 $a>0$ 时，为增函数；当 $a<0$ 时，为减函数
指数函数	$y=a^x$ $\begin{pmatrix}a>0,\\a\neq 1\end{pmatrix}$	$(-\infty,+\infty)$	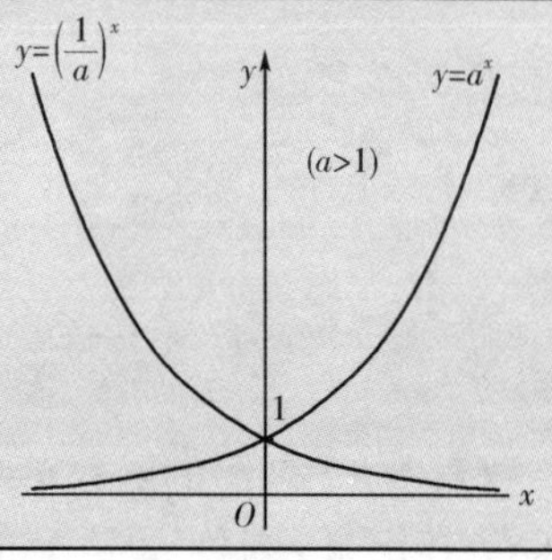	图像在 x 轴上方，且过点 $(0,1)$，当 $0<a<1$ 时，为减函数；当 $a>1$ 时，为增函数

续表

名称	表达式	定义域	图形	特征
对数函数	$y=\log_a x$ $\left(\begin{matrix}a>0\\ \text{且 } a\neq 1\end{matrix}\right)$	$(0,+\infty)$	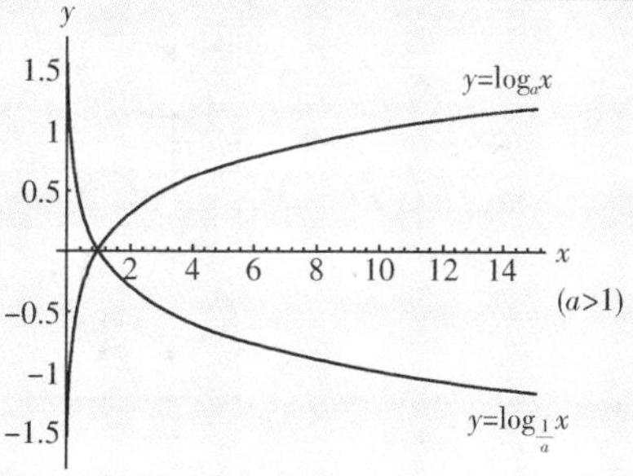	图像在 y 轴右侧，且过点 $(1,0)$，当 $0<a<1$ 时，为减函数；当 $a>1$ 时，为增函数
三角函数 正弦函数	$y=\sin x$	$(-\infty,+\infty)$	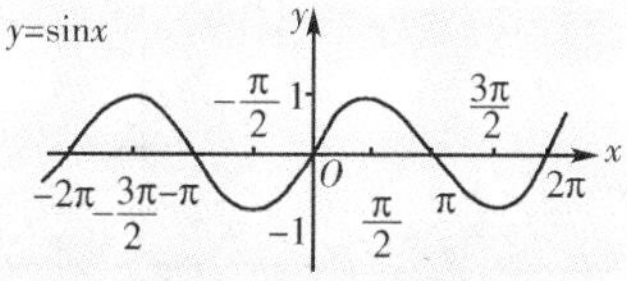	以 2π 为周期的奇函数，$\lvert\sin x\rvert\leqslant 1$
三角函数 余弦函数	$y=\cos x$	$(-\infty,+\infty)$	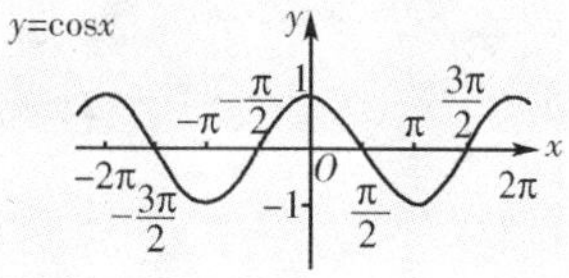	以 2π 为周期的偶函数，$\lvert\cos x\rvert\leqslant 1$
三角函数 正切函数	$y=\tan x$	$x\neq k\pi+\frac{\pi}{2}$ $(k=0,\pm1,\pm2,\cdots)$	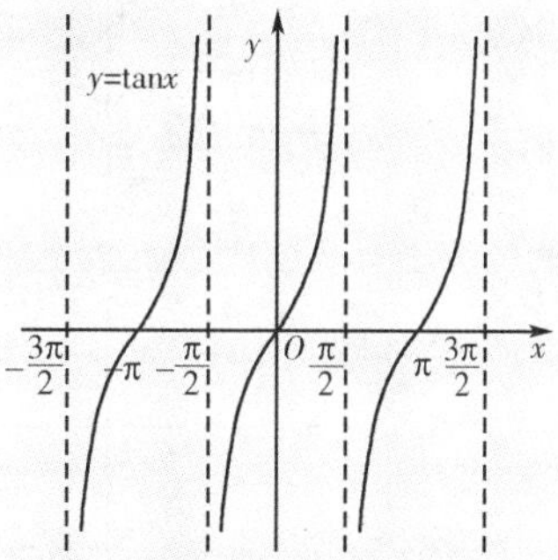	以 π 为周期的奇函数，在区间 $\left(-\frac{\pi}{2},\frac{\pi}{2}\right)$ 内为单增函数
三角函数 余切函数	$y=\cot x$	$x\neq k\pi$ $(k=0,\pm1,\pm2,\cdots)$	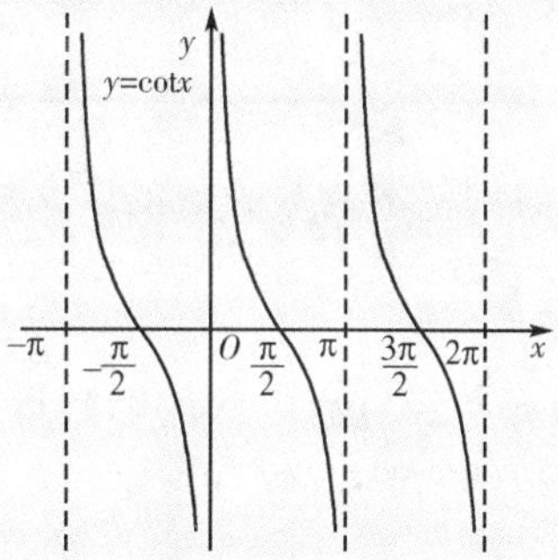	以 π 为周期的奇函数，在 $(0,\pi)$ 内为减函数
三角函数 正割函数	$y=\sec x=\frac{1}{\cos x}$	$x\neq k\pi+\frac{\pi}{2}$ $(k=0,\pm1,\pm2,\cdots)$	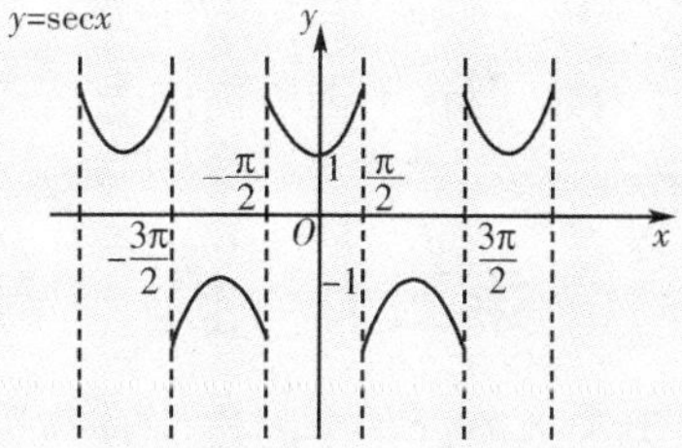	以 2π 为周期的偶函数，$\lvert\sec x\rvert\geqslant 1$
三角函数 余割函数	$y=\csc x=\frac{1}{\sin x}$	$x\neq k\pi$ $(k=0,\pm1,\pm2,\cdots)$	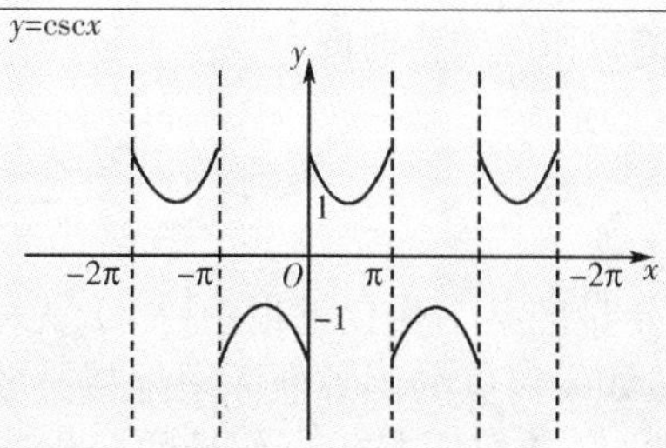	以 2π 为周期的奇函数，$\lvert\csc x\rvert\geqslant 1$

续表

名称		表达式	定义域	图形	特征
反三角函数	反正弦函数	$y=\arcsin x$	$[-1,1]$	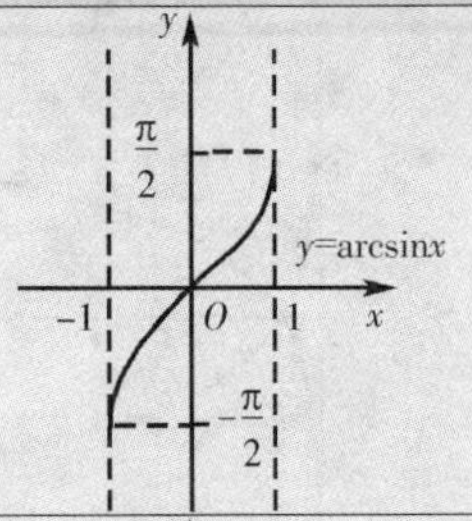	值域取主值为 $\left[-\frac{\pi}{2},\frac{\pi}{2}\right]$，为单调递增，奇函数
	反余弦函数	$y=\arccos x$	$[-1,1]$	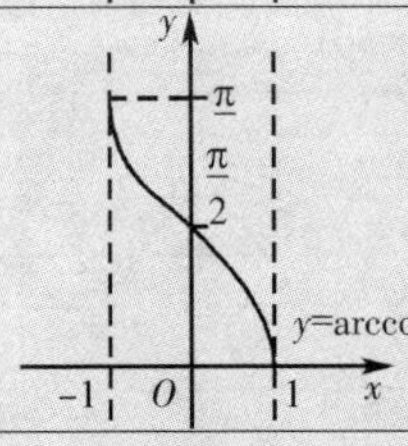	值域取主值 $[0,\pi]$，为单调递减函数
	反正切函数	$y=\arctan x$	$(-\infty,+\infty)$	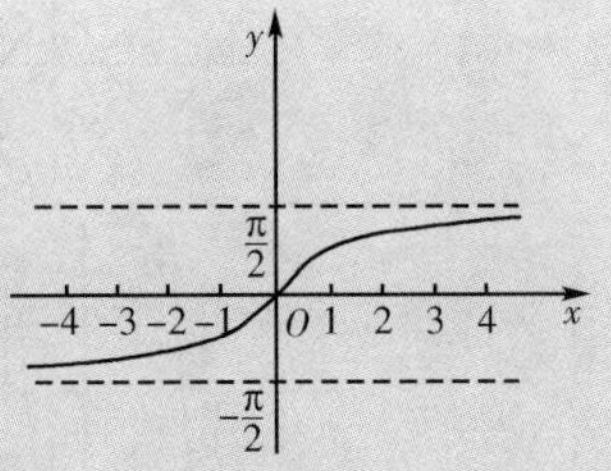	值域取主值为 $\left(-\frac{\pi}{2},\frac{\pi}{2}\right)$，为单调递增的奇函数
	反余切函数	$y=\operatorname{arccot} x$	$(-\infty,+\infty)$	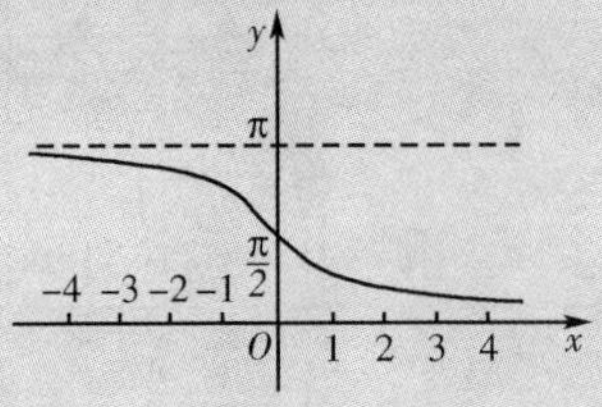	值域取主值 $(0,\pi)$，为单调递减函数

从表 1.2 中，我们可以清楚地看到基本初等函数的定义域、值域、有界性、奇偶性、单调性、周期性及其函数图形等．

2. 初等函数

定义 1.4 由常数和基本初等函数经过有限次的四则运算和有限次函数复合运算所构成的仅用一个解析式表达的函数，称为**初等函数**(elementary function)．如

$$y=a_0+a_1x+\cdots+a_nx^n\ ,\ y=\sqrt{e^x+\sin x}\ ,\ y=\sqrt{\cot 3x}+e^{x+1}\ ,\ y=\frac{a^x+1}{a^x-1}$$

都是初等函数；分段函数不是初等函数，但在不同段内的表达式，通常用初等函数表示．分段函数也是重要的函数．

第二节 极　　限

当属于一个变量的相继的值无限地趋近某个固定值时，如果最终同固定值之差可以随意地小，那么，这个固定值就称为所有这些值的极限．——柯西

一、极限的概念

对于函数 $y=f(x)$，在自变量的某个变化过程中(如 x 无限增大即 $x\to\infty$ 的过程或 x 无限接近于某一个常数即 $x\to x_0$ 的过程)，如果对应的函数值无限地接近于某一个常数，那么这个常数叫做在自变量的这一变化过程中函数的极限，这个极限是由自变量的变化过程所决定的．主要研究以下两种情形：

1. 自变量趋向于无穷大 ($x\to\infty$) 时函数的极限

定义 1.5 若自变量 x 的绝对值无限增大时，函数 $f(x)$ 无限地趋近于常数 A，则称常数 A 为函数 $f(x)$ 当 $x\to\infty$ 时的**极限**(limit)，记为

$$\lim_{x\to\infty}f(x)=A \quad 或\ f(x)\to A(x\to\infty)$$

从几何意义上看，表示随着 x 的绝对值的增大，曲线 $f(x)$ 与直线 $y=A$ 越来越接近，即，对于任意的 $\varepsilon>0$，无论直线 $y=A+\varepsilon$ 和 $y=A-\varepsilon$ 所夹的条形区域多么窄，只要 x 离原点足够远，即 $|x|>M$，函数 $f(x)$ 的图形都在这个条形区域内，如图 1.5.

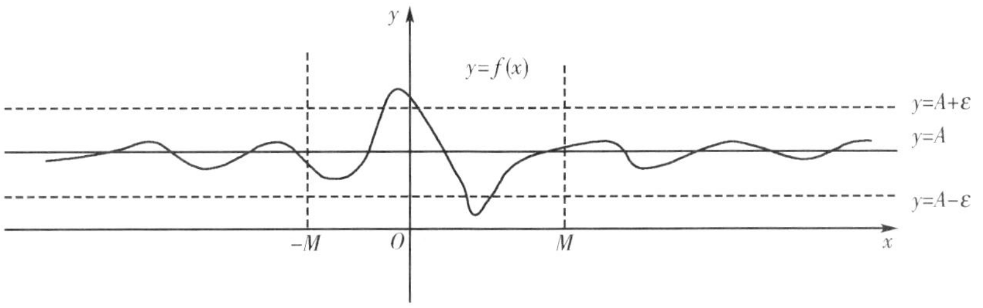

图 1.5 当 $x\to\infty$ 时函数的极限

如果仅考虑 $x\to+\infty$ 或 $x\to-\infty$，那么可以类似地定义 $\lim\limits_{x\to+\infty}f(x)=A$，$\lim\limits_{x\to-\infty}f(x)=A$.

例 1.11 由函数的几何意义可知下列等式成立 $\lim\limits_{x\to\infty}\dfrac{1}{x}=0$，$\lim\limits_{x\to\infty}e^{-x^2}=0$，$\lim\limits_{x\to-\infty}3^x=0$，$\lim\limits_{x\to+\infty}\arctan x=\dfrac{\pi}{2}$，$\lim\limits_{x\to-\infty}\arctan x=-\dfrac{\pi}{2}$.

2. 自变量趋向于定值 ($x\to x_0$) 时函数的极限

定义 1.6 设函数 $f(x)$ 在 x_0 的某邻域内有定义(在 x_0 点处可以没有定义)，若当 x 无论以怎样的方式趋近于 x_0 时，函数 $f(x)$ 都无限趋近于常数 A，则称 A 为函数 $f(x)$ 当 $x\to x_0$ 时的极限，记为

$$\lim_{x\to x_0}f(x)=A \quad 或 \quad f(x)\to A(x\to x_0).$$

注意 ①这里 $x\to x_0$ 的方式是任意的(从 x_0 的左端趋于 x_0 或从 x_0 的右端趋于 x_0)；②函数 $f(x)$ 当 $x\to x_0$ 时极限是否存在与函数在 x_0 点是否有定义无关.

从几何意义上看，可以描述为对于任意给定的 $\varepsilon>0$，无论直线 $y=A+\varepsilon$ 和 $y=A-\varepsilon$ 所夹的条形区域多么窄，总能找到 x 的一个区域 $(x_0-\delta,x_0)\cup(x_0,x_0+\delta)$，使得当 x 在这个区域内取值时，$f(x)$ 满足不等式

$$|f(x)-A|<\varepsilon \quad 即 \quad A-\varepsilon<f(x)<A+\varepsilon$$

即在 x_0 的去心邻域 $\mathring{U}(x_0;\delta)$ 内 $f(x)$ 的值全部落在如图 1.6 所示横条虚线形区域内.

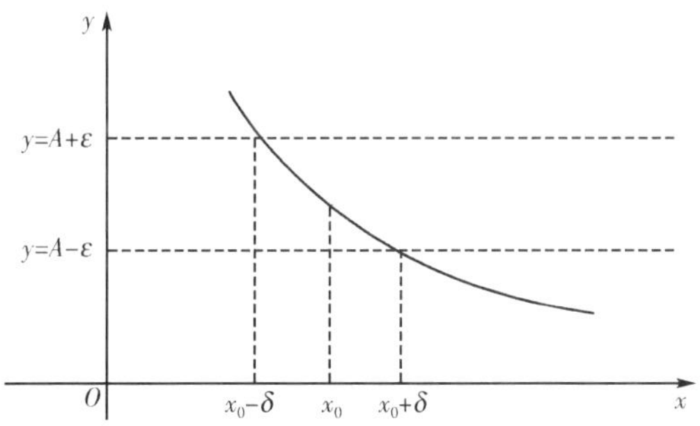

图 1.6 $x\to x_0$ 时函数的极限

例 1.12 由定义及几何意义，易知 $\lim\limits_{x\to1}(2x+1)=3$，$\lim\limits_{x\to1}(2x-1)=1$.

可以看出，上述 x 以任意方式趋近于 x_0 的过程包括 x 从 x_0 的左侧趋向于 x_0 和从 x_0 的右侧趋向于 x_0 这两种情况. 当只考虑 x 从 x_0 的左侧趋向于 x_0 时，若函数 $f(x)$ 无限趋近于常数 A，则称 A 为函数 $f(x)$ 当 $x\to x_0$ 时的**左极限**(left-hand limit)，记为 $\lim\limits_{x\to x_0^-}f(x)=A$；同样当 x 从 x_0 的右侧趋向于 x_0 时，函数 $f(x)$ 趋近于常数 A，则称 A 为函数 $f(x)$ 当 $x\to x_0$ 时的**右极限**(right-hand limit)，记为 $\lim\limits_{x\to x_0^+}f(x)=A$.

左极限和右极限统称为**单侧极限**. 函数 $f(x)$ 在点 x_0 的极限存在的充分必要条件为函数 $f(x)$ 在点 x_0 的左、右极限都存在且相等. 即

$$\lim_{x\to x_0} f(x)=A \Leftrightarrow \lim_{x\to x_0^-} f(x)=\lim_{x\to x_0^+} f(x)=A$$

这个结论常用于讨论分段函数在分段点处的极限.

例 1.13 设 $f(x)=\begin{cases} x+1, & -\infty < x < 0, \\ x^2, & 0 \leqslant x \leqslant 1, \\ 1, & x > 1. \end{cases}$ 求 $\lim\limits_{x\to 0} f(x)$ 及 $\lim\limits_{x\to 1} f(x)$.

解 因为是分段函数,故在求分段点的极限时,需分别求左右极限.

(1) 因为 $\lim\limits_{x\to 0^-} f(x)=\lim\limits_{x\to 0^-}(x+1)=1$,而 $\lim\limits_{x\to 0^+} f(x)=\lim\limits_{x\to 0^+} x^2=0$,

$$\lim_{x\to 0^-} f(x)=1\neq 0=\lim_{x\to 0^+} f(x),$$

所以 $\lim\limits_{x\to 0} f(x)$ 不存在.

(2) 因为 $\lim\limits_{x\to 1^-} f(x)=\lim\limits_{x\to 1^-} x^2=1$,且 $\lim\limits_{x\to 1^+} f(x)=\lim\limits_{x\to 1^+} 1=1$,

$$\lim_{x\to 1^-} f(x)=1=\lim_{x\to 1^+} f(x),$$

所以 $\lim\limits_{x\to 1} f(x)=1$.

二、极限的四则运算

定理 1.1 若 $\lim f(x)=A$, $\lim g(x)=B$,则有

(1) $\lim[f(x)\pm g(x)]=\lim f(x)\pm \lim g(x)=A\pm B$.

(2) $\lim[f(x)\cdot g(x)]=\lim f(x)\cdot \lim g(x)=A\cdot B$.

特别地,当 c、k 为常数时,有 $\lim[cf(x)]=c\lim f(x)$, $\lim[f(x)]^k=[\lim f(x)]^k$.

(3) $\lim \dfrac{f(x)}{g(x)}=\dfrac{\lim f(x)}{\lim g(x)}=\dfrac{A}{B}$ $(B\neq 0)$.

该定理中 x 的变化趋势应为同一个变化趋势.

注:(1)、(2)可推广到有限个函数.

例 1.14 求 $\lim\limits_{x\to\infty} \dfrac{2x^2+x-1}{x^2-2}$.

解 $$\lim_{x\to\infty} \frac{2x^2+x-1}{x^2-2}=\lim_{x\to\infty} \frac{2+\frac{1}{x}-\frac{1}{x^2}}{1-\frac{2}{x^2}}=\frac{2+\lim\limits_{x\to\infty}\frac{1}{x}-\lim\limits_{x\to\infty}\frac{1}{x^2}}{1-2\lim\limits_{x\to\infty}\frac{1}{x^2}}=\frac{2+0-0}{1-0}=2.$$

例 1.15 求 $\lim\limits_{x\to -1} \dfrac{x^2-1}{x+1}$.

解 $$\lim_{x\to -1} \frac{x^2-1}{x+1}=\lim_{x\to -1} \frac{(x+1)(x-1)}{x+1}=\lim_{x\to -1}(x-1)=-2.$$

例 1.16 求 $\lim\limits_{x\to\infty} \dfrac{x^2-1}{x^3+x+2}$.

解 $$\lim_{x\to\infty} \frac{x^2-1}{x^3+x+2}=\lim_{x\to\infty} \frac{\frac{1}{x}-\frac{1}{x^3}}{1+\frac{1}{x^2}+\frac{2}{x^3}}=\frac{0}{1}=0.$$

例 1.17 求 $\lim\limits_{x\to 0}\dfrac{\sqrt{1+x}-1}{x}$.

解 $\lim\limits_{x\to 0}\dfrac{\sqrt{1+x}-1}{x}=\lim\limits_{x\to 0}\dfrac{(\sqrt{1+x}-1)(\sqrt{1+x}+1)}{x(\sqrt{1+x}+1)}=\lim\limits_{x\to 0}\dfrac{x}{x(\sqrt{1+x}+1)}=\dfrac{1}{2}$.

三、两个重要极限

为了导出两个重要极限公式,不加证明地给出下列定理.

定理 1.2 夹逼定理:在同一极限过程中,若三个函数 $f(x)$、$g(x)$和 $h(x)$之间满足 $g(x)\leqslant f(x)\leqslant h(x)$且 $\lim g(x)=\lim h(x)=A$,则 $\lim f(x)=A$.

定理 1.3 单调有界数列必有极限:若数列 $\{x_n\}$ 单调并且有界,则 $\{x_n\}$ 一定有极限,即 $\lim\limits_{n\to\infty}x_n$ 存在.

1. 第一个重要极限

$$\lim_{x\to 0}\frac{\sin x}{x}=1.\quad(\text{这里的 } x \text{ 以弧度为单位})$$

证明 作单位圆如图 1.7 所示,取角 $\angle AOB=x$ (弧度)($0<x<\dfrac{\pi}{2}$,于是有 $BC=\sin x$,弧 $AB=x$, $AD=\tan x$,由图得

$$S_{\Delta AOB}<S_{\text{扇形}AOB}<S_{\Delta AOD}$$

即 $\dfrac{1}{2}\sin x<\dfrac{1}{2}x<\dfrac{1}{2}\tan x$,得 $\sin x<x<\tan x$.

从而有 $\cos x<\dfrac{\sin x}{x}<1$,又因为 $\lim\limits_{x\to 0}\cos x=1$,$\lim\limits_{x\to 0}1=1$,

而 $\dfrac{\sin(-x)}{-x}=\dfrac{\sin x}{x}$,

故有 $\lim\limits_{x\to 0}\dfrac{\sin x}{x}=1$.

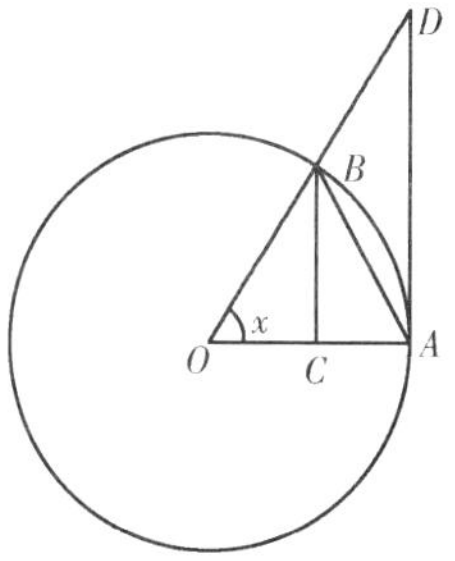

图 1.7

例 1.18 求极限 $\lim\limits_{x\to 0}\dfrac{\sin 5x}{x}$.

解 $\lim\limits_{x\to 0}\dfrac{\sin 5x}{x}=\lim\limits_{x\to 0}\dfrac{5\sin 5x}{5x}=5\lim\limits_{x\to 0}\dfrac{\sin 5x}{5x}=5\times 1=5$.

例 1.19 求 $\lim\limits_{x\to 0}\dfrac{\tan x}{x}$

解
$$\lim_{x\to 0}\frac{\tan x}{x}=\lim_{x\to 0}\left(\frac{\sin x}{x}\cdot\frac{1}{\cos x}\right)=\lim_{x\to 0}\frac{\sin x}{x}\cdot\lim_{x\to 0}\frac{1}{\cos x}$$
$$=\lim_{x\to 0}\frac{\sin x}{x}\cdot\frac{1}{\lim\limits_{x\to 0}\cos x}=1\cdot\frac{1}{1}=1.$$

例 1.20 求 $\lim\limits_{x\to 0}\dfrac{1-\cos x}{x^2}$.

解 $$\lim_{x\to 0}\frac{1-\cos x}{x^2}=\lim_{x\to 0}\frac{2\sin^2\frac{x}{2}}{x^2}=\lim_{x\to 0}\frac{2\sin^2\frac{x}{2}}{4\left(\frac{x}{2}\right)^2}=\frac{1}{2}\lim_{x\to 0}\left(\frac{\sin\frac{x}{2}}{\frac{x}{2}}\right)^2$$

$$=\frac{1}{2}\left(\lim_{x\to 0}\frac{\sin\frac{x}{2}}{\frac{x}{2}}\right)^2=\frac{1}{2}\cdot 1^2=\frac{1}{2}.$$

2. 第二个重要极限

$$\lim_{x\to\infty}\left(1+\frac{1}{x}\right)^x=e \quad 或 \quad \lim_{x\to 0}(1+x)^{\frac{1}{x}}=e.$$

解释说明：列出 $\left(1+\frac{1}{n}\right)^n$ 的数值表(表 1.3)，观察其变化趋势．

表 1.3 $\left(1+\frac{1}{n}\right)^n$ 的数值表

n	1	2	3	4	5	10	100	1000	10000	…
$\left(1+\frac{1}{n}\right)^n$	2	2.250	2.370	2.441	2.488	2.594	2.705	2.717	2.718	…

当 $x=n$ 时，从上表可以看出 $\left(1+\frac{1}{n}\right)^n$ 为单增有界数列，根据定理 1.2，易知其极限存在，且有 $\lim\limits_{n\to\infty}\left(1+\frac{1}{n}\right)^n=e$．

又设 $n\leqslant x<n+1$，故有 $\left(1+\frac{1}{n+1}\right)^n<\left(1+\frac{1}{x}\right)^x<\left(1+\frac{1}{n}\right)^{n+1}$，

从而有 $\lim\limits_{x\to+\infty}\left(1+\frac{1}{x}\right)^x=e$．

另一方面，令 $x=-(t+1)$，则 $x\to-\infty$，$t\to+\infty$，

$$\lim_{x\to-\infty}\left(1+\frac{1}{x}\right)^x=\lim_{t\to+\infty}\left(1-\frac{1}{t+1}\right)^{-(t+1)}=\lim_{t\to+\infty}\left(\frac{t}{t+1}\right)^{-(t+1)}=\lim_{t\to+\infty}\left(1+\frac{1}{t}\right)^{t+1}=e,$$

所以得出 $\lim\limits_{x\to\infty}\left(1+\frac{1}{x}\right)^x=e$．

例 1.21 求 $\lim\limits_{x\to\infty}\left(1-\frac{2}{x}\right)^x$．

解
$$\lim_{x\to\infty}\left(1-\frac{2}{x}\right)^x=\lim_{x\to\infty}\left(1+\frac{2}{-x}\right)^x=\lim_{x\to\infty}\left(1+\frac{2}{-x}\right)^{-\frac{x}{2}\cdot(-2)}=\lim_{x\to\infty}\left\{\left(1+\frac{2}{-x}\right)^{-\frac{x}{2}}\right\}^{-2}$$
$$=\left\{\lim_{x\to\infty}\left(1+\frac{2}{-x}\right)^{-\frac{x}{2}}\right\}^{-2}=e^{-2}.$$

例 1.22 （案例 1-1 解答）

解 我们先按单位厚度来考虑．X 射线开始的强度为 I_0，经过第一个单位厚度后，由于被吸收了 $I_0\cdot p\%$，故剩下的强度为

$$I_0-I_0\cdot p\%=I_0(1-p\%),$$

这也是 X 射线开始进入第二个单位的强度，由于经过第二个单位厚度又要吸收 $p\%$，即吸收 $I_0(1-p\%)\cdot p\%$，故剩下的强度为

$$I_0(1-p\%)-I_0(1-p\%)p\%=I_0(1-p\%)^2,$$

以此类推，经过 d 个单位厚度后，剩下的强度为

$$I_0(1-p\%)^d.$$

这实际上只是所求 I 值的近似值，原因在于上述的解题方法把吸收过程看成是经过一个一个单位厚度跳跃式地进行的，而实际吸收过程是连续进行的．为了更接近实际，采用下面的一般化方法来解决该问题．

将每个单位厚度分成 n 等份，然后按 $\frac{1}{n}$ 单位厚度去计算，于是经过 d 单位厚度后剩下的强度为

$$I_0\left(1-p\%\cdot\frac{1}{n}\right)^{nd},$$

为清楚起见，令 $\alpha=p\%$，上式变为

$$I_0\left(1-\frac{\alpha}{n}\right)^{nd},$$

由第二个重要极限求得

$$I=\lim_{n\to\infty}I_0\left(1-\frac{\alpha}{n}\right)^{nd}=I_0e^{-\alpha d}.$$

四、无穷小量与无穷大量

1. 无穷小量

定义 1.7　若 $\lim\limits_{x\to x_0}f(x)=0$，则称函数 $f(x)$ 在 $x\to x_0$ 时为**无穷小量**(infinitesimal)，简称为无穷小．

简言之，极限为 0 的变量或函数称为无穷小量．

定义中的 $x\to x_0$，可换成 $x\to x_0^+$，$x\to x_0^-$，$x\to\infty$，$x\to-\infty$，$x\to+\infty$ 等，当然函数 $f(x)$ 也可换成数列 $\{x_n\}$，此时 $x\to x_0$ 换成 $n\to\infty$．

无穷小量是以零为极限的变量，提到无穷小量时要指明自变量的变化过程，比如 $\sin x$ 在 $x\to 0$ 时是无穷小量．

任意很小的数都不是无穷小量，但零是可以看作无穷小的常数(也是唯一一个可看成无穷小的常数)，因为常数的极限总是等于常数本身．

根据无穷小量的定义及极限的定义与运算法则，可知无穷小量有如下性质：

性质 1　有限个无穷小量的代数和仍为无穷小量．

性质 2　有限个无穷小之积为无穷小．

性质 3　有界变量与无穷小量的乘积仍为无穷小量．

例如，因为 $\lim\limits_{x\to 0}x=0$，即 x 是 $x\to 0$ 时的无穷小量，而 $\left|\sin\frac{1}{x}\right|\leqslant 1$，即 $\sin\frac{1}{x}$ 为有界变量，所以当 $x\to 0$ 时，$x\sin\frac{1}{x}$ 是无穷小量，即 $\lim\limits_{x\to 0}x\sin\frac{1}{x}=0$，这也提供了一种求极限的方法．

当然常量也是有界的，所以常量与无穷小量之积为无穷小量．

定理 1.4　$\lim\limits_{x\to x_0}f(x)=A\Leftrightarrow f(x)=A+\alpha(x)$，其中 $\alpha(x)$ 在 $x\to x_0$ 时为无穷小量．这里 $x\to x_0$ 也可换成其他变化过程．

2. 无穷小量的比较

两个无穷小量的和、差、积都是无穷小量，那么，两个无穷小量的商是否仍是无穷小量呢？例如当 $x\to 0$ 时，$x,x^2,2x,x^3$ 都是无穷小量，不同的是 $\lim\limits_{x\to 0}\frac{x^2}{x}=0$，$\lim\limits_{x\to 0}\frac{2x}{x}=2$，$\lim\limits_{x\to 0}\frac{x^2}{x^3}$ 不存在，也就是说当 $x\to 0$ 时，$\frac{x^2}{x}$ 是无穷小量，但 $\frac{2x}{x}$，$\frac{x^2}{x^3}$ 不是无穷小量．这些情形表明，同为无穷小量，但它们趋于 0 的速度有快有慢，为了比较不同的无穷小量趋于 0 的速度，引入无穷小量的比较中“阶”的概念：

定义 1.8　设 $\alpha=\alpha(x)$，$\beta=\beta(x)$ 在自变量的某个变化过程中($x\to x_0$ 或 $x\to\infty$ 等)是无穷小(且 $\alpha\neq 0$)，则

(1) 若 $\lim\frac{\beta}{\alpha}=0$，则称 β 是比 α **高阶**的无穷小，记作 $\beta=o(\alpha)$；或称 α 是比 β **低阶**的无穷小．

(2) 若 $\lim \frac{\beta}{\alpha}=c$（$c \neq 0$ 是常数），则称 β 与 α 是**同阶**无穷小．

(3) 若 $\lim \frac{\beta}{\alpha}=1$，称 β 与 α 是**等价**无穷小，记作 $\beta \sim \alpha$．

如 $\lim\limits_{x \to 0} \frac{2x}{x}=2$，故当 $x \to 0$ 时，$2x$ 与 x 为同阶无穷小；$\lim\limits_{x \to 0^+} \frac{x^2}{\sqrt{x}}=\lim\limits_{x \to 0^+} x^{\frac{3}{2}}=0$，故当 $x \to 0^+$ 时，x^2 是比 $\sqrt{x}$ 高阶的无穷小；而由第一个重要极限知，当 $x \to 0$ 时，$\sin x \sim x$．

求两个无穷小之比的极限时，分子及分母都可以用等价无穷小来代替，设 $\alpha \sim \alpha'$，$\beta \sim \beta'$，且 $\lim \frac{\beta'}{\alpha'}$ 存在，则

$$\lim \frac{\beta}{\alpha}=\lim\left(\frac{\beta}{\beta'} \cdot \frac{\beta'}{\alpha'} \cdot \frac{\alpha'}{\alpha}\right)=\lim \frac{\beta}{\beta'} \cdot \lim \frac{\beta'}{\alpha'} \cdot \lim \frac{\alpha'}{\alpha}=\lim \frac{\beta'}{\alpha'}$$

如果用来代替的无穷小选得适当的话，可以使计算简化．

例 1.23 求 $\lim\limits_{x \to 0} \frac{\tan 2x}{\sin 5x}$．

解 当 $x \to 0$ 时 $\tan 2x \sim 2x$，$\sin 5x \sim 5x$，所以

$$\lim_{x \to 0} \frac{\tan 2x}{\sin 5x}=\lim_{x \to 0} \frac{2x}{5x}=\frac{2}{5}.$$

读者可以自己证明，当 $x \to 0$ 时，$\sin x$，$\tan x$，$\arcsin x$，$\arctan x$，$\ln(1+x)$，e^x-1 均与 x 等价．即，$x \sim \sin x \sim \tan x \sim \arcsin x \sim \arctan x \sim \ln(1+x) \sim (e^x-1)$．

3. 无穷大量

定义 1.9 当 $x \to x_0$（或 $x \to \infty$）时，若函数 $f(x)$ 的绝对值无限地增大，则称函数 $f(x)$ 当 $x \to x_0$ 时为无穷大量，简称无穷大．记为 $\lim\limits_{x \to x_0} f(x)=\infty$.

简言之，极限为无穷大的变量或函数称为无穷大量．

当 $x \to x_0$ 时 $f(x)$ 为无穷大，是极限不存在的一种特殊情况，但这个记号还是明确了函数的变化规律．

无穷大量都是变量，任何常数都不可能是无穷大量．

无穷小量与无穷大量都与自变量的变化过程有关．

4. 无穷小与无穷大的关系

在自变量的同一变化过程中，无穷大的倒数是无穷小，无穷小（不等于 0）的倒数是无穷大．

例如，因 $\lim\limits_{x \to 1}(x-1)=0$，即 $x-1$ 是 $x \to 1$ 时的无穷小，且 $x \to 1$ 时 $x-1 \neq 0$ 所以其倒数是同一过程中的无穷大，即 $\lim\limits_{x \to 1} \frac{1}{x-1}=\infty$，这也提供了一种求极限的方法．

第三节　函数的连续性

函数的连续性理论是建立在实数完备性的基础之上的，函数的连续性与函数完备性几大定理是一脉相承的，而函数完备性是以极限的理论为基础的．

一、函数连续性的概念

自然界中很多量的变化都是连续不断的，如时间的变化，体温的升降，机体的成长，血液的流动等，就体温的变化来看，当时间的变动很微小时，温度的变化也很微小，这也是这些现象共同的特点即连续性，为了说明连续性，先给出增量的定义．

1. 函数的增量

定义 1.10 设函数 $y=f(x)$ 在 x_0 的某邻域内有定义，当自变量 x 从 x_0 变到 $x_0+\Delta x$，即 x 在 x_0 处取得增量 Δx 时，函数 y 相应地从 $f(x_0)$ 变到 $f(x_0+\Delta x)$，称 $\Delta y=f(x_0+\Delta x)-f(x_0)$ 为函数 $y=f(x)$

相应于 Δx 的**增量**(increment)(图 1.8).

一般来说，Δy 既与 x_0 有关也与 Δx 有关，Δx 和 Δy 反映了自变量和因变量之间的变化关系，如果当 $\Delta x \to 0$ 时，有 $\Delta y \to 0$，就称函数 $y=f(x)$ 在点 x_0 处是连续的．

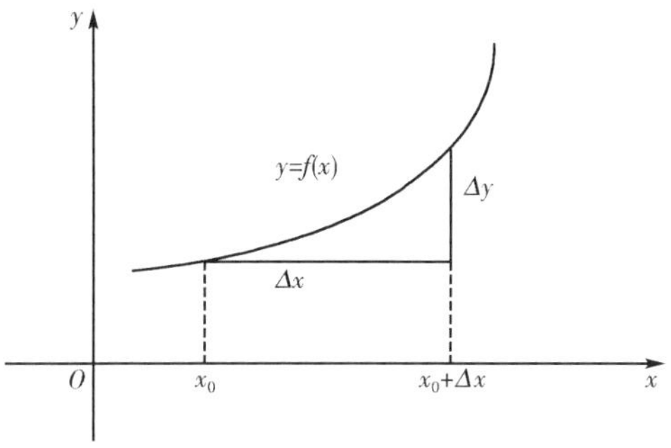

图 1.8

2. 函数连续的定义

定义 1.11 设函数 $y=f(x)$ 在点 x_0 的某邻域内有定义，若

$$\lim_{x \to x_0} f(x) = f(x_0)$$

则称函数 $y=f(x)$ 在点 x_0 处**连续**，点 x_0 称为函数 $y=f(x)$ 的**连续点**(continuous point).

由函数在某点处连续的定义可知，函数 $y=f(x)$ 在点 x_0 处连续的充分必要条件是同时满足以下三条：

(1) 函数 $y=f(x)$ 在点 x_0 处有定义，即 $f(x_0)$ 存在；

(2) 函数 $y=f(x)$ 在点 x_0 处的极限存在，即 $\lim\limits_{x \to x_0} f(x) = A$；

(3) 函数 $y=f(x)$ 在点 x_0 处的极限值等于函数 $y=f(x)$ 在点 x_0 处的函数值，即 $f(x_0)=A$．

例 1.24 讨论函数 $f(x)=\begin{cases} x\sin\dfrac{1}{x}, & x \neq 0, \\ 0, & x=0, \end{cases}$ 在 $x=0$ 处的连续性．

解 因 $f(0)=0$，且 $\lim\limits_{x \to 0} x\sin\dfrac{1}{x}=0$，得 $\lim\limits_{x \to 0} f(x)=f(0)$，所以函数 $f(x)$ 在 $x=0$ 处连续．

由 $x \to x_0$ 的含义决定，函数 $f(x)$ 在点 x_0 处连续也可分为左连续和右连续：

若函数 $f(x)$ 在 $(a,x_0]$ 内有定义且 $\lim\limits_{x \to x_0^-} f(x)=f(x_0)$，则称函数 $f(x)$ 在点 x_0 处左连续；若函数 $f(x)$ 在 $[x_0,b)$ 内有定义且 $\lim\limits_{x \to x_0^+} f(x)=f(x_0)$，则称函数 $f(x)$ 在点 x_0 处右连续．函数 $f(x)$ 在点 x_0 处连续的充分必要条件是 $f(x)$ 在点 x_0 处既左连续又右连续．

3. 函数 $f(x)$ 在 $[a,b]$ 上的连续性

如果函数 $f(x)$ 在开区间 (a,b) 内的每一点都连续，则称 $f(x)$ 在开区间 (a,b) 内连续；如果函数 $f(x)$ 在开区间 (a,b) 内连续，且在左端点 a 处右连续，右端点 b 处左连续，则称 $f(x)$ 在闭区间 $[a,b]$ 上连续；函数在某区间 I 上连续，则称它是 I 上的**连续函数**(continuous function)．连续函数的图像是一条连绵不断的曲线，称为**连续曲线**(continuous curve).

例 1.25 讨论函数 $f(x)=\begin{cases} x+2, & x>0, \\ x-2, & x \leqslant 0, \end{cases}$ 在 $x=0$ 处的连续性．

解 $\lim\limits_{x \to 0^+} f(x) = \lim\limits_{x \to 0^+} (x+2) = 2 \neq f(0)$，

$\lim\limits_{x \to 0^-} f(x) = \lim\limits_{x \to 0^-} (x-2) = -2 = f(0)$，

函数 $f(x)$ 在 $x=0$ 处左连续但不右连续，所以函数 $f(x)$ 在 $x=0$ 处不连续．

二、函数的间断点

1. 函数间断点的定义

定义 1.12 如果函数 $f(x)$ 在点 x_0 处不连续，则称 $f(x)$ 在点 x_0 处间断，点 x_0 称为 $f(x)$ 的**间断点**(discontinuous point).

由函数连续性的充分必要条件，函数 $f(x)$ 在点 x_0 处间断至少满足下列三个条件之一：

(1) 函数 $y=f(x)$ 在点 x_0 处没有定义；

(2) 函数 $y=f(x)$ 在点 x_0 处的极限不存在；

(3) 函数 $y=f(x)$ 在点 x_0 处有定义，且 $\lim\limits_{x\to x_0}f(x)$ 存在，但 $\lim\limits_{x\to x_0}f(x)\neq f(x_0)$.

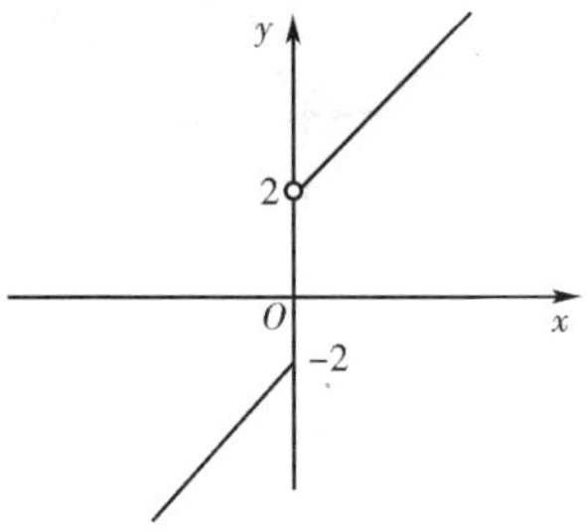

图 1.9

例如，函数 $y=\dfrac{x^2+x-2}{x-1}$ 在 $x=1$ 处没有定义，故 $x=1$ 是该函数的间断点；函数 $f(x)=\begin{cases}\sin\dfrac{1}{x}, & x\neq 0\\ 0, & x=0\end{cases}$ 在 $x=0$ 处有定义，但 $\lim\limits_{x\to 0}\sin\dfrac{1}{x}$ 不存在，故 $x=0$ 是该函数的间断点.

2. 函数间断点的分类

在例 1.25 中 $x=0$ 是间断点是因为 $\lim\limits_{x\to 0^+}f(x)=2\neq\lim\limits_{x\to 0^-}f(x)=-2$，当 x 由左到右经过零点时，函数值突然由 -2 跳到 2(图 1.9)，像这样，如果函数在某点处的左右极限都存在，但不相等，称该点为函数的**跳跃间断点**.

例 1.26 讨论 $f(x)=\begin{cases}2\sqrt{x}, & 0\leqslant x<1,\\ 1, & x=1,\\ 1+x, & x>1,\end{cases}$ 在 $x=1$ 处的连续性.

解 因 $f(1)=1$，且 $\lim\limits_{x\to 1^+}f(x)=\lim\limits_{x\to 1^-}f(x)=2$，故 $\lim\limits_{x\to 1}f(x)=2\neq f(1)$，

故 $x=1$ 是该函数的间断点(图 1.10).

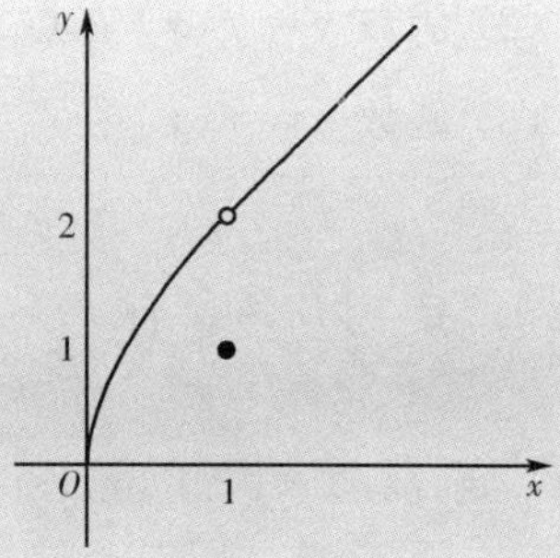

图 1.10

若修改函数定义，令 $f(1)=2$，则 $f(x)=\begin{cases}2\sqrt{x}, & 0\leqslant x<1,\\ 1+x, & x\geqslant 1,\end{cases}$ 在 $x=1$ 处连续. 像例 1.26 中这样只要改变或者补充间断点处函数的定义，则可使其变为连续点的间断点称为**可去间断点**.

跳跃间断点与可去间断点的共同点为在间断点 x_0 处的左、右极限都存在，这两类间断点统称为**第一类间断点**. 如果 $f(x)$ 在点 x_0 处的左、右极限至少有一个不存在，则称 x_0 为函数 $f(x)$ 的**第二类间断点**.

例如函数 $f(x)=\begin{cases}\dfrac{1}{x}, & x>0,\\ x, & x\leqslant 0,\end{cases}$ 在 $x=0$ 处，$\lim\limits_{x\to 0^-}f(x)=0$ 而 $\lim\limits_{x\to 0^+}f(x)=\infty$，$x=0$ 是函数的第二类间断点，这种情况称为**无穷间断点**(图 1.11).

函数 $f(x)=\sin\dfrac{1}{x}$ 在 $x=0$ 处没有定义，而当 $x\to 0$ 时，$\sin\dfrac{1}{x}$ 在 -1 于 1 之间无限振荡(图 1.12)，$x=0$ 属于第二类间断点，称为**振荡间断点**.

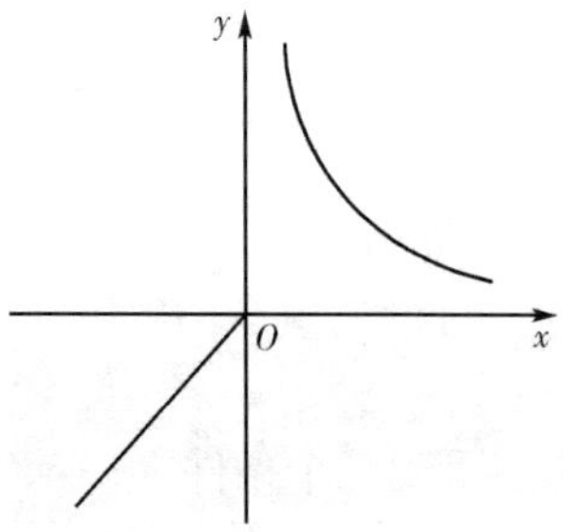

图 1.11

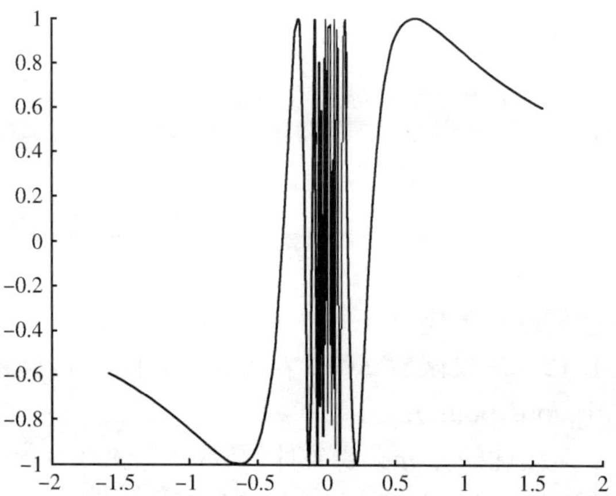

图 1.12

三、连续的性质

性质 1 若函数 $f(x)$，$g(x)$ 在点 x_0 处连续，则 $f(x)\pm g(x)$，$f(x)\cdot g(x)$，$\dfrac{f(x)}{g(x)}[g(x_0)\neq 0]$ 在点 x_0 处也连续．

例如 $\sin x$，$\cos x$ 在 $(-\infty,+\infty)$ 内连续，故 $\tan x$，$\cot x$，$\sec x$，$\csc x$ 在其定义区间内是连续的．

性质 2 严格单调的连续函数必有严格单调的连续反函数．

例如，$y=\sin x$ 在 $\left[-\dfrac{\pi}{2},\dfrac{\pi}{2}\right]$ 上单调增加且连续，故 $y=\arcsin x$ 在 $[-1,1]$ 上也单调增加且连续，同理 $y=\arccos x$ 在 $[-1,1]$ 上单调减少且连续，$y=\arctan x$，$y=\operatorname{arccot} x$ 在 $(-\infty,+\infty)$ 上单调且连续，反三角函数在其定义域内皆连续．

性质 3 若 $\lim\limits_{x\to x_0}\varphi(x)=a$，函数 $f(u)$ 在点 a 连续，则有

$$\lim_{x\to x_0}f[\varphi(x)]=f(a)=f[\lim_{x\to x_0}\varphi(x)]$$

这个结论给出了求复合函数极限运算的两种操作方式：求复合函数 $f[\varphi(x)]$ 的极限时，函数符号 f 与极限符号 lim 可以交换顺序．

例 1.27 求 $\lim\limits_{x\to 0}\dfrac{\ln(1+x)}{x}$．

解 $\lim\limits_{x\to 0}\dfrac{\ln(1+x)}{x}=\lim\limits_{x\to 0}\dfrac{1}{x}\ln(1+x)=\lim\limits_{x\to 0}\ln(1+x)^{\frac{1}{x}}=\ln[\lim\limits_{x\to 0}(1+x)^{\frac{1}{x}}]=\ln e=1.$

例 1.28 求极限 $\lim\limits_{x\to 0}\sin(1+x)^{\frac{1}{x}}$．

解 $\lim\limits_{x\to 0}\sin(1+x)^{\frac{1}{x}}=\sin\lim\limits_{x\to 0}(1+x)^{\frac{1}{x}}=\sin e$．

例 1.29 求极限 $\lim\limits_{x\to\frac{\pi}{2}}(1+\cot x)^{2\tan x}$．

解 令 $t=\cot x$，则当 $x\to\dfrac{\pi}{2}$ 时，$t\to 0$，因此

$$\lim_{x\to\frac{\pi}{2}}(1+\cot x)^{2\tan x}=\lim_{t\to 0}(1+t)^{\frac{2}{t}}=\lim_{t\to 0}[(1+t)^{\frac{1}{t}}]^2=[\lim_{t\to 0}(1+t)^{\frac{1}{t}}]^2=e^2.$$

性质 4 设函数 $u=\varphi(x)$ 在点 $x=x_0$ 处连续，且 $\varphi(x_0)=u_0$，而函数 $y=f(u)$ 在点 $u=u_0$ 处连续，则复合函数 $y=f[\varphi(x)]$ 在点 $x=x_0$ 处连续．

例如，$u=\dfrac{1}{x}$ 在 $(-\infty,0)\cup(0,+\infty)$ 内连续，$y=\sin u$ 在 $(-\infty,+\infty)$ 内连续，所以 $y=\sin\dfrac{1}{x}$ 在 $(-\infty,0)\cup(0,+\infty)$ 内连续．

基本初等函数在定义域内是连续的，故一切初等函数在其定义区间内都是连续的．定义区间是指包含在定义域内的区间．如函数 $y=\sqrt{x^2(x-1)^3}$ 是初等函数，它的定义域为 D：$x=0$ 及 $x\geqslant 1$．在 0 点的邻域内没有定义，$x=0$ 是一个孤点，而在 $[1,+\infty)$ 上是连续的．

四、闭区间上连续函数的性质

定理 1.5(最大值和最小值定理) 闭区间上的连续函数必有最大值和最小值．

该定理说明，若函数 $y=f(x)$ 在闭区间 $[a,b]$ 上连续，则必有最高点和最低点(图 1.13)．

定理 1.6(介值定理) 设函数 $f(x)$ 在闭区间 $[a,b]$ 上连续，且在这区间的端点取不同的函数值，

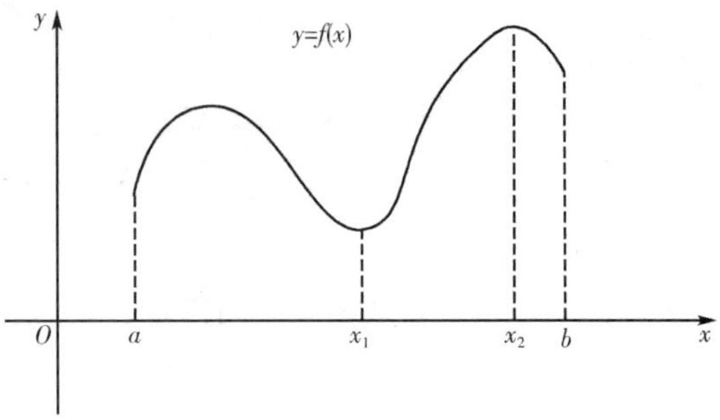

图 1.13

$f(a)=A$ 及 $f(b)=B$，那么，对于 A 与 B 之间的任意一个数 C，在开区间 (a,b) 内至少有一点 ξ，使得

$$f(\xi)=C,\ (a<\xi<b).$$

介值定理表明，连续曲线弧 $y=f(x)$ 与水平直线 $y=C$ 至少有一个交点(图 1.14).

定理 1.7 (根的存在定理) 设函数 $f(x)$ 在闭区间 $[a,b]$ 上连续，且 $f(a)$ 与 $f(b)$ 异号(即 $f(a)\cdot f(b)<0$)，那么在开区间 (a,b) 内，至少存在一点 $\xi(a<\xi<b)$，使 $f(\xi)=0$.

该定理表明连续曲线弧 $y=f(x)$ 的两个端点位于 x 轴的不同侧，则曲线与 x 轴至少有一个交点，即方程 $f(x)=0$ 在 (a,b) 内至少有一个实根(图 1.15).

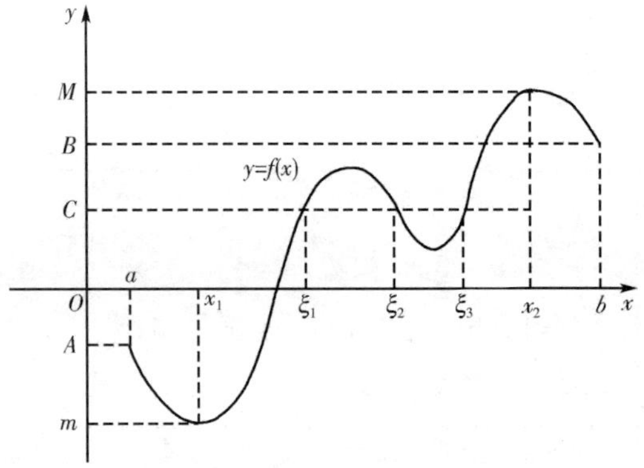

图 1.14

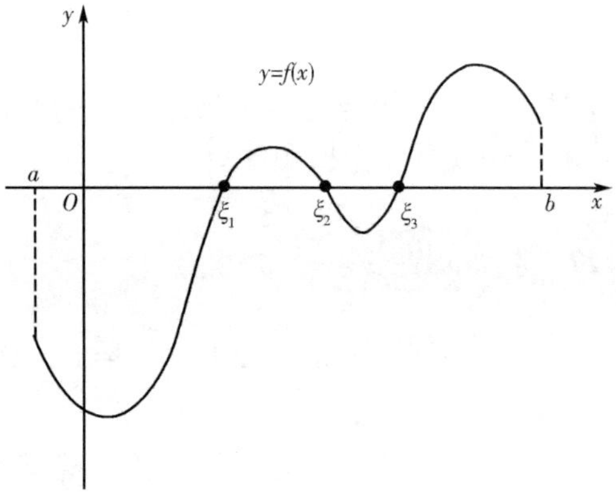

图 1.15

例 1.30 设函数 $f(x)$ 在闭区间 $[a,b]$ 上连续，且 $f(a)<a$，$f(b)>b$. 证明至少存在一点 $\xi\in(a,b)$，使得 $f(\xi)=\xi$.

证明 令 $F(x)=f(x)-x$，则 $F(x)$ 在闭区间 $[a,b]$ 上连续，

而 $$F(a)=f(a)-a<0,\ F(b)=f(b)-b>0,$$

由根的存在定理，存在 $\xi\in(a,b)$，

使得 $$F(\xi)=f(\xi)-\xi=0,\ 即\ f(\xi)=\xi.$$

例 1.31 证明 $x=e^{x-3}+1$ 至少有一个不超过 4 的正根.

证明 令 $f(x)=x-e^{x-3}-1$，

显然 $f(x)$ 在闭区间 $[0,4]$ 上连续，且

$$f(0)=-e^{-3}-1<0,$$

$$f(4)=4-e^{4-3}-1=3-e>0.$$

根据根的存在定理，在开区间 $(0,4)$ 内至少存在一点 $\xi\in(0,4)$ 使 $f(\xi)=0$，即 $x=e^{x-3}+1$ 在开区间 $(0,4)$ 内至少有一根，原命题得证.

习 题 一

1. 求函数的定义域：

(1) $f(x)=x+\sqrt{\cos\pi x-1}$；　　(2) $f(x)=\dfrac{1}{\ln(2-x)}+\sqrt{100-x^2}$；

(3) $f(x)=\arcsin\dfrac{2x}{1+x}+\sqrt{1-x^2}$ ；　　(4) $y=\dfrac{1}{\sqrt{2x^2-5x-3}}$.

2. 求下列函数的反函数，并求反函数的定义域：

(1) $y=\sqrt{x^2+1}$, $x\in[0,+\infty)$ ；　　(2) $y=1+\lg(x+2)$ ；

(3) $f(x)=\dfrac{e^x-e^{-x}}{e^x+e^{-x}}$ ；　　(4) $y=\ln(x+\sqrt{1+x^2})$.

3. 已知函数 $y=f(x)=\begin{cases}2\sqrt{x}, & 0\leqslant x\leqslant 1\\ 1+x, & x>1\end{cases}$,(1) 求 $f\left(\dfrac{1}{2}\right)$ ；(2) 求 $f(x+1)$.

4. 写出下列函数的复合函数，并求复合函数的定义域：

(1) $y=a^u$, $u=\sin x$ ；　(2) $y=\cos u$, $u=2x-1$ ；　(3) $y=\sqrt[3]{u}$, $u=\lg x$.

5. 分解下列复合函数：

(1) $y=5^{(x^2+1)^4}$ ；　　(2) $y=e^{\arcsin 3x}$ ；

(3) $y=\lg[\tan(x^2+\arcsin x)]$ ；　　(4) $y=\sin[\tan(x^2+x-1)]$ ；

(5) $y=\sqrt{\sin^3(x-1)}$ ；　　(6) $y=\arccos\left(\dfrac{x}{a}+1\right)^2$ ；

(7) $y=\lg\sin\left(2x-\dfrac{\pi}{4}\right)$ ；　　(8) $y=\ln\dfrac{x-1}{x+1}$.

6. 求下列极限：

(1) $\lim\limits_{x\to 0}\dfrac{\sqrt{1+x^2}-1}{x}$ ；　　(2) $\lim\limits_{x\to 1}\dfrac{4x-1}{x^2+2x-3}$ ；

(3) $\lim\limits_{x\to 1}\dfrac{x^2-1}{x^2+2x-3}$ ；　　(4) $\lim\limits_{x\to\infty}\dfrac{2x^3+3x^2+5}{7x^3+4x^2-1}$ ；

(5) $\lim\limits_{x\to 0}\dfrac{\tan x-\sin x}{x^3}$ ；　　(6) $\lim\limits_{x\to 0}(1-3x)^{\frac{1}{x}}$ ；

(7) $\lim\limits_{x\to 1}(1-x)\tan\dfrac{\pi}{2}x$ ；　　(8) $\lim\limits_{x\to 0}\dfrac{\tan x}{x^3-x^2-2x}$ ；

(9) $\lim\limits_{x\to+\infty}(\sin\sqrt{x+1}-\sin\sqrt{x})$ ；　　(10) $\lim\limits_{x\to 1}\dfrac{1-x^2}{\sin\pi x}$ ；

(11) $\lim\limits_{x\to\infty}\left(\dfrac{2x+3}{2x+1}\right)^{x+1}$ ；　　(12) $\lim\limits_{x\to 0}\dfrac{\tan^2 2x}{1-\cos x}$ ；

(13) $\lim\limits_{x\to 0}\dfrac{(x+1)\sin x}{\arcsin x}$ ；　　(14) $\lim\limits_{x\to 0}\dfrac{\tan x-\sin x}{\sin^3 2x}$ ；

(15) $\lim\limits_{x\to 0}\dfrac{\tan 5x-\cos x+1}{\sin 3x}$ ；　　(16) $\lim\limits_{x\to 0}(1-kx)^{\frac{1}{x}}$ ；

(17) $\lim\limits_{x\to a}\dfrac{\sin x-\sin a}{x-a}$ ；　　(18) $\lim\limits_{x\to\infty}(\sqrt{x^2+1}-\sqrt{x^2-1})$ ；

(19) $\lim\limits_{x\to 0^+}\dfrac{\sqrt{x^3+x^2}}{x+\sin x}$ ；　　(20) $\lim\limits_{x\to+\infty}\dfrac{x-\cos x}{x+\cos x}$.

7. 试问函数 $f(x)=\begin{cases}x\sin\dfrac{1}{x}, & x>0\\ 10, & x=0\\ 5+x^2, & x<0\end{cases}$ 在 $x=0$ 处的左、右极限是否存在？当 $x\to 0$ 时，$f(x)$ 的极限是否存在？

8. 下列函数哪个是无穷小量？哪个是无穷大量？

(1) $\dfrac{x}{x-3}$, $(x\to 3)$ ；　　(2) $\dfrac{1-\cos x}{x}$, $(x\to 0)$ ；

(3) $\dfrac{x-1}{x+1}$, $(x\to 1)$ ；　　(4) $\dfrac{1}{x}\sin\dfrac{1}{x}$, $(x\to 0)$ ；

(5) $\ln x$，$(x \to 0^+)$；　　(6) $x\sin\frac{1}{x}$，$(x \to 0)$.

9. 设函数 $f(x)=\begin{cases}\frac{a(1-\cos x)}{x^2}, & x<0\\ 1, & x=0\\ \ln(b+x^2), & x>0\end{cases}$ 在 $x=0$ 处连续，求 a 和 b 的值.

10. 确定下列函数的间断点及其类型：

(1) $f(x)=\frac{1}{1-e^{\frac{x}{1-x}}}$；　　(2) $f(x)=\frac{x^2-1}{x^2-3x+2}$；

(3) $f(x)=\frac{x^2-x}{|x|(x^2-1)}$；　　(4) $\frac{\sqrt{3-x}}{(x-1)(x-4)(x-2)}$；

(5) $f(x)=\frac{x^3}{(x+1)(x-2)(x-3)}$；　　(6) $f(x)=(1+x)^{\frac{1}{x}}$.

11. 设函数 $f(x)=\frac{e^x-b}{(x-a)(x-1)}$ 有无穷间断点 $x=0$ 及可去间断点 $x=1$，试确定常数 a 和 b 的值.

12. 证明方程 $x^3-4x^2+1=0$ 在区间 $(0,1)$ 内至少有一根.

第二章 导数与微分

Derivative and Differential

案例 2-1

药液进入机体血液后，血药浓度达最大值，在吸收、代谢作用下，随时间的变化，血药浓度逐渐下降．由于机体内某些因素影响，在血药浓度下降过程中血药浓度随时间的变化，下降速度在不断变化．

问题：

如何计算血药浓度下降过程中某时刻的下降速度．

第一章研究了函数的概念，刻画了因变量随自变量变化的依赖关系．但是，对研究事物的变化过程来说，仅知道变量之间的依赖关系是不够的，还需要进一步知道因变量随自变量变化的快慢程度，比如我国的载人宇宙飞船，火箭升空过程中飞行速度的变化非常快，对它每时每刻的飞行速度都必须准确地把握，才能确保火箭准时进入预定的轨道，可见研究物体每时每刻的速度是很重要的，掌握速度变化规律是科学技术中的一个重要课题．

导数与微分是微分学的基本内容．导数反映了当自变量变化时，函数变化速度的快慢，又称函数变化率．微分反映了当自变量发生微小改变时，函数发生改变的近似值．

第一节 导数的概念

17～18 世纪的数学家们常把自己的数学活动跟各种不同自然领域中的研究活动联系起来，并由实际需要提出了许多数学问题．历史上，导数概念产生于以下两个实际问题的研究．第一，曲线的切线问题，这是一个非常古老的问题，可以追溯到古希腊著名的科学家阿基米德(Archimedes，287—212 B. C)；第二，求非匀速运动的速度，它最早由开普勒(Kepler，1571—1630)，伽利略(Galileo，1564—1642)，牛顿(Newton，1642—1727)等提出来的．

一、两个实际问题

例 2.1 自由落体运动的瞬时速度．

自由落体运动中，物体经过的位移 s 是时间 t 的函数，位移与时间的关系为 $s=\frac{1}{2}gt^2$，当时间 t 由时刻 t_0 变化到时刻 $t_0+\Delta t$ 时，经过的时间为 Δt，则质点运动的位移为

$$s(t_0+\Delta t)-s(t_0)=\frac{1}{2}g(t_0+\Delta t)^2-\frac{1}{2}gt_0^2$$

$$=gt_0\Delta t+\frac{1}{2}g(\Delta t)^2.$$

物体在 Δt 时间段内的平均速度 $\overline{v}$

$$\overline{v}=\frac{s(t_0+\Delta t)-s(t_0)}{\Delta t}=gt_0+\frac{1}{2}g\Delta t.$$

不同时刻的速度不同．而物体的运动速度是连续变化的，当经过的时间 Δt 很短时，可以认为速度来不及发生变化，近似看成匀速．

时间 Δt 越短，平均速度 $\overline{v}$ 越接近时刻 t_0 的瞬时速度，令 $\Delta t \to 0$，取极限，则

$$v(t_0) \approx \lim_{\Delta t \to 0} \overline{v} = \lim_{\Delta t \to 0} \frac{s(t_0 + \Delta t) - s(t_0)}{\Delta t}. \tag{2-1}$$

这样，物体在时刻 t_0 的瞬时速度 $v(t)$ 是作为平均速度的极限求出的.

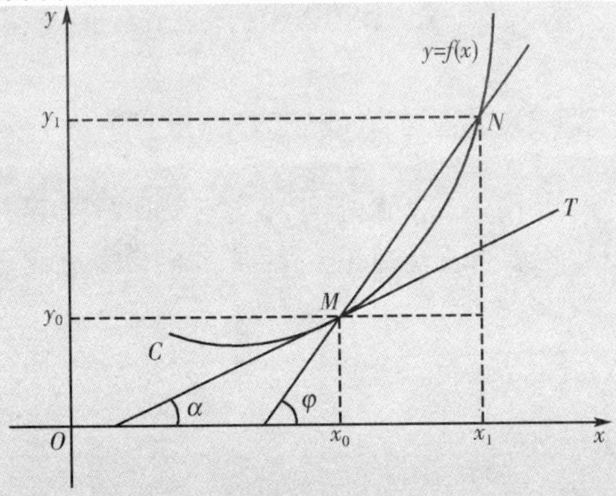

图 2.1

例 2.2 切线问题.

设曲线的方程为 $f(x)$，过曲线上两点 $M(x_0, y_0)$ 与 $N(x, y)$ 的直线 L_{MN} 称为割线，其斜率为 $k_{MN} = \dfrac{f(x) - f(x_0)}{x - x_0}$.

如图 2.1 当点 $N(x, y)$ 沿着曲线趋近 $M(x_0, y_0)$ 时，割线 L_{MN} 趋近于过点 $M(x_0, y_0)$ 处的切线，k_{MN} 趋近于切线的斜率 k，因此切线的斜率应定义为

$$k = \lim_{x \to x_0} \frac{f(x) - f(x_0)}{x - x_0}. \tag{2-2}$$

上述的速度和切线的例子虽然各有其特殊内容，但如果撇开它们具体的物理意义，单从数量关系上看，它们有共同的本质：两者都表示函数相对于自变量变化的快慢程度，即都反映了函数的变化率.

二、导数的定义

1. 函数在一点处的导数与导函数

定义 2.1 设函数 $y = f(x)$ 在 $x = x_0$ 的某个邻域内有定义，且 $x_0 + \Delta x$ 属于该邻域，当自变量增量 $\Delta x \to 0$ 时，函数增量 Δy 与自变量增量 Δx 比的极限

$$\lim_{\Delta x \to 0} \frac{\Delta y}{\Delta x} = \lim_{\Delta x \to 0} \frac{f(x_0 + \Delta x) - f(x_0)}{\Delta x}$$

存在，则称函数 $y = f(x)$ 在 $x = x_0$ 处可导，并称此极限是函数 $y = f(x)$ 在 $x = x_0$ 处的**导数**(derivative)，记作

$$y'\Big|_{x=x_0}，或 f'(x_0)，或\frac{\mathrm{d}y}{\mathrm{d}x}\Big|_{x=x_0},$$

即

$$y'\Big|_{x=x_0} = f'(x_0) = \frac{\mathrm{d}y}{\mathrm{d}x}\Big|_{x=x_0} = \lim_{\Delta x \to 0} \frac{f(x_0 + \Delta x) - f(x_0)}{\Delta x}.$$

若极限不存在，称函数 $y = f(x)$ 在 $x = x_0$ 处导数不存在或函数 $y = f(x)$ 在 $x = x_0$ 处不可导.

令 $x = x_0 + \Delta x$，当 $\Delta x \to 0$ 时，则 $x \to x_0$，这时函数 $y = f(x)$ 在 $x = x_0$ 处导数又可以写为

$$f'(x_0) = \lim_{x \to x_0} \frac{f(x) - f(x_0)}{x - x_0}.$$

导数亦名**微商**(微分中的概念)，是由速度变化问题和曲线的切线问题(矢量速度的方向)而抽象出来的数学概念，又称**变化率**.

2. 单侧导数

由于 Δx 可正、可负，故分别定义**左导数**(derivative on the left)为：

$$f'_-(x_0) = \lim_{\Delta x \to 0^-} \frac{f(x_0 + \Delta x) - f(x_0)}{\Delta x},$$

右导数(derivative on the right)为：

$$f'_+(x_0) = \lim_{\Delta x \to 0^+} \frac{f(x_0 + \Delta x) - f(x_0)}{\Delta x}.$$

函数的左导数与右导数统称为函数的**单侧导数**(derivative on the side).

由函数 $y = f(x)$ 在 $x = x_0$ 处的导数及左、右导数定义可知，函数 $y = f(x)$ 在 $x = x_0$ 处可导的充分

必要条件是左导数 $f'_-(x_0)$、右导数 $f'_+(x_0)$ 均存在且相等.

若函数 $y=f(x)$ 在开区间 (a,b) 内的每一点 x 都可导,称函数 $y=f(x)$ 在 (a,b) 内可导. 此时,函数 $y=f(x)$ 在 (a,b) 内的导数仍是 x 的函数,称这个新函数是函数 $y=f(x)$ 的**导函数**(derived function),简称导数,记作

$$\frac{\mathrm{d}f}{\mathrm{d}x},或 f'(x),或 \frac{\mathrm{d}y}{\mathrm{d}x},$$

即
$$f'(x)=\frac{\mathrm{d}y}{\mathrm{d}x}=\frac{\mathrm{d}f}{\mathrm{d}x}=\lim_{\Delta x\to 0}\frac{f(x+\Delta x)-f(x)}{\Delta x}.$$

注意 在上式中,虽然 x 可以取 (a,b) 内的任意数,但在极限过程中 x 是常数,Δx 是变量.

显然,函数 $y=f(x)$ 在 $x=x_0$ 处导数 $f'(x_0)$ 就是导函数 $f'(x)$ 在 $x=x_0$ 处的函数值,即

$$f'(x_0)=f'(x)\big|_{x=x_0}.$$

若函数 $y=f(x)$ 在开区间 (a,b) 内的每一点都可导,且在左端点 $x=a$ 处的右导数 $f'_+(a)$ 存在,在右端点 $x=b$ 处的左导数 $f'_-(b)$ 存在,称函数 $y=f(x)$ 在闭区间 $[a,b]$ 上可导.

利用导数的定义,可以通过以下步骤求函数 $y=f(x)$ 在 x 处的导数:

(1) 求函数增量 $\Delta y=f(x+\Delta x)-f(x)$;

(2) 求函数增量与自变量增量的比 $\dfrac{\Delta y}{\Delta x}=\dfrac{f(x+\Delta x)-f(x)}{\Delta x}$;

(3) 求函数增量与自变量增量之比的极限 $\displaystyle\lim_{\Delta x\to 0}\frac{\Delta y}{\Delta x}=\lim_{\Delta x\to 0}\frac{f(x+\Delta x)-f(x)}{\Delta x}$.

例 2.3 求线性函数 $y=ax+b$ 在 x 处的导数.

解 由于
$$\Delta y=a(x+\Delta x)+b-(ax+b)=a\Delta x,$$
$$\frac{\Delta y}{\Delta x}=\frac{a\Delta x}{\Delta x}=a,$$
$$\lim_{\Delta x\to 0}\frac{\Delta y}{\Delta x}=a,$$
所以
$$y'=(ax+b)'=a.$$

例 2.4 设函数 $f(x)=\sqrt{x}$,求 $f'(4)$,$f'\left(\frac{1}{2}\right)$,$f'(x_0)$.

解 由于
$$\Delta y=\sqrt{x+\Delta x}-\sqrt{x},$$
$$\frac{\Delta y}{\Delta x}=\frac{\sqrt{x+\Delta x}-\sqrt{x}}{\Delta x}=\frac{1}{\sqrt{x+\Delta x}+\sqrt{x}},$$
$$f'(x)=\lim_{\Delta x\to 0}\frac{\Delta y}{\Delta x}=\lim_{\Delta x\to 0}\frac{1}{\sqrt{x+\Delta x}+\sqrt{x}}=\frac{1}{2\sqrt{x}},$$
所以
$$f'(4)=\frac{1}{4},\ f'\left(\frac{1}{2}\right)=\frac{\sqrt{2}}{2},\ f'(x_0)=\frac{1}{2\sqrt{x_0}}.$$

例 2.5 讨论函数 $f(x)=|x|$ 在 $x=0$ 处的可导性.

解 因为 $f(0)=0$,
$$f'_-(0)=\lim_{x\to 0^-}\frac{f(x)-f(0)}{x-0}=\lim_{x\to 0^-}\frac{-x}{x}=-1,$$
$$f'_+(0)=\lim_{x\to 0^+}\frac{f(x)-f(0)}{x-0}=\lim_{x\to 0^+}\frac{x}{x}=1,$$
故
$$f'_+(0)\neq f'_-(0),$$
所以,函数 $f(x)=|x|$ 在 $x=0$ 处的导数不存在.

例 2.6 求曲线 $y=\sqrt{x}$ 在点 (4,2) 的切线方程．

解 在例 2.4 中知，函数 $y=\sqrt{x}$ 的导数 $y'=\dfrac{1}{2\sqrt{x}}$．当 $x=4$ 时，$y'=\dfrac{1}{4}$ 是曲线 $y=\sqrt{x}$ 在点 (4,2) 的切线斜率，由直线的点斜式方程，曲线 $y=\sqrt{x}$ 在点 (4,2) 处的切线方程为

$$y-2=\frac{1}{4}(x-4),$$

或

$$x-4y+4=0.$$

三、导数的几何意义

由例 2.2 的切线问题及导数的定义知，函数 $y=f(x)$ 在 $x=x_0$ 处导数 $f'(x_0)$ 的几何意义是曲线 $y=f(x)$ 在点 $M(x_0,f(x_0))$ 处切线 T 的斜率．即 $f'(x_0)=\tan\alpha$．其中 α 是切线 T 的倾角，如图 2.2 所示．

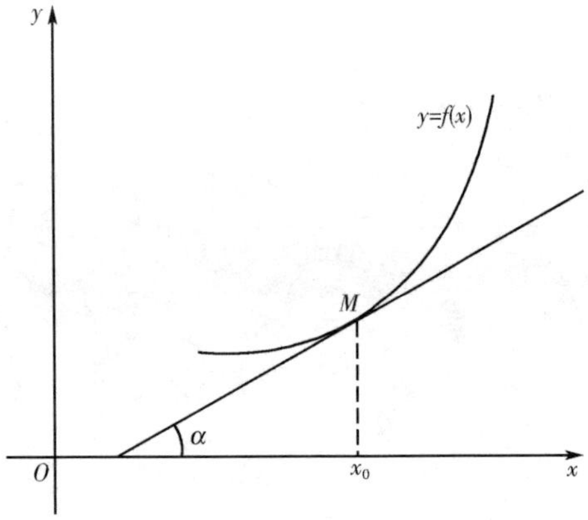

图 2.2

根据导数的几何意义及直线的点斜式方程，则曲线 $y=f(x)$ 在点 $M(x_0,y_0)$ 处的切线方程为

$$y-y_0=f'(x_0)(x-x_0).$$

当 $f'(x_0)=\infty$（不存在）时，曲线 $y=f(x)$ 在 $x=x_0$ 处有垂直于 x 轴的切线 $x=x_0$. 若 $f'(x_0)=0$，则有水平切线 $y=y_0$.

根据法线的定义知，若 $f'(x_0)\neq 0$，则曲线 $y=f(x)$ 在点 $M(x_0,y_0)$ 处法线方程为

$$y-y_0=-\frac{1}{f'(x_0)}(x-x_0).$$

四、函数可导与连续的关系

1. 可导必连续

若函数 $y=f(x)$ 在 $x=x_0$ 处可导，且导数为 $f'(x_0)$，即 $\lim\limits_{\Delta x\to 0}\dfrac{\Delta y}{\Delta x}=f'(x_0)$，

则
$$\frac{\Delta y}{\Delta x}=f'(x_0)+\alpha,\quad \Delta y=f'(x_0)\Delta x+\alpha\Delta x,$$

其中 α 是当 $\Delta x\to 0$ 时的无穷小量，即 $\lim\limits_{\Delta x\to 0}\alpha=0$. 从而有

$$\lim_{\Delta x\to 0}\Delta y=\lim_{\Delta x\to 0}[f'(x_0)\Delta x+\alpha\Delta x]=0,$$

所以函数 $y=f(x)$ 在 $x=x_0$ 处连续．

由以上的分析知，若函数 $y=f(x)$ 在 $x=x_0$ 处可导，则函数 $y=f(x)$ 在 $x=x_0$ 处必连续．

2. 连续不一定可导

若函数 $y=f(x)$ 在 $x=x_0$ 处连续，但是函数 $y=f(x)$ 在 $x=x_0$ 处未必可导．如例 2.5，函数 $f(x)=|x|$ 在 $x=0$ 处连续但不可导．

例 2.7 讨论函数

$$f(x)=\begin{cases} x\sin\dfrac{1}{x}, & x\neq 0; \\ 0, & x=0. \end{cases}$$

在 $x=0$ 处的连续性与可导性．

解　因为
$$\lim_{x\to 0}f(x)=\lim_{x\to 0}x\sin\frac{1}{x}=0=f(0),$$
所以，函数 $y=f(x)$ 在 $x=0$ 处连续.

而
$$f'(0)=\lim_{x\to 0}\frac{f(x)-f(0)}{x-0}=\lim_{x\to 0}\frac{x\sin\frac{1}{x}}{x}=\lim_{x\to 0}\sin\frac{1}{x},$$
不存在，所以函数 $y=f(x)$ 在 $x=0$ 处不可导.

五、常数与几个基本初等函数的导数

1. 常数 C 的导数

设函数 $y=f(x)=C$（C 为常数），
$$\frac{\Delta y}{\Delta x}=\frac{f(x+\Delta x)-f(x)}{\Delta x}=\frac{C-C}{\Delta x}=0,$$
$$\lim_{\Delta x\to 0}\frac{\Delta y}{\Delta x}=\lim_{\Delta x\to 0}0=0,$$
$$C'=0,$$
即常数的导数等于零.

2. 幂函数的导数

设函数 $y=f(x)=x^n$（n 为正整数），因为
$$\frac{\Delta y}{\Delta x}=\frac{f(x+\Delta x)-f(x)}{\Delta x}=\frac{1}{\Delta x}[(x+\Delta x)^n-x^n]$$
$$=\frac{1}{\Delta x}\left[x^n+nx^{n-1}\Delta x+\frac{n(n-1)}{2!}x^{n-2}(\Delta x)^2+\cdots+(\Delta x)^n-x^n\right]$$
$$=nx^{n-1}+\frac{n(n-1)}{2!}x^{n-2}(\Delta x)+\cdots+(\Delta x)^{n-1},$$
所以
$$\lim_{\Delta x\to 0}\frac{\Delta y}{\Delta x}=\lim_{\Delta x\to 0}\left[nx^{n-1}+\frac{n(n-1)}{2!}x^{n-2}(\Delta x)+\cdots+(\Delta x)^{n-1}\right]=nx^{n-1},$$
即
$$(x^n)'=nx^{n-1}\qquad(n\text{ 为正整数}).$$

3. 三角函数 $y=\sin x$ 与 $y=\cos x$ 的导数

设 $y=\sin x$，因为
$$\Delta y=\sin(x+\Delta x)-\sin x=2\cos\left(x+\frac{\Delta x}{2}\right)\sin\frac{\Delta x}{2},$$
$$\frac{\Delta y}{\Delta x}=\cos\left(x+\frac{\Delta x}{2}\right)\frac{\sin\frac{\Delta x}{2}}{\frac{\Delta x}{2}},$$
所以
$$\lim_{\Delta x\to 0}\frac{\Delta y}{\Delta x}=\lim_{\Delta x\to 0}\cos\left(x+\frac{\Delta x}{2}\right)\frac{\sin\frac{\Delta x}{2}}{\frac{\Delta x}{2}}=\cos x,$$
即
$$(\sin x)'=\cos x.$$
同理可知，
$$(\cos x)'=-\sin x.$$

4. 对数函数 $y=\log_a x$ 的导数

设 $y=\log_a x$，因为
$$\Delta y=\log_a(x+\Delta x)-\log_a x=\log_a\left(1+\frac{\Delta x}{x}\right),$$

所以

$$\lim_{\Delta x\to 0}\frac{\Delta y}{\Delta x}=\lim_{\Delta x\to 0}\frac{1}{\Delta x}\log_a\left(1+\frac{\Delta x}{x}\right)$$

$$=\frac{1}{x}\lim_{\Delta x\to 0}\log_a\left(1+\frac{\Delta x}{x}\right)^{\frac{x}{\Delta x}}=\frac{1}{x}\log_a e=\frac{1}{x\ln a},$$

即
$$(\log_a x)'=\frac{1}{x\ln a}.$$

特别地，当 $a=e$ 时有
$$(\ln x)'=\frac{1}{x}.$$

第二节 求导法则

一、函数导数的四则运算法则

法则 1 两个可导函数代数和的导数等于两个函数导数的代数和.

$$[u(x)\pm v(x)]'=u'(x)\pm v'(x).$$

推论 有限多个可导函数的代数和的导数等于导数的代数和.

设函数 $u_i(x)\quad(i=1,2,\cdots,n)$ 在 x 处都可导，则

$$[u_1(x)\pm u_2(x)\pm\cdots\pm u_n(x)]'=u_1'(x)\pm u_2'(x)\pm\cdots\pm u_n'(x).$$

法则 2 两个可导函数乘积的导数等于前面函数的导数乘以后面函数与前面函数乘以后面函数的导数之和.

$$[u(x)v(x)]'=u'(x)v(x)+u(x)v'(x).$$

法则 2 有下面的推论：

推论 1 常数可移到导数符号外，即

$$[cv(x)]'=c[v'(x)].$$

推论 2 设函数 $u(x)$、$v(x)$、$w(x)$ 在 x 处都可导，则

$$[u(x)v(x)w(x)]'=u'(x)v(x)w(x)+u(x)v'(x)w(x)+u(x)v(x)w'(x).$$

以此类推，可得有限多个可导函数乘积的求导公式

$$[u_1(x)u_2(x)\cdots u_n(x)]'=u_1'(x)u_2(x)\cdots u_n(x)+\cdots+u_1(x)u_2(x)\cdots u_n'(x).$$

法则 3 两个可导函数商的导数等于分子上函数的导数与分母上函数的乘积减去分子上函数与分母上函数的导数的乘积，再除以分母上函数的平方(其中，分母上函数不为零).

$$\left(\frac{u(x)}{v(x)}\right)'=\frac{u'(x)v(x)-u(x)v'(x)}{v^2(x)}.$$

仅对法则 3 给出证明.

证明 设函数 $u(x)$、$v(x)$ 在 x 处可导，且 $v(x)\neq 0$，记

$$y=\frac{u(x)}{v(x)}.$$

当 x 有增量 Δx 时，函数 $u(x)$、$v(x)$ 及 y 相应有增量 $\Delta u(x)$、$\Delta v(x)$ 及 Δy，则

$$\Delta y=\frac{u(x+\Delta x)}{v(x+\Delta x)}-\frac{u(x)}{v(x)}=\frac{u(x+\Delta x)v(x)-u(x)v(x+\Delta x)}{v(x+\Delta x)v(x)}$$

$$=\frac{u(x+\Delta x)v(x)-u(x)v(x)-u(x)v(x+\Delta x)+u(x)v(x)}{v(x+\Delta x)v(x)}.$$

$$=\frac{[u(x+\Delta x)-u(x)]v(x)-u(x)[v(x+\Delta x)-v(x)]}{v(x+\Delta x)v(x)}$$

$$=\frac{\Delta u\cdot v(x)-u(x)\Delta v}{v(x+\Delta x)v(x)}=\frac{\Delta u\cdot v(x)-u(x)\Delta v}{v(\Delta x+x)v(x)}.$$

所以

$$\frac{\Delta y}{\Delta x}=\frac{1}{\Delta x}\frac{\Delta u\cdot v(x)-u(x)\Delta v}{v(x+\Delta x)v(x)}$$

$$=\frac{\frac{\Delta u}{\Delta x}v(x)-u(x)\frac{\Delta v}{\Delta x}}{v(x+\Delta x)v(x)}.$$

又因为，$v(x)$ 在 x 处可导，所以在 x 处必连续，故有

$$\lim_{\Delta x\to 0}\frac{\Delta y}{\Delta x}=\lim_{\Delta x\to 0}\frac{\frac{\Delta u}{\Delta x}v(x)-u(x)\frac{\Delta v}{\Delta x}}{v(x+\Delta x)v(x)}$$

$$=\frac{\lim\limits_{\Delta x\to 0}\frac{\Delta u}{\Delta x}v(x)-u(x)\lim\limits_{\Delta x\to 0}\frac{\Delta v}{\Delta x}}{\lim\limits_{\Delta x\to 0}v(x+\Delta x)v(x)}$$

$$=\frac{u'(x)v(x)-u(x)v'(x)}{v^2(x)}$$

即

$$\left(\frac{u(x)}{v(x)}\right)'=\frac{u'(x)v(x)-u(x)v'(x)}{v^2(x)}.$$

例 2.8 设 $y=2x^3-5x-\cos\pi+\sin x-\lg x$，求 y'.

解 $y'=(2x^3-5x-\cos\pi+\sin x-\lg x)'$

$=(2x^3)'-(5x)'-(\cos\pi)'+(\sin x)'-(\lg x)'$

$=2\cdot 3x^2-5x^0+0+\cos x-\dfrac{1}{x\ln 10}$

$=6x^2-5+\cos x-\dfrac{1}{x\ln 10}.$

例 2.9 求 $y=5x^3\cos x$ 的导数 y'.

解 $y'=(5x^3)'\cos x+5x^3(\cos x)'=15x^2\cos x+5x^3\cdot(-\sin x)$

$=15x^2\cos x-5x^3\sin x.$

例 2.10 求 $y=\dfrac{x\ln x}{\cos x}$ 的导数 y'.

解 $y'=\left(\dfrac{x\ln x}{\cos x}\right)'=\dfrac{(x\ln x)'\cos x-x\ln x\cdot(\cos x)'}{\cos^2 x}$

$=\dfrac{(\ln x+1)\cos x+x\ln x\cdot\sin x}{\cos^2 x}.$

例 2.11 求 $\tan x$、$\cot x$ 的导数.

解 设 $y=\tan x$，则

$$y'=\left(\frac{\sin x}{\cos x}\right)'=\frac{\cos x\cos x+\sin x\sin x}{\cos^2 x}=\frac{1}{\cos^2 x}=\sec^2 x,$$

即

$$(\tan x)'=\sec^2 x.$$

同理可得

$$(\cot x)'=-\csc^2 x.$$

例 2.12 求 $\sec x$，$\csc x$ 的导数．

解 设 $y=\sec x$，则

$$y'=\left(\frac{1}{\cos x}\right)'=\frac{\sin x}{\cos^2 x}=\tan x\sec x,$$

即
$$(\sec x)'=\tan x\sec x.$$

同理可得
$$(\csc x)'=-\cot x\csc x.$$

二、反函数求导法则

法则 4 若单调函数 $y=f(x)$ 在 x 处可导，且 $f'(x)\neq 0$，则反函数 $x=\varphi(y)$ 也可导，且

$$\varphi'(y)=\frac{1}{f'(x)}.$$

证明 设单调函数 $y=f(x)$ 在 x 处可导，且 $f'(x)\neq 0$，反函数记为

$$x=f^{-1}(y)=\varphi(y).$$

因为函数 $y=f(x)$ 在 x 处可导，必在 x 处连续，所以反函数 $x=\varphi(y)$ 在相应点连续．则当自变量 y 有增量 Δy 时，反函数 $x=\varphi(y)$ 的增量为

$$\Delta x=\varphi(y+\Delta y)-\varphi(y).$$

由于 $\lim\limits_{\Delta y\to 0}\Delta x=0$，即 $\Delta y\to 0$，$\Delta x\to 0$，当 $\Delta y\neq 0$ 时必有 $\Delta x\neq 0$，故

$$\frac{\Delta x}{\Delta y}=\frac{1}{\dfrac{\Delta y}{\Delta x}},$$

所以

$$\varphi'(y)=\lim_{\Delta y\to 0}\frac{\Delta x}{\Delta y}=\lim_{\Delta x\to 0}\frac{1}{\dfrac{\Delta y}{\Delta x}}=\frac{1}{\lim\limits_{\Delta x\to 0}\dfrac{\Delta y}{\Delta x}}=\frac{1}{f'(x)},$$

即
$$\varphi'(y)=\frac{1}{f'(x)}.$$

例 2.13 求 $\arcsin x$，$\arccos x$ 的导数．

解 设函数 $y=\arcsin x$，$(-1<x<1)$，反函数为 $x=\sin y$，$\left(-\frac{\pi}{2}<y<\frac{\pi}{2}\right)$．因为，$x'=(\sin y)'=\cos y$，由反函数求导法则，有

$$y'=\frac{1}{x'}=\frac{1}{\cos y}.$$

又因为 $x=\sin y$，$\left(-\frac{\pi}{2}<y<\frac{\pi}{2}\right)$ 时 $\cos y=\sqrt{1-\sin^2 y}$，

则
$$y'=\frac{1}{\cos y}=\frac{1}{\sqrt{1-x^2}},$$

即
$$(\arcsin x)'=\frac{1}{\sqrt{1-x^2}}.$$

同理可得
$$(\arccos x)'=-\frac{1}{\sqrt{1-x^2}}.$$

例 2.14 求 $\arctan x$，$\operatorname{arccot} x$ 的导数．

解 设 $y=\arctan x$，$(-\infty<x<\infty)$，反函数为 $x=\tan y$，$\left(-\frac{\pi}{2}<y<\frac{\pi}{2}\right)$．因为 $x'=(\tan y)'=\sec^2 y$，由反函数求导法则，有

$$y'=\frac{1}{x'}=\frac{1}{\sec^2 y}=\frac{1}{1+\tan^2 y}=\frac{1}{1+x^2},$$

即
$$(\arctan x)'=\frac{1}{1+x^2}.$$

同理可得
$$(\operatorname{arccot} x)'=-\frac{1}{1+x^2}.$$

例 2.15 求指数函数 a^x 的导数．

解 设 $y=a^x$，反函数为 $x=\log_a y$，因为

$$x'=(\log_a y)'=\frac{1}{y\ln a}=\frac{1}{a^x\ln a},$$

由反函数求导法则，有

$$y'=\frac{1}{x'}=a^x\ln a,$$

即
$$(a^x)'=a^x\ln a.$$

特别地，当 $a=e$ 时，有

$$(e^x)'=e^x.$$

三、复合函数求导法则

到目前为止仍有一些函数的导数不能求，例如 $\sin 2x$，它的导数 $(\sin 2x)'$ 不等于 $\cos 2x$．$\sin 2x$ 可以看作是由函数 $y=\sin u$ 和 $u=2x$ 复合而成．事实上，

$$\begin{aligned}(\sin 2x)'&=(2\sin x\cos x)'=2\cos x(\sin x)'+2\sin x(\cos x)'\\&=2\cos^2 x-2\sin^2 x=2\cos 2x.\end{aligned}$$

以上利用倍角公式将 $\sin 2x$ 化为 $\sin x$ 与 $\cos x$ 的乘积，然后求得导数．这种方法的使用范围有限，例如对于 $\sin\sqrt{x}$、$\sin\frac{1}{x}$ 就不适用．求 $f[\varphi(x)]$ 这类复合函数的导数，需要利用复合函数求导法则．

法则 5 若函数 $y=f(u)$ 在 u 处可导，函数 $u=\varphi(x)$ 在 x 处可导，则复合函数 $y=f[\varphi(x)]$ 在 x 处可导，且

$$\frac{\mathrm{d}y}{\mathrm{d}x}=\frac{\mathrm{d}y}{\mathrm{d}u}\frac{\mathrm{d}u}{\mathrm{d}x}.$$

证明 因为函数 $y=f(u)$ 在 u 处可导，$u=\varphi(x)$ 在 x 处可导．又可导必连续，故有 $\lim\limits_{\Delta u\to 0}\Delta y=0$，$\lim\limits_{\Delta x\to 0}\Delta u=0$.

$$\frac{\Delta y}{\Delta x}=\frac{\Delta y}{\Delta u}\cdot\frac{\Delta u}{\Delta x}$$

$$\begin{aligned}\lim_{\Delta x\to 0}\frac{\Delta y}{\Delta x}&=\lim_{\Delta x\to 0}\left(\frac{\Delta y}{\Delta u}\cdot\frac{\Delta u}{\Delta x}\right)=\lim_{\Delta x\to 0}\frac{\Delta y}{\Delta u}\cdot\lim_{\Delta x\to 0}\frac{\Delta u}{\Delta x}\\&=\lim_{\Delta u\to 0}\frac{\Delta y}{\Delta u}\cdot\lim_{\Delta x\to 0}\frac{\Delta u}{\Delta x}\qquad(\Delta x\to 0\text{ 时},\ \Delta u\to 0)\\&=\frac{\mathrm{d}y}{\mathrm{d}u}\cdot\frac{\mathrm{d}u}{\mathrm{d}x}\end{aligned}$$

即
$$\frac{\mathrm{d}y}{\mathrm{d}x}=\frac{\mathrm{d}y}{\mathrm{d}u}\frac{\mathrm{d}u}{\mathrm{d}x}$$

或
$$y'_x = y'_u \cdot u'_x$$

复合函数求导法则可推广到有限多个可导函数的复合函数情况.

例如,函数 $y=f(u)$、$u=u(v)$、$v=v(x)$ 分别在 u、v、x 处可导,则复合函数 $y=f\{u[v(x)]\}$ 在 x 处可导,且

$$\frac{dy}{dx}=\frac{dy}{du}\frac{du}{dv}\frac{dv}{dx},$$

或
$$y'_x = y'_u u'_v v'_x.$$

例 2.16 求 $y=\cos x^3$ 的导数.

解 令 $y=\cos u$,$u=x^3$. 由复合函数求导法则有,

$$y'=(\cos u)'_u(x^3)'_x=(-\sin u)(3x^2)=-3x^2\sin x^3.$$

例 2.17 求 $y=\ln^3(x^2-4x+5)$ 导数.

解 令 $y=u^3$、$u=\ln v$、$v=x^2-4x+5$. 由复合函数求导法则有,

$$\begin{aligned}y'&=(u^3)'_u(\ln v)'_v(x^2-4x+5)'_x\\&=3u^2\frac{1}{v}(2x-4)\\&=3\ln^2(x^2-4x+5)\cdot\frac{2x-4}{x^2-4x+5}\\&=\frac{6(x-2)}{x^2-4x+5}\ln^2(x^2-4x+5).\end{aligned}$$

例 2.18 求 $y=f(x^3)\varphi(\tan x)$ 的导数.

解 $y'=[f(x^3)\varphi(\tan x)]'=[f(x^3)]'\varphi(\tan x)+f(x^3)[\varphi(\tan x)]'$

$=3x^2f'(x^3)\varphi(\tan x)+f(x^3)\varphi'(\tan x)\sec^2 x.$

四、基本初等函数的导数公式

利用导数的定义、四则运算法则、复合函数及反函数的求导法则得到常数、基本初等函数的导数公式,现将它们汇总,以便查阅.

1. 常数、基本初等函数的导数公式

(1) $C'=0$;

(2) $(x^\alpha)'=\alpha x^{\alpha-1}$($\alpha$ 为任意实数);

(3) $(a^x)'=a^x\ln a$,$(e^x)'=e^x$;

(4) $(\log_a x)'=\dfrac{1}{x\ln a}$,$(\ln x)'=\dfrac{1}{x}$;

(5) $(\sin x)'=\cos x$;

(6) $(\cos x)'=-\sin x$;

(7) $(\tan x)'=\dfrac{1}{\cos^2 x}=\sec^2 x$;

(8) $(\cot x)'=-\dfrac{1}{\sin^2 x}=-\csc^2 x$;

(9) $(\sec x)'=\tan x\sec x$;

(10) $(\csc x)'=-\cot x\csc x$;

(11) $(\arcsin x)'=\dfrac{1}{\sqrt{1-x^2}}$;

(12) $(\arccos x)'=-\dfrac{1}{\sqrt{1-x^2}}$;

(13) $(\arctan x)'=\dfrac{1}{1+x^2}$;

(14) $(\text{arccot}\, x)'=-\dfrac{1}{1+x^2}$.

2. 导数四则运算公式

设函数 $u(x)$、$v(x)$ 都是 x 处的可导函数,则

(1) $[u(x)\pm v(x)]'=u'(x)\pm v'(x)$;

(2) $[u(x)\cdot v(x)]'=u'(x)v(x)+u(x)v'(x)$;

特别当 C 是常数时，$[Cv(x)]'=Cv'(x)$；

(3) $$\left(\frac{u(x)}{v(x)}\right)'=\frac{u'(x)v(x)-u(x)v'(x)}{v^2(x)} \qquad [v(x)\neq 0].$$

3. 反函数求导公式

设函数 $y=f(x)$ 是 x 的可导函数，且反函数 $x=f^{-1}(y)$ 存在，则反函数的导数

$$[f^{-1}(y)]'=\frac{1}{f'(x)}.$$

4. 复合函数求导法则

设函数 $y=f(u)$ 在 u 点可导，$u=\varphi(x)$ 在 x 点可导，则复合函数 $y=f[\varphi(x)]$ 在 x 点可导，且导数为

$$\{f[\varphi(x)]\}'=f'_u(u)\varphi'_x(x).$$

五、隐函数求导法

1. 隐函数

用等式表示的函数有两种不同形式，一种是将函数表示为 $y=f(x)$ 形式，$f(x)$ 中不含因变量 y，即自变量 x 与因变量 y 能分别写在方程两边，这种形式的函数，称为**显函数**，以上讨论的都是显函数的求导方法．另一种是所谓的隐函数，例如，$x^2+y^2=1$，$x^5+xy+y^3=0$，当自变量 x 在其定义域内取定一个值后，可以确定因变量 y 的值与其对应，因而确定了 y 是 x 的函数．

若变量 y 是变量 x 的函数，且函数关系式 $y=f(x)$ 由变量 x、y 的方程 $F(x,y)=0$ 确定，这种形式的函数称为**隐函数**(implicit function).

2. 隐函数求导法则

如果隐函数可以写成显函数的形式，可以先将其改写为显函数形式，再求导数．但有时将隐函数改写为显函数时函数形式很复杂，甚至有些无法改写成显函数，此时需要直接对隐函数求导，时刻记住 y 是 x 的函数，利用复合函数的求导法则，就可以求隐函数的导数．

例 2.19 求隐函数 $x^5+xy+y^5=0$ 的导数 y'．

解 方程的两边分别对 x 求导，得：

$$5x^4+y+xy'+5y^4y'=0,$$

即

$$(x+5y^4)y'=-5x^4-y,$$

解得

$$y'=-\frac{5x^4+y}{x+5y^4}.$$

例 2.20 求 $xy-e^x+e^y=0$，当 $y'|_{x=0}$ 的值．

解 方程的两边分别对 x 求导，得：

$$y+xy'-e^x+e^yy'=0,$$

$$(x+e^y)y'=e^x-y,$$

即

$$y'=\frac{e^x-y}{x+e^y}$$

因为当 $x=0$ 时，$y=0$，故有

$$y'|_{x=0}=\frac{e^0-0}{0+e^0}=1.$$

六、对数求导法

函数 $y=[f(x)]^{\varphi(x)}$ 称为**幂指函数**．求幂指函数和连乘函数的导数要用**对数求导法**．对数求导法是

先将函数取对数，再利用隐函数求导法则求导．

例 2.21 设函数 $y=[u(x)]^{v(x)}=u^v$，且 $y,u(x),v(x)$ 在 x 处都可导，求 y'．

解 $y=u^v$ 两边分别取自然对数，则

$$\ln y=\ln u^v=v\ln u .$$

利用隐函数求导法，两边分别对 x 求导，得：

$$(\ln y)'=[v\ln u]',$$

$$\frac{1}{y}y'=v'\ln u+v\frac{1}{u}u',$$

即

$$\begin{aligned}y'&=y\left(v'\ln u+\frac{v}{u}u'\right)\\&=u^v\left(v'\ln u+\frac{v}{u}u'\right)\\&=u^vv'\ln u+vu^{v-1}u'.\end{aligned}$$

例 2.22 求隐函数 $y^x=x^y$ 的导数 $\frac{\mathrm{d}y}{\mathrm{d}x}$．

解 $y^x=x^y$ 两边分别取自然对数，则

$$x\ln y=y\ln x .$$

利用隐函数求导法，上式两边分别对 x 求导，得：

$$\ln y+\frac{x}{y}\frac{\mathrm{d}y}{\mathrm{d}x}=\frac{\mathrm{d}y}{\mathrm{d}x}\ln x+\frac{y}{x},$$

$$\left(\frac{x}{y}-\ln x\right)\frac{\mathrm{d}y}{\mathrm{d}x}=\frac{y}{x}-\ln y,$$

即

$$\frac{\mathrm{d}y}{\mathrm{d}x}=\frac{y^2-xy\ln y}{x^2-xy\ln x}.$$

例 2.23 求函数 $y=x^\alpha$ 的导数．

解 两边分别取自然对数，则有

$$\ln y=\alpha\ln x ,$$

由复合函数求导法则上式两端分别对 x 求导，得：

$$\frac{1}{y}y'_x=\alpha\frac{1}{x},$$

移项得

$$y'_x=\alpha\frac{1}{x}y=\alpha\frac{1}{x}x^\alpha=\alpha x^{\alpha-1},$$

即

$$(x^\alpha)'=\alpha x^{\alpha-1}\qquad(\alpha\text{ 为实数}).$$

例 2.24 求 $y=\sqrt{\frac{(x-1)(x+2)}{(x+3)(x-4)}}$ 的导数 y'．

解 本题可以直接利用复合函数求导法则求导，但是求导过程比较复杂，而利用对数求导法求导就简单了．函数两边分别取自然对数，则有

$$\ln y=\ln\sqrt{\frac{(x-1)(x+2)}{(x+3)(x-4)}},$$

即 $$\ln y=\frac{1}{2}[\ln(x-1)+\ln(x+2)-\ln(x+3)-\ln(x-4)].$$

上式两边分别对 x 求导，得

$$\frac{1}{y}y'=\frac{1}{2}\left(\frac{1}{x-1}+\frac{1}{x+2}-\frac{1}{x+3}-\frac{1}{x-4}\right),$$

即 $$y'=\frac{1}{2}\sqrt{\frac{(x-1)(x+2)}{(x+3)(x-4)}}\left(\frac{1}{x-1}+\frac{1}{x+2}-\frac{1}{x+3}-\frac{1}{x-4}\right).$$

七、高阶导数

函数 $y=f(x)$ 在 x 处的导数 $y'=f'(x)$ 仍是 x 的函数，若 $y'=f'(x)$ 在 x 处可导，并将 $y'=f'(x)$ 在 x 处的导数，称为函数 $y=f(x)$ 在 x 处的**二阶导数**，记为

$$y''=(y')'\text{，或 } f''(x)=[f'(x)]'\text{，或 }\frac{\mathrm{d}^2y}{\mathrm{d}x^2}=\frac{\mathrm{d}}{\mathrm{d}x}\left(\frac{\mathrm{d}y}{\mathrm{d}x}\right).$$

若 $y''=f''(x)$ 在 x 处可导，则将 $y''=f''(x)$ 在 x 处的导数，称为函数 $y=f(x)$ 在 x 处的**三阶导数**，记为

$$y'''=(y'')'\text{，或 } f'''(x)=[f''(x)]'\text{，或 }\frac{\mathrm{d}^3y}{\mathrm{d}x^3}=\frac{\mathrm{d}}{\mathrm{d}x}\left(\frac{\mathrm{d}^2y}{\mathrm{d}x^2}\right).$$

一般地，若函数 $y=f(x)$ 在 x 处的 $n-1$ 阶导数 $y^{(n-1)}=f^{(n-1)}(x)$ 存在且在 x 处可导，则将 $y^{(n-1)}=f^{(n-1)}(x)$ 在 x 处的导数，称为函数 $y=f(x)$ 在 x 处的 n **阶导数**，记为

$$y^{(n)}=(y^{(n-1)})'\text{，或 } f^{(n)}(x)=[f^{(n-1)}(x)]'\text{，或 }\frac{\mathrm{d}^ny}{\mathrm{d}x^n}=\frac{\mathrm{d}}{\mathrm{d}x}\left(\frac{\mathrm{d}^{n-1}y}{\mathrm{d}x^{n-1}}\right).$$

二阶及二阶以上的导数，统称为**高阶导数**(higher derivative).

例 2.25　求函数 $y=ax^3+bx^2+cx+d$ 的 n 阶导数.

解
$$y'=3ax^2+2bx+c;$$
$$y''=6ax+2b;$$
$$y'''=6a;$$
$$y^{(4)}=y^{(5)}=\cdots y^{(n)}=0.$$

由此例看出，对多项式而言，当导数的阶数高于多项式次数时各阶导数都为零.

例 2.26　求函数 $y=\sin x$ 的 n 阶导数.

解
$$y'=\cos x=\sin\left(x+\frac{\pi}{2}\right);$$
$$y''=\cos\left(x+\frac{\pi}{2}\right)=\sin\left(x+2\cdot\frac{\pi}{2}\right);$$
$$y'''=\cos\left(x+2\cdot\frac{\pi}{2}\right)=\sin\left(x+3\cdot\frac{\pi}{2}\right);$$
$$\cdots\cdots$$
$$y^{(n)}=\cos\left(x+(n-1)\cdot\frac{\pi}{2}\right)=\sin\left(x+n\cdot\frac{\pi}{2}\right).$$

即 $$(\sin x)^{(n)}=\sin\left(x+\frac{n\pi}{2}\right).$$

同理有 $$(\cos x)^{(n)}=\cos\left(x+\frac{n\pi}{2}\right).$$

例 2.27 求隐含数 $x^5+xy+y^5=0$ 的二阶导数 y''.

解 方程 $x^5+xy+y^5=0$ 两边分别对 x 求一阶导数,得

$$5x^4+y+xy'_x+5y^4y'_x=0,$$

两边分别对 x 求二阶导数,得

$$20x^3+y'_x+y'_x+xy''_x+20y^3y'_xy'_x+5y^4y''_x=0,$$

即

$$y''_x=-\frac{20x^3+2y'_x+20y^3(y'_x)^2}{x+5y^4}.$$

第三节 微 分

案例 2-2

癌症患者由检查发现或经手术后,到因为该病死亡所存活的时间,称为生存期.建立患者的与观察变量、生存期有关的风险函数,又称为风险率.由于患者在生存期间的不同时刻,接受治疗及自身的免疫能力在不断变化,所以风险率也在不断变化.

问题:

(1) 患者在生存期内,由时刻 t_0 生存到时刻 $t_0+\Delta t$ 的风险率改变了多少?

(2) 患者在生存期内的时刻 $t=t_0+\Delta t$ 的风险率是多少?

一、微分的定义及微分几何意义

1. 引例

例 2.28 边长为 x_0 的正方形面积 $y=x_0^2$,当边长由 x_0 变到 $x_0+\Delta x$ 时(图 2.3),面积的增量

$$\Delta y=(x_0+\Delta x)^2-x_0^2=2x_0\Delta x+(\Delta x)^2$$

可以看成是 $\Delta y=2x_0\cdot\Delta x+o(\Delta x)$.

其中,$(\Delta x)^2$ 是 $\Delta x\to 0$ 时的高阶无穷小,记为 $o(\Delta x)$.由于 $(x_0^2)'=2x_0$,则

$$\Delta y=(x_0^2)'\Delta x+o(\Delta x).$$

由 Δy 可见,它被分成 $(x_0^2)'\Delta x$、$o(\Delta x)$ 两部分,其中 $(x_0^2)'\Delta x$,称为 Δy 的线性主部;$o(\Delta x)$ 是当 $\Delta x\to 0$ 时,Δx 的高阶无穷小.

因此,当边长的增量 Δx 很小时,可以用面积增量 Δy 的线性主部 $(x_0^2)'\Delta x$ 近似面积的增量 Δy,即

$$\Delta y\approx(x_0^2)'\Delta x.$$

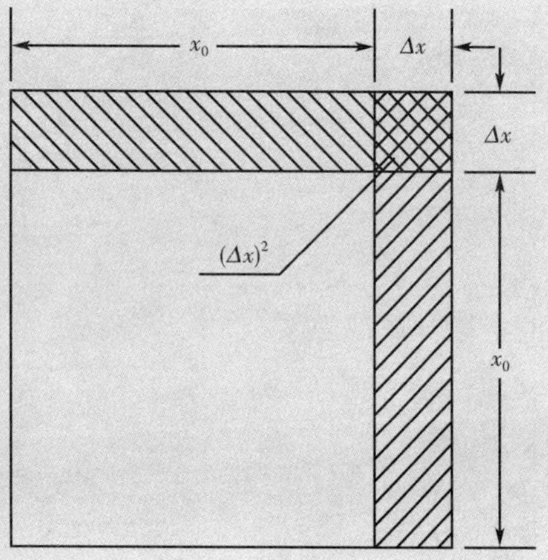

图 2.3

面积增量 Δy 的线性主部 $(x_0^2)'\Delta x$,称为面积 $y=x_0^2$ 在 $x=x_0$ 处关于 Δx 的微分,记为 dy,即

$$dy=(x_0^2)'\Delta x.$$

例 2.29 设质点 M 在直线上运动,距离 s 是时间 t 的函数,即

$$s=s(t).$$

当时刻 t 变化到时刻 $t+\Delta t$ 时,时间的增量为 Δt,则质点运动距离的增量为

$$\Delta s = s(t+\Delta t) - s(t).$$

有时用上式计算质点运动距离 s 的增量 Δs 非常麻烦．如何简化计算呢？我们知道当质点匀速运动时，有

$$\Delta s = v\Delta t = s'(t)\Delta t.$$

一般地，对于变速运动讲，当 $|\Delta t|$ 较小时，在时刻 t 到时刻 $t+\Delta t$ 这段时间内质点运动的速度来不及发生很大的变化，可以将质点的运动近似为匀速运动，则用质点在时刻 t 的速度 $s'(t)$ 近似作为时刻 t 到时刻 $t+\Delta t$ 的速度，于是

$$\Delta s = s'(t)\Delta t + o(\Delta t) \approx s'(t)\Delta t,$$

其中，$s'(t)\Delta t$ 称为 Δs 的线性主部，$o(\Delta t)$ 是比 Δt（$\Delta t \to 0$ 时）的高阶无穷小量．

称 $s'(t)\Delta t$ 为质点在直线上运动距离 $s=s(t)$ 的增量 Δs 在时刻 t，经过时间 Δt 的微分，记为 $\mathrm{d}s$，即

$$\mathrm{d}s = s'(t)\Delta t.$$

以上两个例子虽然实际意义不同，但是它们的本质都一样，都是用函数增量的线性主部近似函数增量，这就是微分的概念．

2. 微分的定义

定义 2.2 设函数 $y=f(x)$ 在 $x=x_0$ 处的导数为 $f'(x_0)$，若函数增量 Δy 可表示为

$$\Delta y = f(x_0+\Delta x) - f(x_0) = f'(x_0)\Delta x + o(\Delta x),$$

其中 $o(\Delta x)$ 是比 Δx（$\Delta x \to 0$）高阶的无穷小量，则称函数 $y=f(x)$ 在 $x=x_0$ 处**可微**(differentiable)，Δy 的线性主部 $f'(x_0)\Delta x$，称函数 $y=f(x)$ 在 $x=x_0$ 处，关于 Δx 的**微分**(differential)，记为 $\mathrm{d}y$，即

$$\mathrm{d}y = f'(x_0)\Delta x.$$

将 $\Delta y = f'(x_0)\Delta x + o(\Delta x)$ 两边分别除以 Δx（$\Delta x \neq 0$），则

$$\frac{\Delta y}{\Delta x} = f'(x_0) + \frac{o(\Delta x)}{\Delta x},$$

则

$$\lim_{\Delta x\to 0}\frac{\Delta y}{\Delta x} = \lim_{\Delta x\to 0}\left[f'(x_0) + \frac{o(\Delta x)}{\Delta x}\right] = f'(x_0).$$

以上说明，若函数 $y=f(x)$ 在 $x=x_0$ 处可微[$\Delta y = f'(x_0)\Delta x + o(\Delta x)$ 成立]，则函数 $y=f(x)$ 在 $x=x_0$ 处可导．反之，由于函数 $y=f(x)$ 在 $x=x_0$ 处可导，即

$$\lim_{\Delta x\to 0}\frac{\Delta y}{\Delta x} = f'(x_0),$$

由极限的局部保号定理，则

$$\frac{\Delta y}{\Delta x} = f'(x_0) + \alpha,$$

其中 $\alpha = o(\Delta x)$ 是比 Δx（$\Delta x \to 0$）高阶的无穷小量，即

$$\Delta y = f'(x_0)\Delta x + \alpha\cdot\Delta x = f'(x_0)\Delta x + o(\Delta x),$$

这说明 $y=f(x)$ 在 $x=x_0$ 处可微．

综上所述，函数 $y=f(x)$ 在 $x=x_0$ 可微的充分必要条件是函数 $y=f(x)$ 在 $x=x_0$ 处可导，事实上，一元函数 $y=f(x)$ 在 $x=x_0$ 处可微、可导是等价的

若函数 $y=f(x)$ 在某区间内的任一点 x 处都可微，称函数 $y=f(x)$ 在该区间内可微，其微分为

$$\mathrm{d}y = f'(x)\Delta x.$$

规定，$\mathrm{d}x = \Delta x$，即自变量的微分等于自变量的增量．

于是有 $y=f(x)$ 在 x 处的微分又可以写为

$$\mathrm{d}y = f'(x)\mathrm{d}x,$$

若上式两端同除以 $\mathrm{d}x$，有

$$\frac{\mathrm{d}y}{\mathrm{d}x} = f'(x).$$

由此可见,函数 $y=f(x)$ 在 x 处的导数 $f'(x)$ 为函数 $y=f(x)$ 在 x 处的微分与自变量 x 微分的商,故导数又称为**微商**(differential quotient).

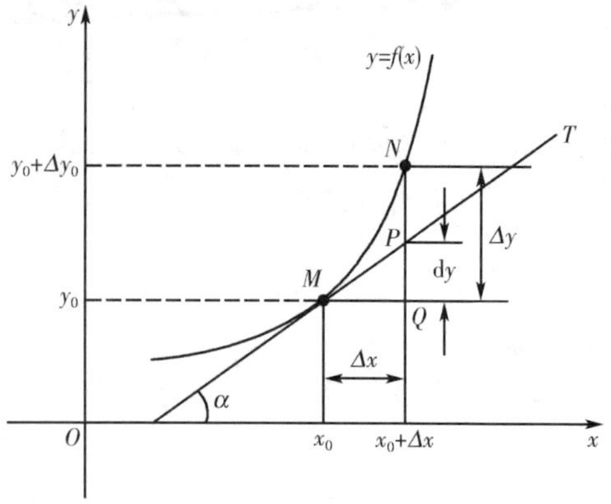

图 2.4

3. 微分的几何意义

在直角坐标系中函数 $y=f(x)$ 的图形是一条曲线.

对于任意给定的 x_0,曲线上有一个确定的点 $M(x_0,y_0)$,由图 2.4 可知,MT 是曲线 $y=f(x)$ 上点 $M(x_0,y_0)$ 处的切线,它的倾角为 α. 给 x 一个改变量 $\Delta x=MQ$,则曲线 $y=f(x)$ 的纵坐标 y 的改变量 $\Delta y=QN$,同时切线的纵坐标的改变量为 QP,则

$$QP=MQ\cdot\tan\alpha=f'(x)\Delta x,$$

即

$$\mathrm{d}y=QP.$$

由此可见,对可微函数 $y=f(x)$ 而言,当 Δy 是曲线 $y=f(x)$ 上点的纵坐标的增量时,$\mathrm{d}y$ 就是曲线的切线上纵坐标的改变量. 当 $|\Delta x|$ 很小时,$|\Delta y-\mathrm{d}y|$ 比 $|\Delta x|$ 小得多,因此在点 M 的邻近我们可以用切线段近似代替曲线段.

4. 一阶微分形式不变性

设函数 $y=f(u)$,在 u 处可微. 当 u 是自变量时,则函数 $y=f(u)$ 的微分为

$$\mathrm{d}y=\mathrm{d}f(u)=f'(u)\mathrm{d}u.$$

设复合函数 $y=f(u)$,$u=\varphi(x)$ 为中间变量,且分别在 u 点、x 点可微. 则函数 $y=f[\varphi(x)]$ 的微分为

$$\mathrm{d}y=[f(\varphi(x))]'\mathrm{d}x=f'_u(u)\varphi'_x(x)\mathrm{d}x,$$

而 $\varphi'_x(x)\mathrm{d}x=\mathrm{d}[\varphi(x)]=\mathrm{d}u$,则上式写为

$$\mathrm{d}y=f'_u(u)\varphi'_x(x)\mathrm{d}x=f'_u(u)\mathrm{d}u.$$

可见,无论函数 $y=f(u)$ 中的 u 是自变量,还是中间变量,函数 $y=f(u)$ 的微分形式都是

$$\mathrm{d}y=f'_u(u)\mathrm{d}u.$$

这个性质,称为函数的**一阶微分形式的不变性**.

二、微分的运算法则及基本初等函数的微分公式

由函数导数的运算法则,基本初等函数的导数公式及函数的一阶微分形式不变性,可得函数微分的运算法则及微分公式.

1. 函数微分的四则运算法则

设函数 $f(u)$,$g(u)$ 在 u 处可微,则

(1) $\mathrm{d}[f(u)\pm g(u)]=\mathrm{d}[f(u)]\pm\mathrm{d}[g(u)]$;

(2) $\mathrm{d}[f(u)g(u)]=\mathrm{d}[f(u)]\cdot g(u)+f(u)\cdot\mathrm{d}[g(u)]$;

(3) $\mathrm{d}\left[\dfrac{f(u)}{g(u)}\right]=\dfrac{\mathrm{d}[f(u)]\cdot g(u)-f(u)\mathrm{d}[g(u)]}{g^2(u)}\quad[g(u)\neq 0]$.

2. 基本初等函数的微分公式

(1) $\mathrm{d}(C)=0$;　　(2) $\mathrm{d}(u^\alpha)=\alpha u^{\alpha-1}\mathrm{d}u$;

(3) $\mathrm{d}(a^u)=a^u\ln a\,\mathrm{d}u$;　　特别地, $\mathrm{d}(e^u)=e^u\mathrm{d}u$;

(4) $\mathrm{d}(\log_a u)=\dfrac{1}{u\ln a}\mathrm{d}u$;　　特别地, $\mathrm{d}(\ln u)=\dfrac{1}{u}\mathrm{d}u$;

(5) $\mathrm{d}(\sin u)=\cos u\,\mathrm{d}u$;　　(6) $\mathrm{d}(\cos u)=-\sin u\,\mathrm{d}u$;

(7) $\mathrm{d}(\tan u)=\dfrac{\mathrm{d}u}{\cos^2 u}=\sec^2 u\,\mathrm{d}u$;　　(8) $\mathrm{d}(\cot u)=-\dfrac{\mathrm{d}u}{\sin^2 u}=-\csc^2 u\,\mathrm{d}u$;

(9) $\mathrm{d}(\sec u)=\tan u\sec u\,\mathrm{d}u$;　　(10) $\mathrm{d}(\csc u)=-\cot u\csc u\,\mathrm{d}u$;

(11) $\mathrm{d}(\arcsin u)=\dfrac{\mathrm{d}u}{\sqrt{1-u^2}}$;　　(12) $\mathrm{d}(\arccos u)=-\dfrac{\mathrm{d}u}{\sqrt{1-u^2}}$;

(13) $d(\arctan u)=\dfrac{du}{1+u^2}$；　　(14) $d(\text{arccot}\,u)=-\dfrac{du}{1+u^2}$．

例 2.30 求函数 $y=\sqrt{x}$ 在 $x=4,\Delta x=0.02$ 的微分．

解 因为

$$dy=(\sqrt{x})'\Delta x=\frac{1}{2\sqrt{x}}\Delta x,$$

所以，当 $x=4,\Delta x=0.02$，有

$$dy=\frac{1}{2\sqrt{x}}\Delta x=\frac{1}{2\sqrt{4}}\times 0.02=0.005.$$

例 2.31 求函数 $y=x^2+\cos x+a^x-\ln x$ 的微分．

解

$$\begin{aligned}dy&=d(x^2+\cos x+a^x-\ln x)\\&=dx^2+d\cos x+da^x-d\ln x\\&=(x^2)'dx+(\cos x)'dx+(a^x)'dx-(\ln x)'dx\\&=2x\,dx-\sin x\,dx+a^x\ln a\,dx-\frac{dx}{x}\\&=\left(2x-\sin x+a^x\ln a-\frac{1}{x}\right)dx.\end{aligned}$$

有时利用函数的一阶微分形式不变性，求复合函数的导数、隐函数的导数非常方便．

例 2.32 设 $y=\sin^2x+x\ln(1+x)$，求 dy．

解

$$\begin{aligned}dy&=d[\sin^2x+x\ln(1+x)]=d(\sin^2x)+d[x\ln(1+x)]\\&=2\sin x\cos x\,dx+\ln(1+x)dx+\frac{x}{1+x}d(1+x)\\&=2\sin x\cos x\,dx+\ln(1+x)dx+\frac{x}{1+x}dx\\&=\left[\sin 2x+\ln(1+x)+\frac{x}{1+x}\right]dx.\end{aligned}$$

三、微分的近似计算与误差估计

微分在许多科学领域与实际计算中是很有用的．下面介绍微分在近似计算中的应用．

1. 微分的近似计算

若函数 $y=f(x)$ 在 $x=x_0$ 点可微，且 $f'(x_0)\neq 0$，则当 $|\Delta x|$ 很小时，有

$$\Delta y\approx dy=f'(x_0)\Delta x,$$

或

$$f(x_0+\Delta x)-f(x_0)\approx f'(x_0)\Delta x.$$

又可以改写为

$$f(x_0+\Delta x)\approx f(x_0)+f'(x_0)\Delta x.$$

若令 $x_0=0,\Delta x=x$，则当 $|x|$ 充分小时，有

$$f(x)\approx f(0)+f'(0)x$$

由此可得以下常用的近似计算公式：

(1) $\sqrt[n]{1+x}\approx 1+\dfrac{x}{n}$；　　(2) $e^x\approx 1+x$；　　(3) $\ln(1+x)\approx x$；

(4) $\sin x\approx x$（x 为弧度）；　　(5) $\tan x\approx x$（x 为弧度）．

证明(2) 设 $f(x)=e^x$，因为 $f'(x)=e^x$，$f'(0)=1$，$f(0)=1$. 所以，由

$$f(x)\approx f(0)+f'(0)\cdot x,$$

有

$$e^x\approx 1+1\cdot x=1+x.$$

证明(3) 设 $f(x)=\ln(1+x)$，因为 $f'(x)=\dfrac{1}{x+1}$，$f'(0)=1$，$f(0)=\ln(1+0)=0$，所以，由

$$f(x)\approx f(0)+f'(0)x,$$

有

$$\ln(1+x)\approx 0+1\cdot x=x.$$

同样方法可证其他近似公式.

例 2.33 计算 $\sqrt[2]{1.003}$ 的近似值($\sqrt[2]{1.003}=1.0014988\cdots$).

解 设 $f(x)=\sqrt[2]{1+x}$，取 $x=0.003$，$n=2$，利用近似公式

$$\sqrt[n]{1+x}\approx 1+\frac{x}{n},$$

则

$$\sqrt[2]{1.003}\approx 1+\frac{1}{2}\times 0.003=1.0015.$$

例 2.34 计算 $\sin 30°30'$ 的近似值.

解 将 $30°30'$ 化为弧度 $\dfrac{\pi}{6}+\dfrac{\pi}{360}$，计算.

设 $f(x)=\sin x$，则 $f'(x)=\cos x$，取 $x_0=\dfrac{\pi}{6}$，则 $f\left(\dfrac{\pi}{6}\right)=\sin\dfrac{\pi}{6}$，$f'\left(\dfrac{\pi}{6}\right)=\cos\dfrac{\pi}{6}$，取 $\Delta x=\dfrac{\pi}{360}$，利用近似公式

$$f(x_0+\Delta x)\approx f(x_0)+f'(x_0)\cdot\Delta x,$$

则

$$\sin 30°30'\approx \sin\frac{\pi}{6}+\cos\frac{\pi}{6}\cdot\frac{\pi}{360}=\frac{1}{2}+\frac{\sqrt{3}}{2}\cdot\frac{\pi}{360}$$
$$=0.5000+0.0076=0.5076.$$

例 2.35 在一个直径为 5cm 的球表面镀钛，若镀钛层厚 0.003cm，求所用钛的体积.

解 设镀钛前球体积半径为 r，镀钛后球体积半径为 $r+\Delta r$，由球体积计算公式

$$V=\frac{4}{3}\pi r^3$$

则镀钛的体积为

$$\Delta V=\frac{4}{3}\pi(r+\Delta r)^3-\frac{4}{3}\pi r^3.$$

设 $f(r)=\dfrac{4}{3}\pi r^3$，则 $f'(r)=4\pi r^2$. 取 $r_0=\dfrac{5}{2}$，$\Delta r=0.003$，

由

$$\Delta V=f(r_0+\Delta r)-f(r_0)\approx \mathrm{d}V=f'(r_0)\Delta r,$$

有

$$\Delta V\approx \mathrm{d}V=4\pi\left(\frac{5}{2}\right)^2\times 0.003=0.075\pi\approx 0.2356.$$

即球表面镀钛的体积大约为 $0.2356(\text{cm})^3$.

2. 误差估计

案例 2-3

对患某种疾病的患者，可以通过服药进行治疗．患者服药剂量大小与他的体重或体表面积有关．在临床上一般根据患者的体重或体表面积确定服药的剂量，由于在测量患者体重或体表面积时会存在误差，因此在确定患者的服药剂量上也存在误差．

问题：

如何根据患者在测量体重或体表面积上存在的误差，估计出患者在服药剂量上存在的误差．

实际工作中经常要对测量对象进行测量，若能直接测量到测量对象的测量值，称直接测量，不能直接测量到测量对象的测量值，称间接测量．对同一个测量对象而言，直接测量与间接测量之间有一定关系，因此，可以根据某个关系式由直接测量值估计出间接测量值．例如测量圆球的体积 A，由于圆球的体积 A 不易直接测量到(只能间接测量)，但是我们可以先用卡尺直接测量圆球的直径 D (直接测量)，再根据圆球的体积公式

$$A=\frac{4}{3}\pi\left(\frac{D}{2}\right)^3,$$

计算出圆球的体积 A．

由于受到测量仪器的精度、测量条件及测量方法等各种因素的影响，直接测量值往往带有误差，称**直接测量误差**．利用带有误差的直接测量值，根据某个公式计算出的间接测量值也会有误差，称这样的误差为**间接测量误差**．

下面讨论利用微分来估计间接测量误差．先说明什么是绝对测量误差，什么是相对测量误差．

设某个测量对象的测量精确值为 A，测量近似值为 A_0，则

$$|A-A_0|,$$

称为 A_0 的**绝对误差**(absolute error)，

$$\frac{|A-A_0|}{|A_0|},$$

称为 A_0 的**相对误差**(relative error)．

在实际工作中，由于测量对象的测量精确值 A 往往无法知道，于是测量近似值 A_0 的绝对误差 $|A-A_0|$ 和相对误差 $\frac{|A-A_0|}{|A_0|}$ 也无法求得．但是根据测量仪器的精度等因素，有时能够确定误差的绝对值小于某个数 δ_A (在某一个范围内)，即

$$|A-A_0|\leqslant\delta_A,$$

δ_A 称为测量精确值 A 的**绝对误差界**．

$$\frac{\delta_A}{|A_0|}$$

称为测量精确值 A 的**相对误差界**．

绝对误差界与相对误差界简称为绝对误差与相对误差．我们利用微分可以通过直接测量误差估计间接测量误差．

例 2.36　设测量到圆球体体积 A 的直径为 $D=60.03\text{mm}$，测量直径 D 的绝对误差为 $\delta_D=0.05\text{mm}$．利用圆球体的体积公式

$$A=\frac{4}{3}\pi\left(\frac{D}{2}\right)^3,$$

估计圆球体体积 A 的相对误差．

解　我们把直接测量直径 D 时所产生的误差当做自变量 D 的增量 ΔD，那么，利用公式

$$A=\frac{4}{3}\pi\left(\frac{D}{2}\right)^3,$$

计算圆球体体积 A 时所产生的误差就是函数 A 的相应增量 ΔA．当 $|\Delta D|$ 很小时，可以利用微分 $\mathrm{d}A$ 近似地代替增量 ΔA，即

$$\Delta A \approx \mathrm{d}A = A' \cdot \Delta D = \frac{1}{2}\pi D^2 \cdot \Delta D .$$

由于 D 的绝对误差界为 $\delta_D = 0.05\mathrm{mm}$，所以

$$|\Delta D| \leqslant \delta_D = 0.05 .$$

从而

$$|\Delta A| \approx |\mathrm{d}A| = \frac{1}{2}\pi D^2 \cdot \Delta D \leqslant \frac{1}{2}\pi D^2 \cdot \delta_D .$$

因此得出圆球体体积 A 的绝对误差界大约为

$$\delta_A = \frac{1}{2}\pi D^2 \cdot \delta_D = \frac{1}{2}\pi \times 60.03^2 \times 0.05 \approx 282.88(\mathrm{mm}^3) .$$

圆球体体积 A 的相对误差界大约为

$$\frac{\delta_A}{|A|} = \frac{\frac{1}{2}\pi D^2 \cdot \delta_D}{\frac{4}{3}\pi\left(\frac{D}{2}\right)^3} = 3\frac{\delta_D}{D} = 3 \times \frac{0.05}{60.03} \approx 0.24\% .$$

例 2.37 测量到正方形面积 $S=S(x)$ 的边长为 $2.41 \pm 0.005(\mathrm{m})$，估计正方形的面积，并估计它的绝对误差界与相对误差界.

解 设正方形面积 S 的边长为 x，则

$$S = x^2 .$$

因为正方形面积的导数

$$S' = (x^2)' = 2x ,$$

边长 x 的误差

$$\delta_x = 0.005 .$$

由公式

$$\delta_y = |y'| \cdot \delta_x ,$$

知正方形面积 S 的绝对误差界

$$\delta_S = 2x \cdot \delta_x = 2 \times 2.41 \times 0.005 = 0.0241 \approx 0.025 < 0.03 ,$$

正方形面积 S 的相对误差界

$$\frac{\delta_S}{|S|} = \frac{2x \cdot \delta_x}{x^2} = \frac{0.0241}{(2.41)^2} \approx 0.00414 < 0.5\% .$$

即估计出正方形面积 $S=(2.41)^2 \pm 0.0241 = 5.808 \pm 0.0241(\mathrm{m}^2)$，绝对误差界不大于 0.03，相对误差界不大于 0.5%.

习 题 二

1. 当物体的温度高于周围介质的温度时，物体就不断冷却. 若物体的温度 T 与时间 t 的函数为 $T(t)$，应怎样确定该物体在时刻 t 的冷却速度?

2. 下列各题中都假设 $f'(x_0)$ 存在. 按导数定义判断下列极限 A 的意义.

   (1) $\lim\limits_{\Delta x \to 0} \frac{f(x_0 \quad \Delta x) - f(x_0)}{\Delta x} = A$；

   (2) $\lim\limits_{x \to 0} \frac{f(x)}{x} = A$，其中 $f(0)=0$，且 $f'(0)$ 存在；

   (3) $\lim\limits_{h \to 0} \frac{f(x_0 + h) - f(x_0 - h)}{h} = A$.

3. 求曲线 $y=\cos x$ 上点 $\left(\frac{\pi}{3}, \frac{1}{2}\right)$ 处的切线方程与法线方程.

4. 已知曲线方程 $y = \frac{1}{x}$，求曲线上点 $(-1,-1)$ 的切线方程，并确定曲线上切线斜率等于 -4 的点的坐标.

5. 讨论下列函数在 $x=0$ 处的连续性与可导性.

(1) $y=|\sin x|$;

(2) $y=\begin{cases} x^2\sin\dfrac{1}{x} & x\neq 0 \\ 0 & x=0 \end{cases}$.

6. 设函数

$$f(x)=\begin{cases} x^2 & x\leqslant 1 \\ ax+b & x>1 \end{cases},$$

为了使函数 $f(x)$ 在 $x=1$ 处连续且可导，a,b 应取什么值？

7. 已知函数 $f(x)=\begin{cases} x^2 & x\geqslant 0 \\ -x & x<0 \end{cases}$，求 $f'_+(0)$ 及 $f'_-(0)$，判断 $f'(0)$ 是否存在？

8. 已知函数 $f(x)=\begin{cases} \sin x & x<0 \\ x & x\geqslant 0 \end{cases}$，求 $f'(x)$.

9. 求下列函数的导数.

(1) $y=x^a+a^x+a^b$（a、b 为常数）；

(2) $y=x+\ln x$；

(3) $y=x^n\ln x$；

(4) $y=(\sqrt{x}+1)\left(\dfrac{1}{\sqrt{x}}-1\right)$；

(5) $y=x\arctan x$；

(6) $y=\dfrac{\cos x}{x^2}$；

(7) $y=\dfrac{\sin x-\cos x}{\sin x+\cos x}$；

(8) $y=\ln\cos x$.

10. 求下列函数在给定点处的导数.

(1) $y=\sin x-\cos x$，求 $y'|_{x=\frac{\pi}{6}}$，$y'|_{x=\frac{\pi}{4}}$；

(2) $\rho=\theta\sin\theta-\dfrac{1}{2}\cos\theta$，求 $\dfrac{\mathrm{d}\rho}{\mathrm{d}\theta}\Big|_{\frac{\pi}{4}}$；

(3) $f(x)=\dfrac{3}{5-x}+\dfrac{x^2}{5}$，求 $f'(0)$，$f'(2)$.

11. 放射性元素含量 M 与时间 t 的关系为

$$M(t)=M_0e^{-\lambda t},$$

其中 λ 是常数，M_0 为开始时的含量，求在时刻 $t=t_0$ 的衰变速度 $\dfrac{\mathrm{d}M(t)}{\mathrm{d}t}$.

12. 求下列函数的导数.

(1) $y=\dfrac{x}{2}\sqrt{1-x^2}+\dfrac{1}{2}\arcsin x$；

(2) $y=\ln\dfrac{a+x}{a-x}$；

(3) $y=\cos^2(ax+b)$；

(4) $y=\ln\tan\left(\dfrac{\pi}{4}+\dfrac{x}{2}\right)$；

(5) $y=\sqrt{x+\sqrt{x+\sqrt{x}}}$；

(6) $y=\arctan(e^x)$；

(7) $y=\ln\ln\ln x$；

(8) $y=\dfrac{1}{\sqrt{1-x^2}}$；

(9) $y=\sin^2x\cdot\sin(x^2)$；

(10) $y=\dfrac{e^x-e^{-x}}{e^x+e^{-x}}$.

13. 设 $f(x)$ 可导，求下列函数的导数 $\dfrac{\mathrm{d}y}{\mathrm{d}x}$.

(1) $y=f(\sin x)$；

(2) $f(x^2)$；

(3) $y=f(\sin^2x)+f(\cos^2x)$；

(4) $y=\ln f(x)$ $[f(x)>0]$.

14. 以每秒 a 立方米的速度向半球形容器内注入液体，已知球的半径为 r 厘米，求容器内液面的高度为 $h(0<h<r)$ 时液面上升的速度. 已知球冠的体积公式为 $V(h)=\pi h^2\left(r-\dfrac{h}{3}\right)$.

15. 求下列隐函数的导数 $\dfrac{\mathrm{d}y}{\mathrm{d}x}$.

(1) $x^3+y^3-9xy=0$；

(2) $y^2\cos x=4\sin 3x$；

(3) $y=1+xe^y$；

(4) $\arctan\dfrac{y}{x}=\ln\sqrt{x^2+y^2}$； (5) $y\sin x-\cos(x-y)=0$； (6) $y^2-2xy+9=0$；

(7) $xy=e^{x+y}$； (8) $y=\tan(x+y)$．

16. 求曲线 $x^{\frac{2}{3}}+y^{\frac{2}{3}}=a^{\frac{2}{3}}$ 在点 $\left(\dfrac{\sqrt{2}}{4}a,\dfrac{\sqrt{2}}{4}a\right)$ 处的切线方程与法线方程．

17. 利用对数求导法，求下列函数的导数．

(1) $y=(\sin x)^x$； (2) $y=x^x$； (3) $y=(\ln x)^x$；

(4) $y=[u(x)]^{v(x)}$； (5) $x^y=y^x$； (6) $y=\sqrt[3]{\dfrac{x(x^2+1)}{(x^2-1)^2}}$；

(7) $y=\dfrac{\sqrt{x+2}(3-x)^4}{(x+1)^5}$； (8) $y=\left(\dfrac{x}{1+x}\right)^x$； (9) $y=\left(\dfrac{x-5}{\sqrt[5]{x^2+2}}\right)^{\frac{1}{5}}$；

(10) $y=\sqrt{x\sin x\cdot\sqrt{1-e^x}}$．

18. 求下列函数的二阶导数．

(1) $y=x\cos x$； (2) $y=xe^{x^2}$； (3) $y=\ln(x+\sqrt{1+x^2})$； (4) $y=e^{-t}\sin t$．

19. 求下列隐函数的二阶导数．

(1) $x^2-y^2=1$； (2) $b^2x^2+a^2y^2=a^2b^2$（其中 a,b 是常数）；

(3) $y=\tan(x+y)$； (4) $y=1+xe^y$．

20. 设 $f''(x)$ 存在，求下列函数的二阶导数 $\dfrac{d^2y}{dx^2}$．

(1) $y=\sin[f(x)]$； (2) $y=\ln[f(x)]$．

21. 验证函数 $y=e^x\sin x$ 满足关系式 $y''-2y'+2y=0$.

22. 将适当的函数填入下列括号内，使等式成立．

(1) d(　　)$=3x\,dx$； (2) d(　　)$=x^2dx$； (3) d(　　)$=\dfrac{1}{3x}dx$；

(4) d(　　)$=e^{2x}dx$； (5) d(　　)$=\sin 2x\,dx$； (6) d(　　)$=\dfrac{1}{1+x}dx$；

(7) d(　　)$=\sec^2 3x\,dx$； (8) d(　　)$=\dfrac{1}{\sqrt{x}}dx$； (9) d(　　)$=-\dfrac{1}{x^2}dx$；

(10) $\dfrac{\ln x}{x}dx=\ln x\,$d(　　)$=$d(　　)．

23. 求下列函数的微分．

(1) $y=\dfrac{1}{x}+2\sqrt{x}$； (2) $y=x\sin 2x$； (3) $y=\dfrac{x}{\sqrt{1+x^2}}$；

(4) $y=\ln^2(1-x)$； (5) $y=x^2e^{2x}$； (6) $y=e^{-x}\cos(3-x)$；

(7) $y=\arcsin\sqrt{1-x^2}$； (8) $y=\tan^2(1+2x)$； (9) $y=\arctan\dfrac{1-x^2}{1+x^2}$；

(10) $s=A\sin(\omega t+\varphi)$（$A,\omega,\varphi$ 是常数）.

24. 利用函数的微分，计算下列各数的近似值．

(1) $\sqrt[3]{1.02}$； (2) $e^{1.01}$； (3) $\cos 151^0$； (4) $\arcsin 0.4983$.

25. 设已测量一根圆轴的直径为 43mm，在测量中的绝对误差界为 0.05mm．根据此数据，计算圆轴的横截面的绝对误差与相对误差．

26. 导线的电阻可由公式 $R=\dfrac{E}{I}$ 求得，若当 $E=110$V 时，测得电流 $I=(20\pm0.5)$A．计算电阻 R 的绝对误差与相对误差各是多少？

第三章 导数的应用

Applications of derivative

案例 3-1

在研究肿瘤生长的体积与时间的关系问题中，可假定肿瘤在某一时刻 t 的生长速率与该时刻的肿瘤体积 v 成正比，即有关系式：$\frac{dv}{dt}=kv$，其中 k 是速率常数．而在肿瘤实际增长的过程中，由于营养供应等多因素的影响，肿瘤生长会受到限制，并由此建立了肿瘤生长的 Logistic 模型：$\frac{dv}{dt}=(a-bv)v$，其中 a 和 b 是正常数．依据 Logistic 模型可以得到肿瘤体积 v 与时间的关系 $v=v(t)$，并由此对肿瘤生长进行分析，对肿瘤的临床诊断和治疗均有参考意义．

问题：

1. 肿瘤生长的变化率在何时取到最大值？
2. 体积达到何时时有最大增长率？
3. 描绘肿瘤生长的变化趋势？

导数是探讨数学乃至自然科学的重要的、有效的工具之一．导数刻画了函数在某点变化的快慢程度，从几何的角度描述了曲线在某点处的切线的倾斜程度，因而导数可用于研究函数的性质．本章将应用导数研究函数及曲线的某些性态，并利用这些知识解决一些实际问题．

第一节 微分中值定理

微分中值定理（mean-value theorem）是导数应用的理论基础，以下分别介绍罗尔定理、拉格朗日中值定理等．

一、罗尔定理

引理 费马引理（Fermat's Theorem） 设函数 $f(x)$ 在点 x_0 的某邻域内有定义，并且在 x_0 处可导，如果对任意 x，均有：

$$f(x)\leqslant f(x_0) \text{ 或 } f(x)\geqslant f(x_0),$$

则：$f'(x_0)=0$.

证明 略．

注 函数导数等于零的点也称为函数的**驻点**（saddle point）.

定理 3.1 罗尔定理（Rolle's Theorem） 如果函数 $f(x)$ 满足：在闭区间 $[a,b]$ 上连续，在开区间 (a,b) 内可导，并且在区间端点处的函数值相等，即 $f(a)=f(b)$，则在 (a,b) 内至少存在一点 $\xi(a<\xi<b)$，使得函数 $f(x)$ 在该点的导数等于零，即 $f'(\xi)=0$.

证明 由费尔马定理可直接得证．

该定理的几何意义如图 3.1 所示．

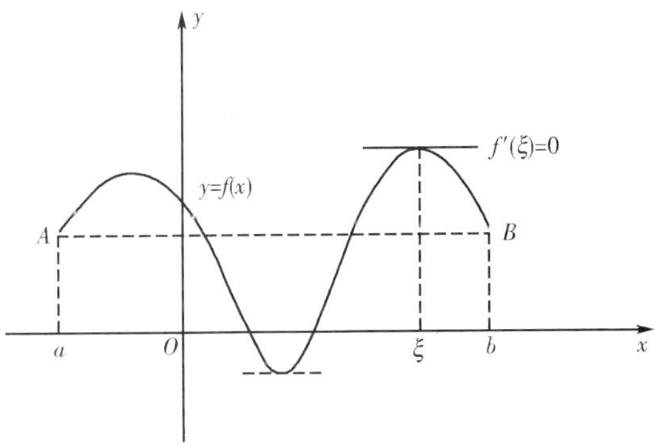

图 3.1

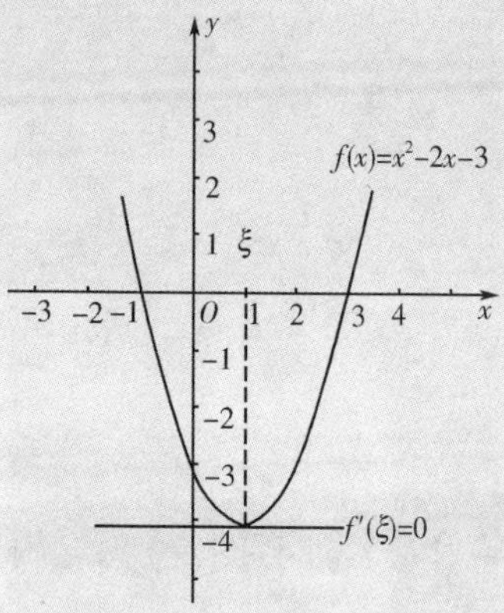

图 3.2

例 3.1 验证罗尔定理对 $f(x)=x^2-2x-3$ 在区间 $[-1,3]$ 上的正确性.

解 显然 $f(x)=x^2-2x-3=(x-3)(x+1)$ 在 $[-1,3]$ 上连续,在 $(-1,3)$ 上可导,且 $f(-1)=f(3)=0$,又 $f'(x)=2(x-1)$,取 $\xi=1$,有 $f'(\xi)=0$. 几何意义如图 3.2 所示.

二、拉格朗日中值定理

在上述罗尔定理中,如果 $f(a)=f(b)$ 的条件不能满足,即 $f(a)\neq f(b)$,而其他条件均满足时,将有下列的结论成立.

1. 拉格朗日中值定理

定理 3.2 拉格朗日中值定理(Lagrange's Mean-Value Theorem) 如果函数 $f(x)$ 满足:在闭区间 $[a,b]$ 上连续,在开区间 (a,b) 内可导,则在 (a,b) 内至少存在一点 $\xi(a<\xi<b)$,使(3-1)式成立.

$$f(b)-f(a)=f'(\xi)(b-a). \tag{3-1}$$

证明 作辅助函数(参看图 3.3):

$$F(x)=f(x)-\left[f(a)+\frac{f(b)-f(a)}{b-a}(x-a)\right].$$

因为函数 $f(x)$ 满足在闭区间 $[a,b]$ 上连续,在开区间 (a,b) 内可导,所以函数 $F(x)$ 也满足在闭区间 $[a,b]$ 上连续,在开区间 (a,b) 内可导,并且有 $F(a)=F(b)=0$ 成立. 可知 $F(x)$ 满足罗尔定理的条件,故在 (a,b) 内至少存在一点 ξ,使得 $F'(\xi)=0$. 又因为

$$F'(x)=f'(x)-\frac{f(b)-f(a)}{b-a},$$

所以下列(3-2)式成立.

$$f'(\xi)=\frac{f(b)-f(a)}{b-a}. \tag{3-2}$$

即在 (a,b) 内至少有一点 $\xi(a<\xi<b)$,使得 $f(b)-f(a)=f'(\xi)(b-a)$,由此定理得证.

推论 若函数 $f(x)$ 在某一区间上的导数恒为零,则 $f(x)$ 在该区间上是一个常数.

对于拉格朗日中值定理,其表达形式也可以用函数在一个区间上的增量与函数在这区间内某点处的导数之间的关系来表示:设函数 $f(x)$ 在 $[a,b]$ 上连续,在 (a,b) 内可导,对于 (a,b) 内的点 x_0 和 $x_0+\Delta x$,则有 $\theta(0<\theta<1)$ 使下列(3-3)式成立.

$$f(x_0+\Delta x)-f(x_0)=f'(x_0+\theta\Delta x)\cdot\Delta x(0<\theta<1). \tag{3-3}$$

2. 拉格朗日中值定理的几何意义

设函数 $y=f(x)$,其在平面直角坐标系中所表示的几何图形(图 3.3)所示,并且(3-2)式的右端为弦 AB 的斜率. 因此拉格朗日中值定理的几何意义是:如果对于连续曲线 $y=f(x)$ 所对应的曲线弧上的任意点(端点除外)处均具有不垂直于 x 轴的切线,则该曲线弧上至少存在一点 C,使得过 C 点的切线平行于弦 AB.

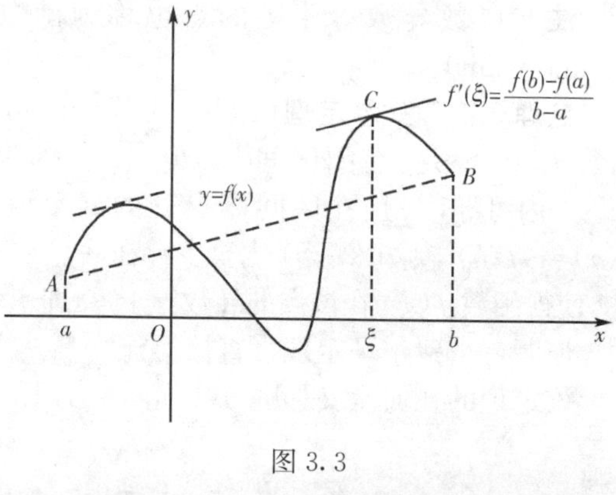

图 3.3

注意 罗尔定理是拉格朗日中值定理的特例,而拉

格朗日中值定理是罗尔定理的推广．

3. 拉格朗日中值定理的应用

利用拉格朗日中值定理证明等式或不等式是其应用的内容之一．

例 3.2　证明 $\arcsin x+\arccos x=\frac{\pi}{2}(-1\leqslant x\leqslant 1)$ 成立．

证明　设 $f(x)=\arcsin x+\arccos x, x\in[-1,1]$，由于：

$$f'(x)=\frac{1}{\sqrt{1-x^2}}+\left(-\frac{1}{\sqrt{1-x^2}}\right)=0,$$

则由推论知：$f(x)\equiv C, x\in[-1,1]$．又因为：

$$f(0)=\arcsin 0+\arccos 0=\frac{\pi}{2},$$

即 $C=\frac{\pi}{2}$，故等式 $\arcsin x+\arccos x=\frac{\pi}{2}$ 成立．

例 3.3　证明：当 $x>0$ 时，不等式 $\frac{x}{1+x}<\ln(1+x)<x$ 成立．

证明　设函数 $f(t)=\ln(1+t)$．

当 $x>0$ 时，$f(t)$ 在 $[0,x]$ 上满足拉格朗日中值定理的条件．由拉格朗日中值定理知：存在 $\xi\in(0,x)$，使下列(3-4)式成立．

$$f(x)-f(0)=f'(\xi)(x-0) \tag{3-4}$$

由于 $f(0)=0$，$f'(t)=\frac{1}{1+t}$，此时(3-4)式可写成下列(3-5)式．

$$\ln(1+x)=\frac{x}{1+\xi}. \tag{3-5}$$

对于 $\xi\in(0,x)$ 可有下列(3-6)式成立．

$$\frac{x}{1+x}<\frac{x}{1+\xi}<x. \tag{3-6}$$

由(3-5)式和(3-6)式可知不等式：$\frac{x}{1+x}<\ln(1+x)<x$ 成立．

三、柯西中值定理

对于上述拉格朗日中值定理的推广形式可由如下定理给出．

定理 3.3　柯西中值定理（Cauchy's Mean-Value Theorem）　如果函数 $f(x)$ 及 $F(x)$ 在闭区间 $[a,b]$ 上连续，在开区间 (a,b) 内可导，且 $F'(x)$ 在 (a,b) 内每一点处均不为零，则在 (a,b) 内至少存在一点 $\xi(a<\xi<b)$，使(3—7)式成立．

$$\frac{f(b)-f(a)}{F(b)-F(a)}=\frac{f'(\xi)}{F'(\xi)}. \tag{3-7}$$

证明　作辅助函数(3-8)式如下：

$$\varphi(x)=f(x)-f(a)-\frac{f(b)-f(a)}{F(b)-F(a)}[F(x)-F(a)], \tag{3-8}$$

则辅助函数 $\varphi(x)$ 满足罗尔定理的条件，所以至少存在一点 $\xi(a<\xi<b)$，使得 $\varphi'(\xi)=0$，即下列(3-9)式成立．

$$f'(\xi)-\frac{f(b)-f(a)}{F(b)-F(a)}F'(\xi)=0. \tag{3-9}$$

故(3-7)式成立，即定理得证．

当 $F(x)=x$ 时，有 $F(b)-F(a)=b-a$，$F'(x)=1$，此时由(3-7)式知(3-10)式成立．

$$\frac{f(b)-f(a)}{b-a}=f'(\xi). \tag{3-10}$$

由此可见拉格朗日中值定理是柯西中值定理的特例，而柯西中值定理是拉格朗日中值定理的推广．

第二节 洛必达法则

一、洛必达法则

本节讨论的洛必达法则，是一种解决未定式求极限问题的有效方法之一．未定式的极限一般情况下其值是不能确定的．例如，当 $x \to a$（或 $x \to \infty$）时，函数 $f(x)$ 和 $F(x)$ 都趋于零（或无穷大），则极限 $\lim\limits_{\substack{x\to a\\(x\to\infty)}}\dfrac{f(x)}{F(x)}$ 可能存在、也可能不存在，通常称为 $\dfrac{0}{0}$ 型（或 $\dfrac{\infty}{\infty}$ 型）未定式．

定理 3.4 洛必达法（则 L' Hospital Rule）如果函数 $f(x)$ 和 $F(x)$ 满足如下条件：

(1) $\lim\limits_{x\to a}f(x)=\lim\limits_{x\to a}F(x)=0$，即为同一过程的两个无穷小量；

(2) 导函数 $f'(x)$ 和 $F'(x)$ 都存在且 $F'(x)\neq 0$（点 a 本身可以除外）；

(3) 极限 $\lim\limits_{x\to a}\dfrac{f'(x)}{F'(x)}$ 存在（或无穷大），

则

$$\lim_{x\to a}\frac{f(x)}{F(x)}=\lim_{x\to a}\frac{f'(x)}{F'(x)}. \tag{3-11}$$

如果 $\lim\limits_{x\to a}\dfrac{f'(x)}{F'(x)}$ 仍属于 $\dfrac{0}{0}$ 型未定式，且 $f'(x)$ 和 $F'(x)$ 满足洛必达法则的条件，则可继续对 $f'(x)$ 和 $F'(x)$ 使用洛必达法则，此时有(3-12)式成立．

$$\lim_{x\to a}\frac{f(x)}{F(x)}=\lim_{x\to a}\frac{f'(x)}{F'(x)}=\lim_{x\to a}\frac{f''(x)}{F''(x)}. \tag{3-12}$$

定理 3.5 如果函数 $f(x)$ 和 $F(x)$ 满足如下条件：

(1) $\lim\limits_{x\to a}f(x)=\lim\limits_{x\to a}F(x)=\infty$，即为同一过程的两个无穷大量；

(2) 导函数 $f'(x)$ 和 $F'(x)$ 都存在且 $F'(x)\neq 0$（点 a 本身可以除外）；

(3) 极限 $\lim\limits_{x\to a}\dfrac{f'(x)}{F'(x)}$ 存在（或无穷大），

则

$$\lim_{x\to a}\frac{f(x)}{F(x)}=\lim_{x\to a}\frac{f'(x)}{F'(x)}.$$

证明 略．

注 定理 3.4，定理 3.5 不仅适用于 $x\to a$，$x\to\infty$ 时也成立．

二、举 例

例 3.4 求极限 $\lim\limits_{x\to 0}\dfrac{x-\sin x}{x^3}$．$\left(\dfrac{0}{0}\text{型}\right)$

解 $\lim\limits_{x\to 0}\dfrac{x-\sin x}{x^3}=\lim\limits_{x\to 0}\dfrac{1-\cos x}{3x^2}=\lim\limits_{x\to 0}\dfrac{\sin x}{6x}=\dfrac{1}{6}$．

例 3.5 求极限 $\lim\limits_{x\to 0}\dfrac{\sin ax}{\sin bx}\quad(b\neq 0)$．$\left(\dfrac{0}{0}\text{型}\right)$

解 $\lim\limits_{x\to 0}\dfrac{\sin ax}{\sin bx}=\lim\limits_{x\to 0}\dfrac{a\cos ax}{b\cos bx}=\dfrac{a}{b}$．

例 3.6　求极限 $\lim\limits_{x\to0^+}\dfrac{\ln\tan ax}{\ln\tan bx}(a>0,b>0)$．$\left(\dfrac{\infty}{\infty}型\right)$

解　$$\lim_{x\to0^+}\frac{\ln\tan ax}{\ln\tan bx}=\lim_{x\to0^+}\frac{\tan bx\cdot a\sec^2 ax}{\tan ax\cdot b\sec^2 bx}=\lim_{x\to0^+}\frac{a\tan bx}{b\tan ax}\cdot\lim_{x\to0^+}\frac{\cos^2 bx}{\cos^2 ax}$$
$$=\lim_{x\to0^+}\frac{a\tan bx}{b\tan ax}\cdot1=\lim_{x\to0^+}\frac{ab\cdot\dfrac{\tan bx}{bx}}{ba\cdot\dfrac{\tan ax}{ax}}=1.$$

例 3.7　求极限：$\lim\limits_{x\to0}\dfrac{\tan x-x}{x^2\tan x}$．$\left(\dfrac{0}{0}型\right)$

解　因为当 $x\to0$ 时，$\tan x\sim x$，故
$$\lim_{x\to0}\frac{\tan x-x}{x^2\tan x}=\lim_{x\to0}\frac{\tan x-x}{x^3}=\lim_{x\to0}\frac{\sec^2 x-1}{3x^2}=\frac{1}{3}\lim_{x\to0}\frac{\tan^2 x}{x^2}=\frac{1}{3}.$$

对于其他类型的未定式 $0\cdot\infty$，$\infty-\infty$，0^0，∞^0 及 1^∞ 型的极限均可转换成 $\dfrac{0}{0}$ 型或 $\dfrac{\infty}{\infty}$ 型，再使用洛必达法则．

$0\cdot\infty$ 型可以通过 $0\cdot\infty\Rightarrow0\cdot\dfrac{1}{0}$. 或 $0\cdot\infty\Rightarrow\dfrac{1}{\infty}\cdot\infty$，转化为 $\dfrac{0}{0}$ 型或 $\dfrac{\infty}{\infty}$ 型；

$\infty-\infty$ 型可以通过 $\infty-\infty\Rightarrow\dfrac{1}{0}-\dfrac{1}{0}\Rightarrow\dfrac{0-0}{0\cdot0}$，转化为 $\dfrac{0}{0}$ 型；

而 0^0，∞^0 及 1^∞ 型可以通过取对数转化为 $0\cdot\infty$，进而转化为 $\dfrac{0}{0}$ 型或 $\dfrac{\infty}{\infty}$ 型．

例 3.8　求极限 $\lim\limits_{x\to+\infty}x^{-2}e^x$．（$0\cdot\infty$ 型）

解　$$\lim_{x\to+\infty}x^{-2}e^x=\lim_{x\to+\infty}\frac{e^x}{x^2}=\lim_{x\to+\infty}\frac{e^x}{2x}=\lim_{x\to+\infty}\frac{e^x}{2}=\infty.$$

例 3.9　求极限 $\lim\limits_{x\to0}\left(\dfrac{1}{x}-\dfrac{1}{\sin x}\right)$．（$\infty-\infty$ 型）

解　$$\lim_{x\to0}\left(\frac{1}{x}-\frac{1}{\sin x}\right)=\lim_{x\to0}\frac{\sin x-x}{x\cdot\sin x}=\lim_{x\to0}\frac{\cos x-1}{\sin x+x\cos x}=\lim_{x\to0}\frac{-\sin x}{2\cos x-x\sin x}=0.$$

例 3.10　求极限 $\lim\limits_{x\to0^+}x^x$．（0^0 型）

解　令 $y=x^x$，则 $\ln y=x\ln x$，而 $\lim\limits_{x\to0^+}x\ln x=\lim\limits_{x\to0^+}\dfrac{\ln x}{\dfrac{1}{x}}=\lim\limits_{x\to0^+}\dfrac{\dfrac{1}{x}}{-\dfrac{1}{x^2}}=\lim\limits_{x\to0^+}(-x)=0$

故 $\lim\limits_{x\to0^+}x^x=\lim\limits_{x\to0^+}y=\lim\limits_{x\to0^+}e^{\ln y}=\lim\limits_{x\to0^+}e^{x\ln x}=e^{\lim\limits_{x\to0^+}x\ln x}=e^0=1.$

例 3.11　求极限 $\lim\limits_{x\to0^+}\left(\dfrac{1}{x}\right)^{\tan x}$．（$\infty^0$ 型）

解　$$\lim_{x\to0^+}\left(\frac{1}{x}\right)^{\tan x}=\lim_{x\to0^+}e^{\ln\left(\frac{1}{x}\right)^{\tan x}}=\lim_{x\to0^+}e^{\tan x\ln\frac{1}{x}}=\lim_{x\to0^+}e^{\tan x\ln x^{-1}}$$
$$=\lim_{x\to0^+}e^{\frac{-\ln x}{\cot x}}=e^{\lim\limits_{x\to0^+}\frac{-\frac{1}{x}}{-\csc^2 x}}=e^{\lim\limits_{x\to0^+}\frac{\sin^2 x}{x}}=e^0=1.$$

例 3.12 求极限 $\lim\limits_{x\to1}x^{\frac{1}{1-x}}$.(1^{∞}型)

解 $\lim\limits_{x\to1}x^{\frac{1}{1-x}}=\lim\limits_{x\to1}e^{\frac{1}{1-x}\ln x}=e^{\lim\limits_{x\to1}\frac{\ln x}{1-x}}=e^{\lim\limits_{x\to1}\frac{\frac{1}{x}}{-1}}=e^{-1}$.

注意 在洛必达法则条件不满足的情况下,未定式极限存在与否不能依据洛必达法则 . 例如,在求极限 $\lim\limits_{x\to\infty}\dfrac{x+\cos x}{x}$ 时,可以判断该极限属于 $\dfrac{\infty}{\infty}$ 型,如果使用洛必达法则,则有 $\lim\limits_{x\to\infty}\dfrac{x+\cos x}{x}=\lim\limits_{x\to\infty}(1+\sin x)$,此极限不存在,而事实上 $\lim\limits_{x\to\infty}\dfrac{x+\cos x}{x}=\lim\limits_{x\to\infty}(1+\dfrac{1}{x}\cos x)=1$. 此时,称洛必达法则失效 . 故在使用洛必达法则时,一定要在每一步验证是否满足洛必达法则的条件 . 如果两个函数之比的极限不存在且不为无穷大,则不能应用该法则 .

第三节 函数的单调性与极值

一、单调性的判断定理

如果函数 $y=f(x)$ 在 $[a,b]$ 上单调增加(单调减少),那么它的图形是一条沿 x 轴正向上升(下降)的曲线 . 这时曲线的各点处的切线斜率是非负的(非正的),即 $y'=f'(x)\geqslant0$[或 $y'=f'(x)\leqslant0$],其几何意义如图 3.4 所示 .

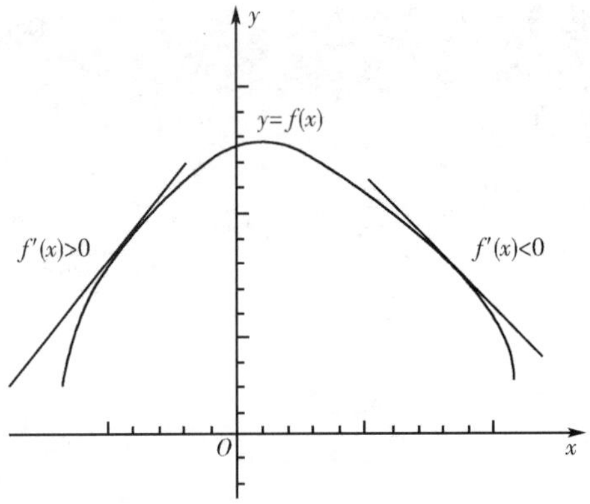

图 3.4

定理 3.6(函数单调性的判定法) 设函数 $y=f(x)$ 在 $[a,b]$ 上连续,在 (a,b) 内可导 .

(1) 如果在 (a,b) 内 $f'(x)>0$,则函数 $y=f(x)$ 在 $[a,b]$ 上单调增加;

(2) 如果在 (a,b) 内 $f'(x)<0$,则函数 $y=f(x)$ 在 $[a,b]$ 上单调减少 .

证明 现证(1)的情况,在 $[a,b]$ 上任取两点 x_1, $x_2(x_1<x_2)$,在 $[x_1,x_2]$ 上应用拉格朗日中值定理可以有(3-13)式成立 .

$$f(x_2)-f(x_1)=f'(\xi)(x_2-x_1)\ ,\ (x_1<\xi<x_2)\ . \tag{3-13}$$

在(3-13)式中因为 $x_2-x_1>0$,并且在 (a,b) 内 $f'(x)>0$,即 $f'(\xi)>0$,所以:

$$f(x_2)-f(x_1)=f'(\xi)(x_2-x_1)>0\ ,$$

从而 $f(x_2)>f(x_1)$,因此函数 $y=f(x)$ 在 $[a,b]$ 上单调增加,所以结论(1)得证 .

同理可证(2).

例 3.13 讨论函数 $y=e^x-x-1$ 的单调性 .

解 由于 $y'=e^x-1$ 且函数 $y=e^x-x-1$ 的定义域为 $(-\infty,+\infty)$. 令 $y'=0$,得 $x=0$,对于 $x\in(-\infty,0)$ 有 $y'<0$,所以函数 $y=e^x-x-1$ 在 $(-\infty,0)$ 上单调减少;在 $(0,+\infty)$ 内 $y'>0$,所以函数 $y=e^x-x-1$ 在 $(0,+\infty)$ 上单调增加 .

例 3.14 讨论函数 $y=\sqrt[3]{x^2}$ 的单调性 .

解 函数的定义域为 $(-\infty,+\infty)$,而函数的导数为 $y'=\dfrac{2}{3\sqrt[3]{x}}(x\neq0)$,并且导数在 $x=0$ 处不可导. 而当 $x<0$ 时, $y'<0$,所以函数在 $(-\infty,0)$ 上单调减少;当 $x>0$ 时, $y'>0$,所以函数在 $(0,+\infty)$ 上单调增加 .

由此可见，如果函数在定义区间上连续，对于导数不存在的点和导数为零的点均可用于划分函数的定义区间，使函数在每个部分区间上均有一致的单调性．

应用导数的性质解决不等式的证明问题，除了利用中值定理的方法，还可应用函数的单调性来证明不等式．

例 3.15 证明：当 $x>1$ 时，$2\sqrt{x}>3-\dfrac{1}{x}$．

证明 令 $f(x)=2\sqrt{x}-\left(3-\dfrac{1}{x}\right)$，则：

$$f'(x)=\frac{1}{\sqrt{x}}-\frac{1}{x^2}=\frac{1}{x^2}(x\sqrt{x}-1).$$

容易验证：当 $x>1$ 时，$f'(x)>0$，因此函数在该区间上单调增加，即当 $x>1$ 时，$f(x)>f(1)=0$，即 $2\sqrt{x}-\left(3-\dfrac{1}{x}\right)>0$，所以不等式成立．

二、极值的判别定理

设函数 $f(x)$ 在点 x_0 的某一邻域内有定义，如果对于邻域内除点 x_0 外的任何点 x，有 $f(x)<f(x_0)$，则称 $f(x_0)$ 是函数 $f(x)$ 的一个**极大值**(local maximum)；同样条件下若有 $f(x)>f(x_0)$，则称 $f(x_0)$ 是函数 $f(x)$ 的一个**极小值**(local minimum)．函数的极大值与极小值统称为函数的**极值**(extremum)，使函数取得极值的点称为**极值点**．

函数的极大值和极小值是局部性的概念，是局部的最大和最小．故一个函数的极大值不一定比极小值大，极小值不一定比极大值小．

定理 3.7(必要条件) 设函数 $f(x)$ 在 x_0 点可导，且取得极值，则 $f'(x_0)=0$．

该定理是可导函数取得极值的必要条件，其证明可由费马定理直接得到．

可导函数 $f(x)$ 的极值点必定是函数的驻点．但是函数 $f(x)$ 的驻点却不一定是极值点，如函数 $f(x)=x^3$，$x=0$ 是函数 $f(x)=x^3$ 的驻点，但 $x=0$ 却不是函数 $f(x)=x^3$ 的极值点．对于导数不存在的点也可能是极值点，如例 3.14 中函数在 $x=0$ 处不可导，但在该点处取到极值．

定理 3.8(第一充分条件) 设函数 $f(x)$ 在点 x_0 处连续，且在 x_0 的某邻域内可导．则有下列结论：

(1) 当 x 从左到右经过 x_0 时，若 $f'(x)$ 由正变负，则函数 $f(x)$ 在 x_0 处取得极大值；

(2) 当 x 从左到右经过 x_0 时，若 $f'(x)$ 由负变正，则函数 $f(x)$ 在 x_0 处取得极小值；

(3) 当 x 从左到右经过 x_0 时，若 $f'(x)$ 不改变符号，则函数 $f(x)$ 在 x_0 处没有极值．

定理的证明可由单调性与导数的关系结果直接得到，其几何意义如图 3.5 所示．

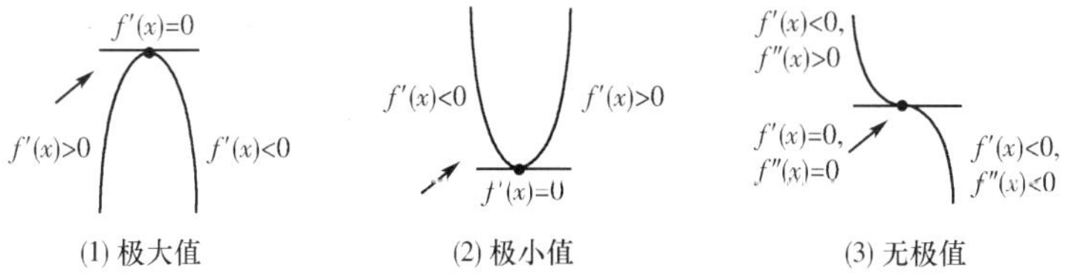

图 3.5

由上述极值的判定定理知，确定函数极值点和极值的步骤如下：

(1) 求函数的导数 $f'(x)$；

(2) 确定 $y=f(x)$ 的驻点和导数不存在的点；

(3) 判断导函数 $f'(x)$ 在每个驻点和不可导点左右邻域的符号，用以确定该点是否是极值点．

例 3.16 求函数 $f(x)=x^3-3x^2-9x+5$ 的极值.

解 求函数的导数 $f'(x)$,

$$f'(x)=3x^2-6x-9=3(x+1)(x-3),$$

令 $f'(x)=0$,得驻点 $x_1=-1$, $x_2=3$.

当 $x\in(-\infty,-1)$ 时, $f'(x)>0$,此时函数单增;当 $x\in(-1,3)$ 时, $f'(x)<0$,此时函数单减,所以 $f(-1)=10$ 为函数的极大值. 同理可得 $f(3)=-22$ 为函数的极小值.

定理 3.9(第二充分条件) 设函数 $f(x)$ 在点 x_0 处具有二阶导数,且 $f'(x_0)=0$,则有下列结论成立:

(1) 当 $f''(x_0)<0$ 时,函数 $f(x)$ 在 x_0 处取得极大值;

(2) 当 $f''(x_0)>0$ 时,函数 $f(x)$ 在 x_0 处取得极小值;

(3)当 $f''(x_0)=0$ 时,函数 $f(x)$ 在 x_0 处是否取得极值不能确定,需要用第一充分条件判断.

证明 对于 $f''(x_0)<0$ 的情形,由二阶导数的定义知:

$$f''(x_0)=\lim_{x\to x_0}\frac{f'(x)-f'(x_0)}{x-x_0}<0$$

根据函数极限的局部保号性,当 x 在 x_0 的足够小的去心邻域内时有:

$$\frac{f'(x)-f'(x_0)}{x-x_0}<0.$$

又由于 $f'(x_0)=0$,所以上式即为: $\dfrac{f'(x)}{x-x_0}<0$. 于是对于去心邻域内的 x 来说, $f'(x_0)$ 与 $x-x_0$ 符号相反. 因此,当 $x<x_0$ 时, $f'(x_0)>0$;当 $x>x_0$ 时, $f'(x_0)<0$.根据极值的判定定理 3.8 知 $f(x)$ 在 x_0 处取得极大值. 同理可以证明 $f''(x_0)>0$ 时的情形.

如果函数 $f(x)$ 在驻点 x_0 处的二阶导数 $f''(x_0)=0$,则该点 x_0 是否是极值点,不能应用上述定理 3.9 判定. 如 $y=x^3$, $y=x^4$,在 $x=0$ 点的二阶导数均为 0,但是 $y=x^3$ 在 $x=0$ 不取得极值,而 $y=x^4$ 在 $x=0$ 取得极小值.

三、最值问题

在医学研究领域中,经常要考虑在一定条件下,怎样才能取到所研究问题的最大值和最小值的问题. 如在临床用药的过程中,常常考虑能获得治疗效果时的最低血药浓度,以及药物在体内产生毒性反应的最低血药浓度等. 这些问题反映到数学上就是最值问题.

设函数 $f(x)$ 在闭区间 $[a,b]$ 上连续,则 $f(x)$ 的最大值和最小值一定存在.如果最大值在开区间 (a,b) 内取得,则在这种情况下,最大值一定是函数的极大值. 因此,函数在闭区间 $[a,b]$ 上的最大值一定是函数的所有极大值和函数在区间端点的函数值中的最大者.同样在闭区间$[a, b]$上的最小值一定是函数的所有极小值和函数在区间端点的函数值中的最小者.

设函数 $f(x)$ 在闭区间 $[a,b]$ 上连续,开区间 (a,b) 内除有限个点外可导,并且至多有有限个驻点. 则在此条件下的最大值与最小值的求法如下:

(1) 求函数 $f(x)$ 在 (a,b) 内的驻点和不可导点为: $x_1,x_2,\cdots,x_n$;

(2)比较 $f(a),f(x_1),f(x_2),\cdots,f(x_n),f(b)$ 的大小,其中最大的便是函数 $f(x)$ 在 $[a,b]$ 上的最大值,最小的便是函数 $f(x)$ 在 $[a,b]$ 上的最小值.

例 3.17 求函数 $y=2x^3+3x^2-12x+14$ 在 $[-3,4]$ 上的最大值和最小值.

解 求导函数: $f'(x)=6x^2+6x-12$,其驻点为: $x_1=-2,x_2=1$. 由于 $f(-3)=23$; $f(-2)=34$; $f(1)=7$; $f(4)=142$; 因此函数 $y=2x^3+3x^2-12x+14$ 在 $[-3,4]$ 上的最大值为 $f(4)=142$,最小值为 $f(1)=7$.

在实际应用的求极值问题中,如果区间内只有一个极值,则这个极值必是最大值或最小值.

第四节 函数的凹凸性与拐点

一、曲线的凹凸性

在应用导数研究函数 $f(x)$ 所代表的曲线的几何性质时，除了单调性、极值等特性的讨论外，曲线的弯曲方向问题也需考察．

定义 3.1 如果在某区间内的曲线弧位于其任一点切线的上方，那么称此曲线弧在该区间内是**凹的**；如果在某区间内的曲线弧位于其任一点切线的下方，那么称此曲线弧在该区间内是**凸的**．

例如，图 3.6 中曲线弧 ABC 在区间 (a,c) 内是凹的，曲线弧 CDE 在区间 (c,b) 内是凸的．

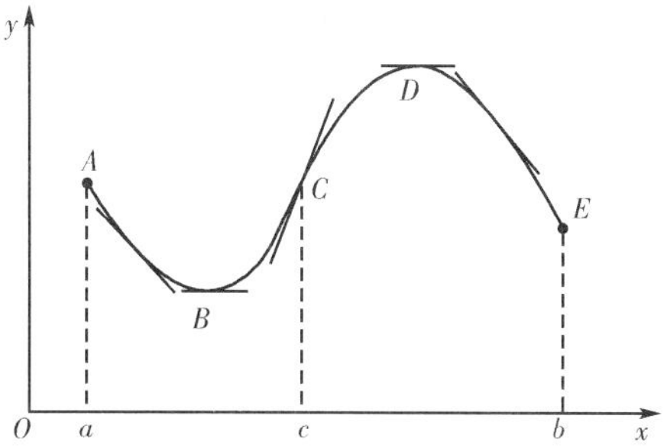

图 3.6

由图 3.6 还可以看出，对于凹的曲线弧，切线的斜率随 x 的增大而增大；对于凸的曲线弧，切线的斜率随 x 的增大而减小．由于切线的斜率就是函数 $y=f(x)$ 的导数，因此凹的曲线弧，导数是单调增加的；而凸的曲线弧，导数是单调减少的．由此可见，曲线 $y=f(x)$ 的凹凸性可以用导数 $f'(x)$ 的单调性来判定．而 $f'(x)$ 的单调性又可以用它的导数，即 $y=f(x)$ 的二阶导数 $f''(x)$ 的符号来判定，故曲线 $y=f(x)$ 的凹凸性与 $f''(x)$ 的符号有关．由此提出了函数曲线的凹凸性判定定理．

定理 3.10 函数 $f(x)$ 在闭区间 $[a,b]$ 上连续，在(a,b)内具有一阶和二阶导数，则：

(1) 若在 (a,b) 内 $f''(x)>0$，则 $f(x)$ 在闭区间 $[a,b]$ 上的图形是**凹的(concave)**；

(2) 若在 (a,b) 内 $f''(x)<0$，则 $f(x)$ 在闭区间 $[a,b]$ 上的图形是**凸的(convex)**．

证明 略．

二、曲线的拐点

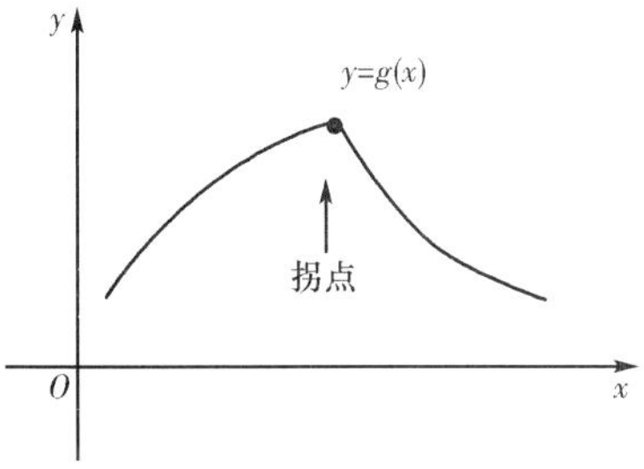

图 3.7

定义 3.2 连续曲线上凹的曲线弧和凸的曲线弧的分界点叫做曲线的**拐点**(inflection point)．如图 3.6 中的 C 点．

由上述凹凸性的判定定理可知，要确定点 $(x_0,f(x_0))$ 是否是拐点，只要找出二阶导数符号发生变化的分界点即可．如果函数 $f(x)$ 在区间 I 上具有连续的二阶导数，则是拐点的必要条件为 $f''(x)=0$.

除此之外二阶导数不存在的点也可能使二阶导数符号发生变化(图 3.7)．

例 3.18 确定曲线 $y=x^3$ 的凹凸性、拐点．

解 $y'=3x^2$，$y''=6x$，

由此：当 $x<0$ 时，$y''<0$，所以曲线在 $(-\infty,0]$ 内为凸的；当 $x>0$ 时，$y''>0$，所以曲线在 $[0,+\infty)$ 内为凹的．(0,0)点为曲线 $y=x^3$ 的拐点．其几何意义如图 3.8.

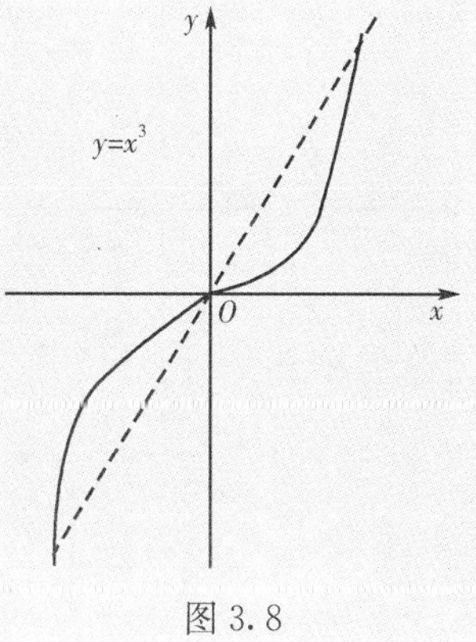

图 3.8

例 3.19 求曲线 $y=\sqrt[3]{x}$ 的拐点.

解 分别求导数：$y'=\dfrac{1}{3\sqrt[3]{x^2}}$，$y''=-\dfrac{2}{9x\sqrt[3]{x^2}}$，此函数无二阶导数为零的点，二阶导数不存在的点为 $x=0$. 因为：当 $x<0$ 时，$y''>0$；当 $x>0$ 时，$y''<0$. 所以点 $(0,0)$ 是曲线的拐点.

由上可知，确定拐点的步骤如下：

(1) 确定函数 $y=f(x)$ 的定义域；

(2) 求二阶导数为零的点和二阶导数不存在的 x_0 点；

(3) 对每一个 x_0，考察二阶导数 $f''(x)$ 在 x_0 的左右两侧邻域的符号. 如果 $f''(x)$ 在 x_0 的左右两侧邻域的符号相反，那么点 $(x_0,f(x_0))$ 就是一个拐点；如果 $f''(x)$ 在 x_0 的左右两侧邻域的符号相同，那么点 $(x_0,f(x_0))$ 就不是拐点.

第五节 渐近线与函数作图

当曲线 $y=f(x)$ 上的一动点 P 沿曲线无限远离原点时，点 P 到某定直线 L 的距离趋向于零，那么直线 L 就称为曲线 $y=f(x)$ 的一条**渐近线**(asymptote).

一、水平渐近线(平行与 x 轴的渐近线)

如果 $\lim\limits_{x\to+\infty}f(x)=b$ 或 $\lim\limits_{x\to-\infty}f(x)=b$（$b$ 为常数)，那么 $y=b$ 就是曲线 $y=f(x)$ 的**水平渐近线**(horizontal asymptote).

例如，曲线 $y=\arctan x$ 有两条水平渐近线 $y=\dfrac{\pi}{2}$，$y=-\dfrac{\pi}{2}$.

二、铅垂渐近线(垂直于 x 轴的渐近线)

如果 $\lim\limits_{x\to x_0^+}f(x)=\infty$ 或 $\lim\limits_{x\to x_0^-}f(x)=\infty$，那么 $x=x_0$ 就是曲线 $y=f(x)$ 的**铅直渐近线**(vertical asymptote).

例如，曲线 $y=\dfrac{1}{(x+2)(x-3)}$ 有两条铅直渐近线 $x=-2$，$x=3$.

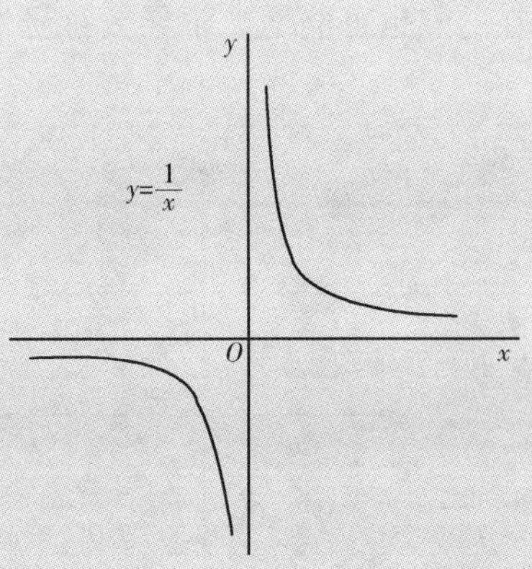

图 3.9

例 3.20 求曲线 $y=\dfrac{1}{x}$ 的水平渐近线，铅直渐近线.

解 由于 $\lim\limits_{x\to0}f(x)=\infty$，所以 $x=0$ 即 y 轴为曲线的铅直渐近线. 而 $\lim\limits_{x\to\infty}f(x)=0$，所以 $y=0$ 即 x 轴为曲线的水平渐近线(图 3.9).

三、斜渐近线

如果 $\lim\limits_{x\to+\infty}[f(x)-(ax+b)]=0$ 或 $\lim\limits_{x\to-\infty}[f(x)-(ax+b)]=0$（$a$，$b$ 为常数)则：$y=ax+b$ 就是曲

线 $y=f(x)$ 的一条**斜渐近线**(skew asymptote). 如图 3.10.

斜渐近线的求法:求出 $\lim\limits_{x\to\infty}\dfrac{f(x)}{x}=a$，$\lim\limits_{x\to\infty}[f(x)-ax]=b$，则 $y=ax+b$ 就是曲线 $y=f(x)$ 的斜渐近线. 如果 $\lim\limits_{x\to\infty}\dfrac{f(x)}{x}$ 不存在,或 $\lim\limits_{x\to\infty}\dfrac{f(x)}{x}=a$ 存在,而 $\lim\limits_{x\to\infty}[f(x)-ax]$ 不存在,那么曲线 $y=f(x)$ 无斜渐近线.

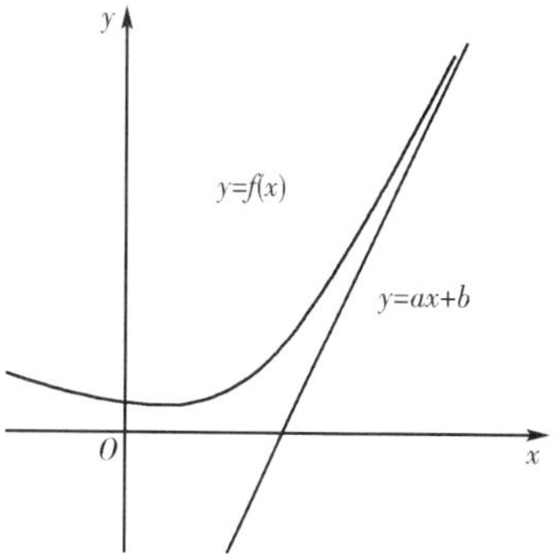

图 3.10

例 3.21　求曲线 $f(x)=\dfrac{2(x-2)(x+3)}{x-1}$ 的渐近线.

解　函数的定义域为:$(-\infty,1)\cup(1,+\infty)$,因为:$\lim\limits_{x\to1^+}f(x)=-\infty$，$\lim\limits_{x\to1^-}f(x)=+\infty$，所以 $x=1$ 是铅直渐近线. 又因为:

$$\lim_{x\to\infty}\frac{f(x)}{x}=\lim_{x\to\infty}\frac{2(x-2)(x+3)}{x(x-1)}=2,$$

$$\lim_{x\to\infty}\left[\frac{2(x-2)(x+3)}{x-1}-2x\right]=\lim_{x\to\infty}\frac{2(x-2)(x+3)-2x(x-1)}{x-1}=4,$$

所以 $y=2x+4$ 为斜渐近线. 无水平渐近线.

四、曲线的绘制

综合上述函数特性的讨论,对于曲线 $y=f(x)$ 的图形可近似描绘.

描绘函数图形的一般步骤如下:

(1) 确定函数的定义域以及函数的一些基本特性,如奇偶性、周期性等;并求函数的一阶和二阶导数;

(2) 求出使一阶、二阶导数为零的点和一阶、二阶导数不存在的点,并用这些点将函数的定义域划分为若干小区间;

(3) 列表分析. 在每个小区间分别确定一阶、二阶导数的符号,并由此确定函数的极值点、拐点、与坐标轴的交点等,确定曲线的单调性和凹凸性;

(4) 确定曲线的渐近性;

(5) 画出函数的图形.

例 3.22　做出函数 $f(x)=\dfrac{4(x+1)}{x^2}-2$ 的图形.

解　函数的定义域为:$x\neq0$,非奇非偶函数,且无对称性.

$$f'(x)=-\frac{4(x+2)}{x^3},\ f''(x)=\frac{8(x+3)}{x^4},$$

令 $f'(x)=0$,得驻点:$x=-2$. 再令 $f''(x)=0$ 得点:$x=-3$. 又因为:

$$\lim_{x\to\infty}f(x)=\lim_{x\to\infty}\left[\frac{4(x+1)}{x^2}-2\right]=-2,$$

得水平渐近线 $y=-2$,而 $\lim\limits_{x\to0}f(x)=\lim\limits_{x\to0}\left[\dfrac{4(x+1)}{x^2}-2\right]=+\infty$，铅直渐近线 $x=0$.

列表分析(表 3.1)：

表 3.1 列表分析

x	$(-\infty,-3)$	-3	$(-3,-2)$	-2	$(-2,0)$	0	$(0,+\infty)$
$f'(x)$	$-$		$-$	0	$+$	不存在	$-$
$f''(x)$	$-$	0	$+$		$+$		$+$
$f(x)$	$\cap\searrow$	拐点$\left(-3,\dfrac{26}{9}\right)$	$\cup\searrow$	极值点 $y=-3$	$\cup\nearrow$	间断点	$\cup\searrow$

由此确定函数 $f(x)=\dfrac{4(x+1)}{x^2}-2$ 的图形，如图 3.11 所示.

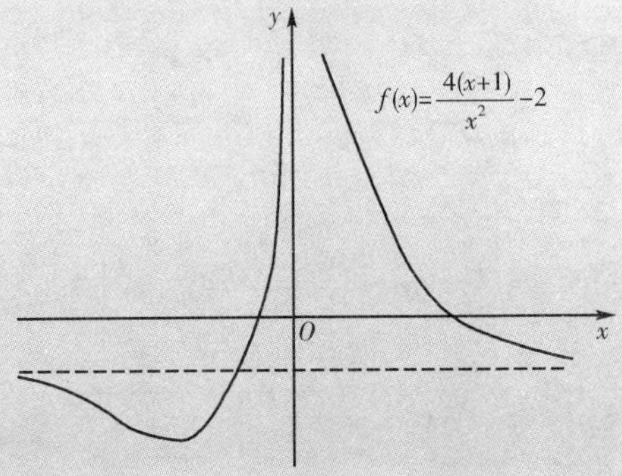

图 3.11

习 题 三

1. 验证函数 $y=x^2-5x+5$ 在区间 $[2,3]$ 上的罗尔定理的正确性.
2. 验证函数 $y=\arctan x$ 在闭区间 $[0,1]$ 上是否满足拉格朗日中值定理？若满足定理，则求使定理成立的中值 ξ.
3. 证明下列不等式：
   (1) $|\sin x-\sin y|\leqslant|x-y|$；
   (2) $|\arctan a-\arctan b|\leqslant|a-b|$；
   (3) $\dfrac{b-a}{b}<\ln\dfrac{b}{a}<\dfrac{b-a}{a}$，$(0<a<b)$.
4. 求下列函数的极限：
   (1) $\lim\limits_{x\to0^+}\dfrac{\ln\sin ax}{\ln\sin bx}$，$(a>0,b>0)$；
   (2) $\lim\limits_{x\to\pi}\dfrac{\sin3x}{\tan5x}$；
   (3) $\lim\limits_{x\to0}\dfrac{e^{x^2}-1}{\cos x-1}$；
   (4) $\lim\limits_{x\to0}\dfrac{\tan x-x}{x-\sin x}$；
   (5) $\lim\limits_{x\to0}\dfrac{e^{2x}-1}{\sin x}$；
   (6) $\lim\limits_{x\to\frac{\pi}{2}}(\sec x-\tan x)$；
   (7) $\lim\limits_{x\to1}\left(\dfrac{2}{x^2-1}-\dfrac{1}{x-1}\right)$；
   (8) $\lim\limits_{x\to\frac{\pi}{2}}\sec3x\cdot\cos5x$；
   (9) $\lim\limits_{x\to0^+}x^{\sin x}$；
   (10) $\lim\limits_{x\to+\infty}\sqrt[x]{x}$；
   (11) $\lim\limits_{x\to\infty}\left(1+\dfrac{1}{x^2}\right)^x$；
   (12) $\lim\limits_{x\to0^+}(\cot x)^{\frac{1}{\ln x}}$；
   (13) $\lim\limits_{x\to\infty}x(e^{\frac{1}{x}}-1)$；
   (14) $\lim\limits_{x\to+\infty}\dfrac{e^x+e^{-x}}{e^x-e^{-x}}$.

5. 确定下列函数的单调区间：

(1) $y=2x^3-6x^2-18x-7$；　　(2) $y=2x-\frac{8}{x}$，$(x>0)$；

(3) $f(x)=x-\ln(1+x)$；　　(4) $f(x)=\arctan x-x$.

6. 求下列函数的极值：

(1) $f(x)=2x^3-3x^2$；　　(2) $f(x)=x+\sqrt{1-x}$；

(3) $f(x)=x^{\frac{1}{x}}$，$(x>0)$；　　(4) $f(x)=x+\tan x$.

7. 当 a 为何值时，函数 $f(x)=a\sin x+\frac{1}{3}\sin 3x$ 在 $x=\frac{\pi}{3}$ 处取得极值？判断它是极大值还是极小值，并求出此极值.

8. 求下列函数在给定区间上的最大值、最小值：

(1) $y=x^5-5x^4+5x^3+1$，$x\in[-1,2]$；

(2) $y=\frac{x-1}{x+1}$，$x\in[0,4]$；

(3) $y=x+\sqrt{1-x}$，$x\in[-5,1]$.

9. 要做一个圆锥形的漏斗，其母线长 20cm，要使其体积为最大，问其高应为多少？

10. 作一个底面为长方形带盖的盒子，其体积为 $72(\mathrm{cm}^3)$，长、宽之比为 2∶1，问各边长怎样时，使盒的表面积为最小？

11. 已知口服一定剂量的某药后，血药浓度 C 与时间 t 的关系为 $C=40(e^{-0.2t}-e^{-2.3t})$，求最高血药浓度以及达到最高血药浓度的时间，并作出函数图形(也称 $C-t$ 曲线).

12. 在化学反应中，反应速度 $v=kx(a-x)$，k 是反应速度常数，x 是反应物浓度，问当 x 取何值时，反应速度最快？

13. 求下列曲线的拐点及凹凸区间：

(1) $y=x^3-3x^2-9x+9$；　　(2) $y=xe^{-x}$；　　(3) $y=\ln(x^2+1)$.

14. 当 a,b 为何值时，点 $(1,3)$ 为曲线 $y=ax^3+bx^2$ 的拐点？

15. 通过讨论绘出下列函数的图形：

(1) $y=x^3-3x^2-9x+14$；　　(2) $y=\ln(1+x^2)$；　　(3) $y=\frac{x}{1+x^2}$.

第四章　不定积分
Indefinite Integral

案例 4-1

假定在一个代谢实验中，测得开始为 5g 葡萄糖，其质量 M 随时间 t 减少的速率为 $M'(t) = -0.06t$.

问题:

求葡萄糖 M 随时间 t 的变化规律.

案例 4-2

在口服药片的疗效研究中，需要了解药片的溶解浓度，溶解浓度 c 为 t 的函数，记为 $c(t)$ ，由实验可知，微溶药片在时刻 t 的溶解速度与药片的表面积 A 及浓度差 c_s-c 的乘积成正比(c_s 是药溶液的饱和浓度，把药片嵌在管内，仅一表面与溶液接触，A 便为不变的常数).

问题:

设比例系数为 D 时，求药片的溶解浓度 $c(t)$.

前两章介绍了一元函数微分学，以下这两章将介绍一元函数积分学．积分学包括不定积分和定积分两部分．本章介绍不定积分的概念、性质和基本积分方法．同时也为下一章的定积分求解奠定基础．

第一节　不定积分的概念与性质

微分学的基本问题是寻求一个已知函数的导数或微分．但在实际中，广泛地会遇见与此相反的一类问题．从数学观点看，它的实质是已知一个函数的导数或微分，而求原来的函数．这是一类微分学的逆问题，也就是本章讨论的中心问题．为解决这类问题，首先引入原函数的概念．

一、原　函　数

例 4.1　若已知质点的运动规律 $S=S(t)$ ，则由微分学的原理知道质点的瞬时速度 $v=\dfrac{\mathrm{d}S}{\mathrm{d}t}=S'(t)$ ，但也有相反的问题：已知质点在时刻 t 速度 $v=f(t)$ ，需要求质点的运动规律 $S=S(t)$ ，即导数的逆运算．

定义 4.1　设有函数 $f(x)$ 和 $F(x)$ ，若当 $x \in (\mathrm{a,b})$时，总有，$f'(x) = f(x)$ 或 $\mathrm{d}F(x) = f(x)\mathrm{d}x$ ，则称 $F(x)$ 为 $f(x)$ 的一个**原函数**(primitive function).

例如，因为 $(x^3)'=3x^2$，则在区间 $(-\infty, +\infty)$ 上，x^3 为 $3x^2$ 的一个原函数．同时注意到在该区间上也有 x^3+3, $x^3-\sqrt{3}$ 为 $3x^2$ 的原函数．可见，若 $f(x)$ 有一个原函数 $F(x)$ ，则必有无穷多个原函数 $F(x)+C$.

定理 4.1　设 $f'(x)=f(x)$ ，x 在区间 (a,b) 上，则 $F(x)+C$ 是 $f(x)$ 的原函数，$f(x)$ 的一切原函数都可以表示为 $F(x)+C$.

二、不定积分概念

定义 4.2　函数 $f(x)$ 在某个区间上的原函数的全体 $F(x)+C$ 称为函数 $f(x)$ 的不定积分(indefinite integral)简称积分,记作

$$\int f(x)\mathrm{d}x = F(x) + C .$$

其中“$\int$ ”称为积分号(integration sign),x 称为积分变量(variable of integration),$f(x)\mathrm{d}x$ 称为被积表达式,$f(x)$ 称为被积函数(integrand),C 称为积分常数(integration constant).

例 4.2 求不定积分$\int \cos x\mathrm{d}x$.

解 因为 $(\sin x)' = \cos x$,则 $\sin x$ 是 $\cos x$ 的一个原函数,

所以$\int \cos x\mathrm{d}x = \sin x + C$.

例 4.3 求不定积分$\int \frac{1}{x}\mathrm{d}x$.

解 因为当 $x > 0$ 时,$(\ln x)' = \frac{1}{x}$,所以$\int \frac{1}{x}\mathrm{d}x = \ln x + C$,$(x > 0)$;

当 $x < 0$ 时,$[\ln(-x)]' = \frac{1}{x}$,所以$\int \frac{1}{x}\mathrm{d}x = \ln(-x) + C$,$(x < 0)$;

综上所述,当 $x \neq 0$ 时,有$\int \frac{1}{x}\mathrm{d}x = \ln|x| + C$.

三、不定积分的几何意义

若 $F(x)$ 是 $f(x)$ 的一个原函数,即 $F'(x) = f(x)$,则称曲线 $y = F(x)$ 为 $f(x)$ 的一条积分曲线(integral curve),而曲线 $y = F(x) + C$ 为 $f(x)$ 的积分曲线族.因为 $F'(x) = f(x)$,则积分曲线族中的任意一条积分曲线上点 x 处的切线的斜率相等,即过每一条积分曲线上横坐标相同点的切线彼此平行(图 4.1).

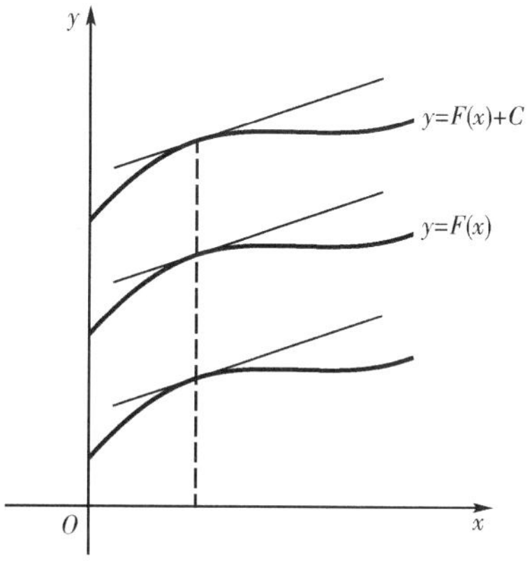

图 4.1

例 4.4 求过点 $(2,5)$ 而切线斜率为 $2x$ 的曲线方程.

解 设所求的曲线方程为 $y = F(x)$,由题意可知 $F'(x) = 2x$,即 $F(x)$ 是 $2x$ 的一个原函数,而 $2x$ 的全体原函数为 $y = \int 2x\mathrm{d}x = x^2 + C$.

故所求曲线应是其中通过指定点(2,5)的那一条积分曲线.

因此,将条件 $x = 2$, $y = 5$ 代入上式,得 $C = 1$.

由此,所求曲线方程为 $y = x^2 + 1$.

四、不定积分性质

由不定积分的定义可直接得到下列性质:

性质 4.1 $[\int f(x)\mathrm{d}x]' = f(x)$;$\int F'(x)\mathrm{d}x = F(x) + C$.

此性质说明，积分与导数互为逆运算．

性质 4.2 $\int kf(x)\mathrm{d}x=k\int f(x)\mathrm{d}x$，$(k\neq 0)$．

被积函数中的常数因子可以从积分号内提出．

性质 4.3 $\int[f_1(x)\pm f_2(x)\pm\cdots\pm f_n(x)]\mathrm{d}x=\int f_1(x)\mathrm{d}x\pm\int f_2(x)\mathrm{d}x\pm\cdots\pm\int f_n(x)\mathrm{d}x$．

此性质说明，有限个函数的代数和的不定积分等于各个函数不定积分的代数和．

由于积分法是微分法的逆运算，所以有一个微分公式，就相应地有一个积分公式．

五、基本积分公式

(1) $\int 0\mathrm{d}x=C$；

(2) $\int k\mathrm{d}x=kx+C$，（常数 $k\neq 0$）；

(3) $\int x^{\alpha}\mathrm{d}x=\dfrac{x^{\alpha+1}}{\alpha+1}+C$，$(\alpha\neq -1)$；

(4) $\int a^{x}\mathrm{d}x=\dfrac{1}{\ln a}a^{x}+C$，$(a>0, a\neq 1)$；

(5) $\int e^{x}\mathrm{d}x=e^{x}+C$；

(6) $\int \dfrac{1}{x}\mathrm{d}x=\ln|x|+C$；

(7) $\int \sin x\mathrm{d}x=-\cos x+C$；

(8) $\int \cos x\mathrm{d}x=\sin x+C$；

(9) $\int \sec^2 x\mathrm{d}x=\tan x+C$；

(10) $\int \csc^2 x\mathrm{d}x=-\cot x+C$；

(11) $\int \dfrac{1}{\sqrt{1-x^2}}\mathrm{d}x=\arcsin x+C$；

(12) $\int \dfrac{1}{1+x^2}\mathrm{d}x=\arctan x+C$；

(13) $\int \sec x\tan x\mathrm{d}x=\sec x+C$；

(14) $\int \csc x\cot x\mathrm{d}x=-\csc x+C$．

例 4.5 求不定积分 $\int\left(\dfrac{7}{\sqrt{1-x^2}}+\dfrac{1}{x}+\dfrac{4}{\cos^2 x}\right)\mathrm{d}x$．

解
$$\int\left(\frac{7}{\sqrt{1-x^2}}+\frac{1}{x}+\frac{4}{\cos^2 x}\right)\mathrm{d}x=7\int\frac{1}{\sqrt{1-x^2}}\mathrm{d}x+\int\frac{1}{x}\mathrm{d}x+4\int\frac{1}{\cos^2 x}\mathrm{d}x$$
$$=7\arcsin x+\ln|x|+4\tan x+C.$$

例 4.6 求不定积分 $\int\dfrac{(2x-1)^2}{x}\mathrm{d}x$．

解
$$\int\frac{(2x-1)^2}{x}\mathrm{d}x=\int\frac{4x^2-4x+1}{x}\mathrm{d}x=\int\left(4x-4+\frac{1}{x}\right)\mathrm{d}x=2x^2-4x+\ln|x|+C.$$

例 4.7 求不定积分 $\int\dfrac{x^3-x^2+x}{x^2+1}\mathrm{d}x$．

解
$$\int\frac{x^3-x^2+x}{x^2+1}\mathrm{d}x=\int\frac{x(x^2+1)-(x^2+1)+1}{x^2+1}\mathrm{d}x$$
$$=\int\left(x-1+\frac{1}{1+x^2}\right)\mathrm{d}x$$
$$=\frac{x^2}{2}-x+\arctan x+C.$$

例 4.8 求不定积分$\int \frac{1+2x^2}{x^2(x^2+1)}\mathrm{d}x$.

解 $\int \frac{1+2x^2}{x^2(x^2+1)}\mathrm{d}x=\int \frac{(1+x^2)+x^2}{x^2(x^2+1)}\mathrm{d}x=\int\left(\frac{1}{x^2}+\frac{1}{1+x^2}\right)\mathrm{d}x$

$=-\frac{1}{x}+\arctan x+C$.

例 4.9 求不定积分$\int (\tan^2 x+\cos^2\frac{x}{2})\mathrm{d}x$.

解 $\int\left(\tan^2 x+\cos^2\frac{x}{2}\right)\mathrm{d}x=\int\left(\sec^2 x-1+\frac{1+\cos x}{2}\right)\mathrm{d}x=\tan x-\frac{1}{2}x+\frac{1}{2}\sin x+C$.

例 4.10 求不定积分$\int \frac{\cos 2x}{\cos x-\sin x}\mathrm{d}x$.

解 $\int \frac{\cos 2x}{\cos x-\sin x}\mathrm{d}x=\int \frac{\cos^2 x-\sin^2 x}{\cos x-\sin x}\mathrm{d}x=\int \frac{(\cos x-\sin x)(\cos x+\sin x)}{\cos x-\sin x}\mathrm{d}x$

$=\int(\cos x+\sin x)\mathrm{d}x=\sin x-\cos x+C$.

由以上例题可以看出,积分号不再出现的那一步要把积分常数 C 写上,并且只写一个常数就可以了.

对于被积函数不能直接使用不定积分公式的,将被积函数作适当变形,再结合性质和基本公式求出不定积分.对于被积函数是三角函数的形式,要通过适当的三角变换,然后再结合性质和公式求出不定积分.

以上属于直接积分法,是最基本的积分方法,也是换元积分法和分部积分法的基础.

例 4.11 (案例 4-1 解答)

解 设所求的变化规律为 $M=M(t)$,且 $t=0$ 时,$M(0)=5$.

由题意 $M'(t)=-0.06t$,即 $M=\int(-0.06t)\mathrm{d}t=-0.03t^2+C$.

又 $M(t)$ 满足条件 $M(0)=5$,为此将条件 $t=0$ 时,$M(0)=5$ 代入上式,得 $C=5$,

故所求 $M=-0.03t^2+5$.

第二节 换元积分法

利用基本积分公式及性质,所求不定积分非常有限,需要进一步研究积分方法,本节介绍的**换元积分法**(integration by substitution)和下一节将要介绍的**分部积分法**(integration by parts)是两种基本的积分方法.其主要思想都是将积分逐步转化为可直接积分的方法.

换元积分法也称**变量代换法**(variable substitution method),可以看成是复合函数微分法的逆运算.根据所做的变量代换方式不同,换元法又分为第一换元法和第二换元法

一、第一换元法

第一换元法也称**凑微分法**(minato differential method).

首先看一个例子.

例 4.12 求不定积分$\int e^{2x+5}\mathrm{d}x$.

解 基本积分公式里只有公式$\int e^x\mathrm{d}x=e^x+C$,

显然
$$\int e^{2x+5}\mathrm{d}x\neq e^{2x+5}+C,$$
由复合函数的微分法
$$\mathrm{d}(e^{2x+5})=2e^{2x+5}\mathrm{d}x,$$
所以
$$\int 2e^{2x+5}\mathrm{d}x=e^{2x+5}+C,$$
故
$$\int e^{2x+5}\mathrm{d}x=\frac{1}{2}e^{2x+5}+C,$$
若令$u=2x+5$,则有
$$\int e^{2x+5}\mathrm{d}x=\frac{1}{2}\int e^{2x+5}\mathrm{d}(2x+5)=\frac{1}{2}\int e^u\mathrm{d}u=\frac{1}{2}e^u+C=\frac{1}{2}e^{2x+5}+C.$$

从解题过程中可以看出,采用的方法是通过变换$u=2x+5$,把原来对变量x的积分换成对新变量u的积分,从而可以直接使用基本积分公式,最后再把新变量u换回原来的变量x,得出结果.

具体方法可由下面定理给出.

定理 4.2 设$f(u)$为连续函数,且$u=\varphi(x)$为可导函数,$\int f(u)\mathrm{d}u=F(u)+C$,则
$$\int f[\varphi(x)]\varphi'(x)\mathrm{d}x=F[\varphi(x)]+C.$$

证明 利用复合函数的求导法则,对$\int f[\varphi(x)]\varphi'(x)\mathrm{d}x=F[\varphi(x)]+C$右边对$x$求导,得
$$\frac{\mathrm{d}}{\mathrm{d}x}F[\varphi(x)]=F'[\varphi(x)]\varphi'(x)=f[\varphi(x)]\varphi'(x),$$
故
$$\int f[\varphi(x)]\varphi'(x)\mathrm{d}x=F[\varphi(x)]+C.$$

例 4.13 求不定积分$\int \frac{1}{x\ln x}\mathrm{d}x$.

解 设$u=\ln x$,则$\mathrm{d}u=\frac{1}{x}\mathrm{d}x$,

所以
$$\int \frac{1}{x\ln x}\mathrm{d}x=\int \frac{1}{u}\mathrm{d}u=\ln|u|+C=\ln|\ln x|+C.$$

例 4.14 求不定积分$\int \tan x\mathrm{d}x$.

解 设$u=\cos x$,则$\mathrm{d}u=-\sin x\mathrm{d}x$,

所以
$$\int \tan x\mathrm{d}x=\int \frac{\sin x}{\cos x}\mathrm{d}x=-\int \frac{\mathrm{d}\cos x}{\cos x}$$
$$=-\int \frac{1}{u}\mathrm{d}u=-\ln|u|+C=-\ln|\cos x|+C.$$

在熟练掌握变量代换过程以后,中间变量可以不写出来,而直接计算.

例 4.15 求不定积分$\int e^x\sin e^x\mathrm{d}x$.

解 $\int e^x\sin e^x\mathrm{d}x=\int \sin e^x\mathrm{d}e^x=-\cos e^x+C$.

例 4.16　求不定积分 $\int \frac{x}{(\cos x^2)^2}\mathrm{d}x$.

解　$\int \frac{x}{(\cos x^2)^2}\mathrm{d}x = \frac{1}{2}\int \frac{1}{(\cos x^2)^2}\mathrm{d}x^2 = \frac{1}{2}\tan x^2 + C$.

例 4.17　求不定积分 $\int \frac{1}{(\arcsin x)^2\sqrt{1-x^2}}\mathrm{d}x$.

解　$\int \frac{1}{(\arcsin x)^2\sqrt{1-x^2}}\mathrm{d}x = \int \frac{1}{(\arcsin x)^2}\mathrm{d}\arcsin x = -\frac{1}{\arcsin x} + C$.

例 4.18　求不定积分 $\int \frac{1}{x^2+a^2}\,\mathrm{d}x$.

解　$\int \frac{1}{x^2+a^2}\mathrm{d}x = \frac{1}{a}\int \frac{1}{1+\left(\frac{x}{a}\right)^2}\mathrm{d}\left(\frac{x}{a}\right) = \frac{1}{a}\arctan\frac{x}{a} + C.$

例 4.19　求不定积分 $\int \frac{1}{\sqrt{a^2-x^2}}\mathrm{d}x$ ，$(a>0)$.

解　$\int \frac{1}{\sqrt{a^2-x^2}}\mathrm{d}x = \int \frac{1}{\sqrt{1-\left(\frac{x}{a}\right)^2}}\mathrm{d}\left(\frac{x}{a}\right) = \arcsin\frac{x}{a} + C$.

例 4.20　求不定积分 $\int \frac{1}{(x-a)(x-b)}\mathrm{d}x$.

解　$\int \frac{1}{(x-a)(x-b)}\mathrm{d}x = \frac{1}{b-a}\int \left(\frac{1}{x-b} - \frac{1}{x-a}\right)\mathrm{d}x = \frac{1}{b-a}\ln\left|\frac{x-b}{x-a}\right| + C$.

特别地，当 $b=-a$ 时：$\int \frac{1}{x^2-a^2}\mathrm{d}x = \frac{1}{2a}\ln\left|\frac{x-a}{x+a}\right| + C$.

例 4.21　求不定积分 $\int \csc x\,\mathrm{d}x$.

解法 1　
$$\int \csc x\,\mathrm{d}x = \int \frac{1}{\sin x}\mathrm{d}x = \int \frac{\sin x}{\sin^2 x}\mathrm{d}x = \int \frac{\mathrm{d}\cos x}{\cos^2 x - 1}$$
$$= \frac{1}{2}\ln\left|\frac{\cos x - 1}{\cos x + 1}\right| + C = \frac{1}{2}\ln\left|\frac{(\cos x - 1)^2}{\sin^2 x}\right| + C$$
$$= \ln|\cot x - \csc x| + C.$$

解法 2　
$$\int \csc x\,\mathrm{d}x = \int \frac{1}{\sin x}\mathrm{d}x = \int \frac{1}{2\sin\frac{x}{2}\cos\frac{x}{2}}\mathrm{d}x = \int \frac{1}{\tan\frac{x}{2}\cos^2\frac{x}{2}}\mathrm{d}\frac{x}{2}$$
$$= \int \frac{1}{\tan\frac{x}{2}}\mathrm{d}\tan\frac{x}{2} = \ln\left|\tan\frac{x}{2}\right| + C$$
$$= \ln|\cot x - \csc x| + C.$$

注：$\tan^2\frac{x}{2}=\frac{1-\cos x}{1+\cos x}=\frac{(1-\cos x)^2}{\sin^2 x}=(\cot x-\csc x)^2$.

同理：有 $\int\sec x\,dx=\ln|\sec x+\tan x|+C$.

在使用换元法解不定积分时，中间变量取法不是唯一的，则结果的形式也是不唯一的，但却是恒等的．可用求导数的方法来检验答案的正确性．

例 4.22 求不定积分 $\int\sin^3 x\,dx$.

解 $\int\sin^3 x\,dx=-\int(1-\cos^2 x)d\cos x=\frac{1}{3}\cos^3 x-\cos x+C$.

例 4.23 求不定积分 $\int\sin^4 x\,dx$.

解

$$\int\sin^4 x\,dx=\int\left(\frac{1-\cos 2x}{2}\right)^2dx=\frac{1}{4}\int(1-2\cos 2x+\cos^2 2x)dx$$

$$=\frac{1}{4}\int\left(1-2\cos 2x+\frac{1+\cos 4x}{2}\right)dx$$

$$=\frac{3}{8}x-\frac{1}{4}\sin 2x+\frac{1}{32}\sin 4x+C.$$

由以上例题可知，常用的"凑"微分法有以下几种：

(1) $a\,dx=d(ax)=d(ax+b)$，(常数 $a\neq 0$，b 是任意常数)；

(2) $x^m dx=\frac{1}{m+1}dx^{m+1}$，$(m\neq -1)$；

(3) $\frac{dx}{x}=d\ln x$ 或 $\frac{dx}{x+a}=d\ln(x+a)$；

(4) $e^x dx=de^x$；

(5) $\sin x\,dx=-d\cos x$，$\cos x\,dx=d\sin x$，$\frac{1}{\cos^2 x}dx=d\tan x$；

(6) $\frac{1}{1+x^2}dx=d\arctan x=-d\,\mathrm{arccot}\,x$；

(7) $\frac{1}{\sqrt{1-x^2}}dx=d\arcsin x=-d\arccos x$.

一般地，$\varphi'(x)dx=d\varphi(x)$.

二、第二换元法

在使用第一换元法时，是根据被积函数的特点，引入一个新的变量 u，使得新变量 u 是原变量 x 的函数 $u=\varphi(x)$，本质是凑微分．然而有些不定积分不能使用这种方法，即不容易凑微分，对于这类不定积分的求解需要适当的选择新变量 t 的函数 $x=\psi(t)$.

具体方法可由下面定理给出．

定理 4.3 设 $x=\psi(t)$ 是单调可导函数，且 $\psi'(t)\neq 0$ 存在，

若
$$\int f[\psi(t)]\psi'(t)dt=F(t)+C,$$

则
$$\int f(x)dx=F[\psi^{-1}(x)]+C.$$

证明 利用复合函数求导法则和反函数的求导法则,有

$$\frac{\mathrm{d}}{\mathrm{d}x}F[\psi^{-1}(x)]=\frac{\mathrm{d}F(t)}{\mathrm{d}t}\cdot\frac{\mathrm{d}t}{\mathrm{d}x}=f[\psi(t)]\psi'(t)/\psi'(t)=f[\psi(t)]=f(x),$$

所以
$$\int f(x)\mathrm{d}x=F[\psi^{-1}(x)]+C.$$

由此定理知,若不定积分 $\int f(x)\mathrm{d}x$ 不容易求出,但进行变量代换 $x=\psi(t)$ 后,可以将不定积分化成能够利用基本积分方法和基本公式求出的不定积分.

此方法的关键在于选择合适的换元 $x=\psi(t)$,然后再应用基本积分公式,求出对新的变量 t 的不定积分,再把原来的变量 $\psi^{-1}(x)$ 代回.

常用的方法有根式代换法和三角代换法.

1. 根式代换法

一般地,当被积函数含有根式 $\sqrt[n]{ax+b}$,可令 $\sqrt[n]{ax+b}=t$.

例 4.24 求不定积分 $\int\frac{1}{1+\sqrt{x}}\mathrm{d}x$.

解 令 $t=\sqrt{x}$, $x=t^2$, $\mathrm{d}x=2t\mathrm{d}t$,

$$\int\frac{1}{1+\sqrt{x}}\mathrm{d}x=\int\frac{2t\mathrm{d}t}{1+t}=2\int\left(1-\frac{1}{1+t}\right)\mathrm{d}t=2t-2\ln|1+t|+C$$
$$=2\sqrt{x}-2\ln(1+\sqrt{x})+C.$$

例 4.25 求不定积分 $\int\frac{1}{\sqrt{x}(1+\sqrt[3]{x})}\mathrm{d}x$.

解 令 $t=\sqrt[6]{x}$, $x=t^6$,则 $\mathrm{d}x=6t^5\mathrm{d}t$,

$$\int\frac{1}{\sqrt{x}(1+\sqrt[3]{x})}\mathrm{d}x=\int\frac{6t^5\mathrm{d}t}{t^3(1+t^2)}=6\int\frac{t^2}{1+t^2}\mathrm{d}t=6\int\left(1-\frac{1}{1+t^2}\right)\mathrm{d}t$$
$$=6(t-\arctan t)+C=6(\sqrt[6]{x}-\arctan\sqrt[6]{x})+C.$$

2. 三角代换法

一般地,当被积函数含有根式 $\sqrt{a^2-x^2}$, $\sqrt{x^2\pm a^2}$ 时,常用三角代换法.

例 4.26 求不定积分 $\int\frac{1}{\sqrt{x^2+a^2}}\mathrm{d}x$, $(a>0)$.

解 设 $x=a\tan t$,则 $\mathrm{d}x=a\sec^2t\mathrm{d}t$,

$$\int\frac{1}{\sqrt{x^2+a^2}}\mathrm{d}x=\int\frac{a\sec^2t\mathrm{d}t}{a\sec t}=\int\sec t\mathrm{d}t=\ln|\sec t+\tan t|+C.$$

三角代换法的结果是一个关于 t 的三角函数,为了将原变量 x 换回,比较直观的方法是利用简捷的三角形法,即根据简图确定三角函数关系.

此题可根据变换 $x=a\tan t$ 作直角三角形(图 4.2),得 $\sec t=\frac{\sqrt{x^2+a^2}}{a}$,

$$\int\frac{1}{\sqrt{x^2+a^2}}\mathrm{d}x=\ln\left|\frac{\sqrt{x^2+a^2}}{a}+\frac{x}{a}\right|+C_1$$
$$=\ln\left|\sqrt{x^2+a^2}+x\right|-\ln a+C_1$$
$$=\ln\left|\sqrt{x^2+a^2}+x\right|+C,\ (C=C_1-\ln a).$$

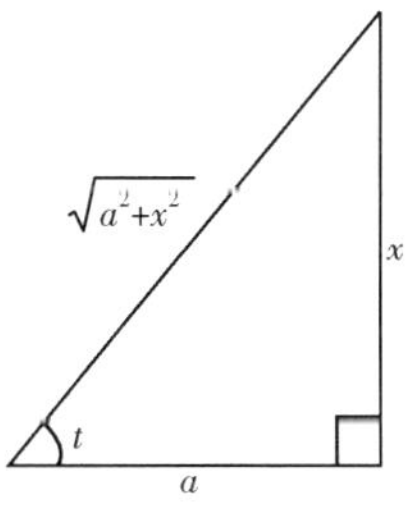

图 4.2

例 4.27 求不定积分$\int \frac{1}{\sqrt{x^2-a^2}}dx$，($a>0$).

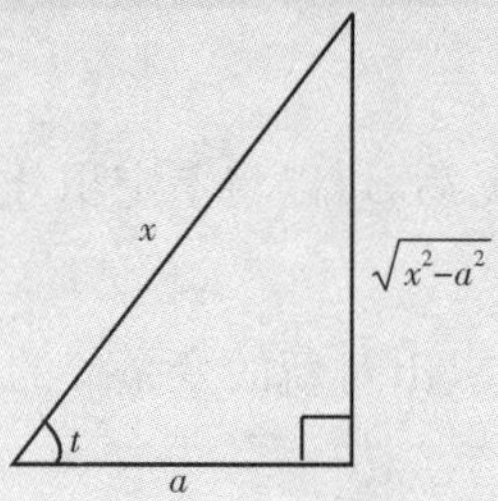

图 4.3

解 设$x=a\sec t$，则$dx=a\sec t\tan t dt$，

$$\int \frac{1}{\sqrt{x^2-a^2}}dx=\int \frac{a\sec t\tan t dt}{a\tan t}$$
$$=\int \sec t dt=\ln|\sec t+\tan t|+C$$
$$=\ln|\sqrt{x^2-a^2}+x|+C.$$

利用辅助三角形如图 4.3 所示，得$\tan t=\frac{\sqrt{x^2-a^2}}{a}$.

例 4.28 求不定积分$\int \sqrt{a^2-x^2}dx$，($a>0$).

解 设$x=a\sin t$，则$dx=a\cos t dt$，

$$\int \sqrt{a^2-x^2}dx=\int a\cos t\cdot a\cos t dt$$
$$=a^2\int \frac{1+\cos 2t}{2}dt$$
$$=\frac{a^2}{2}\left(t+\frac{1}{2}\sin 2t\right)+C$$
$$=\frac{a^2}{2}\left(\arcsin\frac{x}{a}+\frac{x\sqrt{a^2-x^2}}{a^2}\right)+C.$$

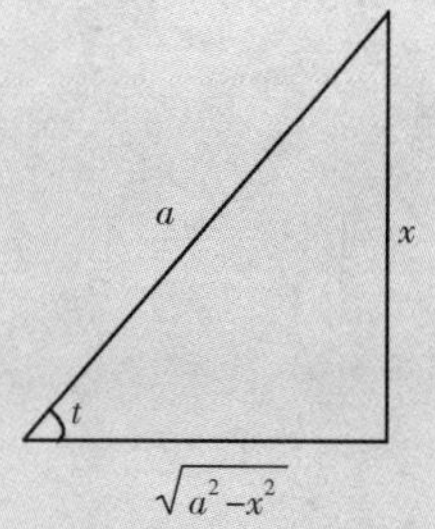

图 4.4

利用辅助三角形如图 4.4 所示，得$\cos t=\frac{\sqrt{a^2-x^2}}{a}$.

以上所求不定积分，也常常作为积分公式使用．为了便于求不定积分，现再补充下列几个不定积分公式．

(1) $\int \tan x dx=-\ln|\cos x|+C$；

(2) $\int \cot x dx=\ln|\sin x|+C$；

(3) $\int \sec x dx=\ln|\sec x+\tan x|+C$；

(4) $\int \csc x dx=\ln|\csc x-\cot x|+C$；

(5) $\int \frac{1}{x^2+a^2}dx=\frac{1}{a}\arctan\frac{x}{a}+C$；

(6) $\int \frac{1}{x^2-a^2}dx=\frac{1}{2a}\ln\left|\frac{x-a}{x+a}\right|+C$；

(7) $\int \frac{1}{\sqrt{a^2-x^2}}dx=\arcsin\frac{x}{a}+C$；

(8) $\int \frac{1}{\sqrt{x^2\pm a^2}}dx=\ln|\sqrt{x^2\pm a^2}+x|+C$；

(9) “$\int \sqrt{a^2-x^2}dx=\frac{a^2}{2}\left(\arcsin\frac{x}{a}+\frac{x\sqrt{a^2-x^2}}{a^2}\right)+C$”；

(10) $\int \sqrt{x^2\pm a^2}dx=\frac{x}{2}\sqrt{x^2\pm a^2}\pm\frac{a^2}{2}\ln|\sqrt{x^2\pm a^2}+x|+C$.

例 4.29 求不定积分$\int \frac{1}{4x^2+4x+5}dx$.

解 $\int \frac{1}{4x^2+4x+5}dx=\int \frac{1}{(2x+1)^2+2^2}dx=\frac{1}{4}\arctan\frac{2x+1}{2}+C$.

例 4.30 求不定积分 $\int \frac{1}{9x^2+30x}\mathrm{d}x$.

解 $\int \frac{1}{9x^2+30x}\mathrm{d}x=\int \frac{1}{(3x+5)^2-5^2}\mathrm{d}x=\frac{1}{30}\ln\left|\frac{3x}{3x+10}\right|+C$.

例 4.31 求不定积分 $\int \frac{\mathrm{d}x}{\sqrt{4+9x^2}}$.

解
$$\int \frac{\mathrm{d}x}{\sqrt{4+9x^2}}=\frac{1}{3}\int \frac{\mathrm{d}\left(\frac{3}{2}x\right)}{\sqrt{1+\left(\frac{3}{2}x\right)^2}}=\frac{1}{3}\ln\left|\frac{3}{2}x+\sqrt{1+\frac{9}{4}x^2}\right|+C_1$$
$$=\frac{1}{3}\ln\left|3x+\sqrt{4+9x^2}\right|+C .$$

第三节　分部积分法

换元积分法可以求出一些函数的不定积分，但如遇见求不定积分 $\int x\cos x\mathrm{d}x$ ，$\int xe^x\mathrm{d}x$ ，$\int e^x\sin x\mathrm{d}x$ 等一类计算问题，即被积函数是乘积形式或含有对数、反三角函数时，显然用上述方法是不能求出此积分的 .

设函数 $u(x)$ ，$v(x)$ 具有连续的导数，那么，两个函数的乘积的导数公式为
$$(uv)'=u'v+uv' ,$$
移项，有
$$uv'=(uv)'-u'v ,$$
等式两边求不定积分，得**分部积分**(integration by parts)公式
$$\int uv'\mathrm{d}x=uv-\int u'v\mathrm{d}x \text{ 或} \int u\mathrm{d}v=uv-\int v\mathrm{d}u .$$

定理 4.4 设函数 $u(x)$ ，$v(x)$ 连续，导数 $u'(x)$ ，$v'(x)$ 连续，则
$$\int uv'\mathrm{d}x=uv-\int u'v\mathrm{d}x \text{ 或} \int u\mathrm{d}v=uv-\int v\mathrm{d}u .$$

在使用分部积分法时，选取 u 和 $\mathrm{d}v$ 是一个关键，否则积分将不易求出，一般在考虑选取 u 和 $\mathrm{d}v$ 时，要求 $\int v\mathrm{d}u$ 比 $\int u\mathrm{d}v$ 积分简单，取 $u(x)$ 易微分，$v(x)$ 易积分 .

例 4.32 求不定积分 $\int x\cos x\mathrm{d}x$.

解 令 $u=x$ ，$\mathrm{d}v=\cos x\mathrm{d}x$ ，则 $v=\sin x$ ，
$$\int x\cos x\mathrm{d}x=\int x\mathrm{d}\sin x=x\sin x-\int \sin x\mathrm{d}x=x\sin x+\cos x+C .$$

例 4.33 求不定积分 $\int xe^x\mathrm{d}x$.

解 令 $x=u$ ，$\mathrm{d}v=e^x\mathrm{d}x$ ，则 $v=e^x$ ，
$$\int xe^x\mathrm{d}x=\int x\mathrm{d}e^x=xe^x-\int e^x\mathrm{d}x=xe^x-e^x+C .$$

在计算不定积分时，也可以不标明 u 和 $\mathrm{d}v$ 的取法，而直接运用分部积分公式 .

例 4.34 求不定积分 $\int x\ln x\mathrm{d}x$.

解 $\int x\ln x\mathrm{d}x = \frac{1}{2}\int \ln x\mathrm{d}x^2 = \frac{1}{2}x^2\ln x - \frac{1}{2}\int x^2 \cdot \frac{1}{x}\mathrm{d}x$

$= \frac{1}{2}x^2\ln x - \frac{1}{4}x^2 + C$.

例 4.35 求不定积分 $\int \arccos x\mathrm{d}x$.

解 $\int \arccos x\mathrm{d}x = x\arccos x + \int \frac{x}{\sqrt{1-x^2}}\mathrm{d}x$

$= x\arccos x - \frac{1}{2}\int \frac{\mathrm{d}(1-x^2)}{\sqrt{1-x^2}}$

$= x\arccos x - \sqrt{1-x^2} + C$.

例 4.36 求不定积分 $\int \ln\sqrt[3]{x-1}\mathrm{d}x$.

解 $\int \ln\sqrt[3]{x-1}\mathrm{d}x = \frac{1}{3}\int \ln(x-1)\mathrm{d}x$

$= \frac{1}{3}x\ln(x-1) - \frac{1}{3}\int x\mathrm{d}\ln(x-1)$

$= \frac{1}{3}x\ln(x-1) - \frac{1}{3}\int \frac{x}{x-1}\mathrm{d}x$

$= \frac{1}{3}x\ln(x-1) - \frac{1}{3}\int \left(1+\frac{1}{x-1}\right)\mathrm{d}x$

$= \frac{1}{3}x\ln(x-1) - \frac{1}{3}x - \frac{1}{3}\ln(x-1) + C$.

注意：分部积分法可以连续使用 .

例 4.37 求不定积分 $\int x^2e^x\mathrm{d}x$.

解 $\int x^2e^x\mathrm{d}x = \int x^2\mathrm{d}e^x = x^2e^x - 2\int xe^x\mathrm{d}x = x^2e^x - 2\int x\mathrm{d}e^x$

$= x^2e^x - 2xe^x + 2e^x + C$.

换元积分法和分部积分法可以结合起来一起使用 .

例 4.38 求不定积分 $\int e^{\sqrt{x}}\mathrm{d}x$.

解 设 $t=\sqrt{x}$ ，则 $\mathrm{d}x = 2t\mathrm{d}t$ ，

$\int e^{\sqrt{x}}\mathrm{d}x = \int e^t \cdot 2t\mathrm{d}t = 2te^t - 2e^t + C = 2\sqrt{x}e^{\sqrt{x}} - 2e^{\sqrt{x}} + C$.

例 4.39 求不定积分 $\int e^x\sin x\mathrm{d}x$.

解 设 $u=e^x$ ，$v'=\sin x$ ，

$\int e^x\sin x\mathrm{d}x = -e^x\cos x + \int e^x\cos x\mathrm{d}x$. （*）

例 4.39 的计算没有得到最终的积分结果,需再对第二部分使用一次分部积分法,注意到第二次使用分部法时要设 $u=e^x$, $v'=\cos x$,

$$\int e^x \cos x \mathrm{d}x = e^x \sin x - \int e^x \sin x \mathrm{d}x ,$$

代入(*),移项得

$$\int e^x \sin x \mathrm{d}x = \frac{1}{2}e^x(\sin x - \cos x) + C .$$

用分部积分法,常见的类型有

(1) $\int x^n e^{ax}\mathrm{d}x$,设 $u=x^n$, $\mathrm{d}v=e^{ax}\mathrm{d}x$,

$\int x^n \sin ax \mathrm{d}x$,设 $u=x^n$, $\mathrm{d}v=\sin ax\mathrm{d}x$,

$\int x^n \cos ax \mathrm{d}x$,设 $u=x^n$, $\mathrm{d}v=\cos ax\mathrm{d}x$;

(2) $\int x^n \ln x \mathrm{d}x$,设 $u=\ln x$, $\mathrm{d}v=x^n\mathrm{d}x$,

$\int x^n \arctan x \mathrm{d}x$,设 $u=\arctan x$, $\mathrm{d}v=x^n\mathrm{d}x$,

$\int x^n \arcsin x \mathrm{d}x$,设 $u=\arcsin x$, $\mathrm{d}v=x^n\mathrm{d}x$;

(3) $\int e^x \sin x \mathrm{d}x$, $\int e^x \cos x \mathrm{d}x$,设 $u=e^x$, $\mathrm{d}v=\sin x\mathrm{d}x$, $\mathrm{d}v=\cos x\mathrm{d}x$,

或 $u=\sin x$, $u=\cos x$, $\mathrm{d}v=e^x\mathrm{d}x$.

例 4.40 求不定积分 $\int x\arctan x \mathrm{d}x$.

解

$$\begin{aligned}\int x\arctan x\mathrm{d}x &= \frac{1}{2}\int \arctan x\mathrm{d}x^2 = \frac{1}{2}x^2\arctan x - \frac{1}{2}\int \frac{x^2}{1+x^2}\mathrm{d}x \\ &= \frac{1}{2}x^2\arctan x - \frac{1}{2}\int\left(1-\frac{1}{1+x^2}\right)\mathrm{d}x \\ &= \frac{1}{2}x^2\arctan x - \frac{1}{2}x + \frac{1}{2}\arctan x + C .\end{aligned}$$

例 4.41 求不定积分 $\int \sec^3 x\mathrm{d}x$.

解

$$\begin{aligned}\int \sec^3 x\mathrm{d}x &= \int \sec x\cdot\sec^2 x\mathrm{d}x = \int \sec x\mathrm{d}\tan x \\ &= \sec x\tan x - \int \tan^2 x\sec x\mathrm{d}x \\ &= \sec x\tan x - \int(\sec^2 x - 1)\sec x\mathrm{d}x \\ &= \sec x\tan x - \int \sec^3 x\mathrm{d}x + \int \sec x\mathrm{d}x \\ &= \sec x\tan x - \int \sec^3 x\mathrm{d}x + \ln|\sec x + \tan x| ,\end{aligned}$$

移项化简,得 $\int \sec^3 x\mathrm{d}x = \frac{1}{2}\sec x\tan x + \frac{1}{2}\ln|\sec x + \tan x| + C$.

例 4.42 求不定积分 $\int \sin\ln x\,dx$.

解 $\int \sin\ln x\,dx = x\sin\ln x - \int x\cos\ln x \cdot \frac{1}{x}dx$

$= x\sin\ln x - \int \cos\ln x\,dx$

$= x\sin\ln x - x\cos\ln x - \int x\sin\ln x \cdot \frac{1}{x}dx$,

移项化简,得 $\int \sin\ln x\,dx = \frac{x}{2}(\sin\ln x - \cos\ln x) + C$.

第四节 有理式的积分

所谓有理式是指由两个多项式的商所表示的函数.

设 $p(x)$ 与 $q(x)$ 为两个多项式,凡形如 $\frac{p(x)}{q(x)}$ 的函数,称为有理函数(有理分式),当 $q(x)$ 的次数比 $p(x)$ 的次数高时,$\frac{p(x)}{q(x)}$ 称为真分式,否则称为假分式.

一般地,有理函数(特别对于假分式)总可以利用多项式除法分解为多项式与真分式之和,即 $\frac{p(x)}{q(x)} = R(x) + \frac{p_1(x)}{q(x)}$,[$R(x)$ 为多项式,$p_1(x)$ 比 $q(x)$ 的次数低].

对于多项式积分已会求,因此关于有理函数的积分只需讨论真分式的积分. 而对于真分式有定理保证可以将其按分母因式分解成若干个真分式的代数和,也称为部分分式代数和.

具体方法可由下面定理给出.

定理 4.5 设 $\frac{p(x)}{q(x)} = \frac{a_0x^n + a_1x^{n-1} + \cdots + a_{n-1}x + a_n}{b_0x^m + b_1x^{m-1} + \cdots + b_{m-1}x + b_m}(n < m)$ 且

$q(x) = b_0(x-a)^{\alpha}\cdots(x-b)^{\beta}(x^2+px+q)^{\gamma}\cdots(x^2+rx+s)^{\delta}$,

则

$$\begin{aligned}\frac{p(x)}{q(x)} &= \frac{A_1}{(x-a)^{\alpha}} + \frac{A_2}{(x-a)^{\alpha-1}} + \cdots + \frac{A_{\alpha}}{x-a}\\ &+ \frac{B_1}{(x-b)^{\beta}} + \frac{B_2}{(x-b)^{\beta-1}} + \cdots + \frac{B_{\beta}}{(x-b)}\\ &+ \frac{m_1x+n_1}{(x^2+px+q)^{\gamma}} + \frac{m_2x+n_2}{(x^2+px+q)^{\gamma-1}} + \cdots + \frac{m_{\gamma}x+n_{\gamma}}{(x^2+px+q)} + \cdots\\ &+ \frac{r_1x+s_1}{(x^2+rx+s)^{\delta}} + \frac{r_2x+s_2}{(x^2+rx+s)^{\delta-1}} + \cdots + \frac{r_{\delta}x+s_{\delta}}{(x^2+rx+s)}.\end{aligned}$$

其中 $A_i, B_i, m_i, n_i, r_i, s_i$ 均为实常数.

常见的部分分式有以下四种形式,

(1) $\frac{A}{x-a}$;(2) $\frac{A}{(x-a)^k}$;(3) $\frac{Ax+B}{x^2+px+q}$;(4) $\frac{Ax+B}{(x^2+px+q)^k}$.

其中 A, B, a, p, q 为实数,k 为大于1的任意整数,x^2+px+q 无实根. 从而求任一真分式的不定积分,可归为求以上四类的积分.

对于上述真分式的不定积分.

(1) $\int \frac{A}{x-a}dx = A\ln|x-a| + C$;

(2) $\int \frac{A}{(x-a)^k}dx = -\frac{A}{k-1}\cdot\frac{1}{(x-a)^{k-1}} + C$,$(k=2,3,\cdots)$;

(3) 由 $x^2+px+q = \left(x+\frac{p}{2}\right)^2 + \left(q-\frac{p^2}{4}\right)$,令 $x+\frac{p}{2}=t$,$a^2 = q-\frac{p^2}{4}$,则有 $dx = dt$,

$$\int \frac{Ax+B}{x^2+px+q}\mathrm{d}x = \int \frac{At+\left(B-\frac{Ap}{2}\right)}{t^2+a^2}\mathrm{d}t$$

$$= \frac{A}{2}\ln(t^2+a^2)+\frac{1}{a}\left(B-\frac{Ap}{2}\right)\arctan\frac{t}{a}+C$$

$$= \frac{A}{2}\ln\left[\left(x+\frac{p}{2}\right)^2+a^2\right]+\frac{1}{a}\left(B-\frac{Ap}{2}\right)\arctan\frac{x+\frac{p}{2}}{a}+C.$$

例 4.43 将 $\frac{x+3}{x^2-3x+2}$ 分解为部分分式.

解 令 $\frac{x+3}{x^2-3x+2}=\frac{A}{x-1}+\frac{B}{x-2}$,解得 $A=-4,B=5$,

从而
$$\frac{x+3}{x^2-3x+2}=-\frac{4}{x-1}+\frac{5}{x-2}.$$

例 4.44 将 $\frac{1}{x(x-1)^2}$ 分解为部分分式.

解 令 $\frac{1}{x(x-1)^2}=\frac{A}{x}+\frac{B}{x-1}+\frac{C}{(x-1)^2}$,解得 $A=1,B=-1,C=1$,

从而
$$\frac{1}{x(x-1)^2}=\frac{1}{x}-\frac{1}{x-1}+\frac{1}{(x-1)^2}.$$

例 4.45 求不定积分 $\int\frac{x+3}{x^2-3x+2}\mathrm{d}x$.

解 $\int\frac{x+3}{x^2-3x+2}\mathrm{d}x=\int\left(\frac{5}{x-2}-\frac{4}{x-1}\right)\mathrm{d}x=5\ln|x-2|-4\ln|x-1|+C.$

例 4.46 求不定积分 $\int\frac{1}{x(x^2+1)}\mathrm{d}x$.

解 $\int\frac{1}{x(x^2+1)}\mathrm{d}x=\int\left(\frac{1}{x}-\frac{x}{1+x^2}\right)\mathrm{d}x=\ln|x|-\frac{1}{2}\ln(1+x^2)+C.$

例 4.47 求不定积分 $\int\frac{x^3}{x+3}\mathrm{d}x$.

解 $\int\frac{x^3}{x+3}\mathrm{d}x=\int\left(x^2-3x+9-\frac{27}{x+3}\right)\mathrm{d}x=\frac{1}{3}x^3-\frac{3}{2}x^2+9x-27\ln|x+3|+C.$

习 题 四

1. 计算下列不定积分:

(1) $\int 2^x e^x \pi^x \mathrm{d}x$;　(2) $\int\frac{(1-x)^2}{\sqrt{x}}\mathrm{d}x$;　(3) $\int\frac{2\cdot 3^x-5\cdot 2^x}{3^x}\mathrm{d}x$;

(4) $\int\frac{x^2}{1+x^2}\mathrm{d}x$;　(5) $\int\cos^2\frac{x}{2}\mathrm{d}x$;　(6) $\int\frac{1}{1+\cos 2x}\mathrm{d}x$.

2. 求下列不定积分：

(1) $\int \frac{1}{(2x-3)^2}\mathrm{d}x$； (2) $\int x\sqrt{x^2-5}\,\mathrm{d}x$； (3) $\int \frac{1}{x\ln x}\mathrm{d}x$；

(4) $\int \frac{1}{\sqrt{3-2x-x^2}}\mathrm{d}x$； (5) $\int \frac{1}{4+9x^2}\mathrm{d}x$； (6) $\int \frac{e^{\frac{1}{x}}}{x^2}\mathrm{d}x$；

(7) $\int \frac{x-x^2}{4+x^2}\mathrm{d}x$； (8) $\int \frac{e^{2x}-1}{e^x-1}\mathrm{d}x$； (9) $\int \sin^2 3x\,\mathrm{d}x$；

(10) $\int \frac{\sin x+\cos x}{\sqrt[3]{\sin x-\cos x}}\mathrm{d}x$； (11) $\int \frac{1}{\sin x\cos x}\mathrm{d}x$； (12) $\int \frac{\arctan\sqrt{x}}{\sqrt{x}(1+x)}\mathrm{d}x$.

3. 求下列不定积分：

(1) $\int x\sqrt{x-1}\,\mathrm{d}x$； (2) $\int \frac{x+1}{\sqrt[3]{3x+1}}\mathrm{d}x$； (3) $\int \frac{1}{\sqrt{16x^2+8x+5}}\mathrm{d}x$；

(4) $\int \frac{1}{1+\sqrt{1-x^2}}\mathrm{d}x$； (5) $\int \frac{1}{x\sqrt{4-x^2}}\mathrm{d}x$； (6) $\int \frac{1}{x\sqrt{x^2-9}}\mathrm{d}x$；

(7) $\int \frac{\sqrt{x^2-a^2}}{x}\mathrm{d}x$； (8) $\int \frac{x^2}{\sqrt{a^2-x^2}}\mathrm{d}x$.

4. 求下列不定积分：

(1) $\int xe^{-x}\mathrm{d}x$； (2) $\int x^2\ln x\,\mathrm{d}x$； (3) $\int \ln^2 x\,\mathrm{d}x$；

(4) $\int \frac{\ln^3 x}{x^2}\mathrm{d}x$； (5) $\int x\sin x\cos x\,\mathrm{d}x$； (6) $\int x\arctan x\,\mathrm{d}x$；

(7) $\int (\arcsin x)^2\mathrm{d}x$； (8) $\int e^{-x}\cos x\,\mathrm{d}x$.

5. 求下列不定积分：

(1) $\int \frac{x+1}{x^2+4x+13}\mathrm{d}x$； (2) $\int \frac{1}{x^4-x^2}\mathrm{d}x$；

(3) $\int \frac{2x^2-5}{x^4-5x^2+6}\mathrm{d}x$； (4) $\int \frac{1}{(x^2+1)(x^2+x)}\mathrm{d}x$.

6. 求下列不定积分：

(1) $\int \tan^4 x\,\mathrm{d}x$； (2) $\int \tan^3 x\sec x\,\mathrm{d}x$； (3) $\int x\sin\sqrt{x}\,\mathrm{d}x$；

(4) $\int \arctan(1+\sqrt{x})\,\mathrm{d}x$； (5) $\int \sqrt{1-x^2}\arcsin x\,\mathrm{d}x$； (6) $\int \frac{\sqrt{2x+1}}{x^2}\mathrm{d}x$；

(7) $\int \frac{1}{x+\sqrt{1-x^2}}\mathrm{d}x$； (8) $\int \frac{1}{\sqrt{1+e^x}}\mathrm{d}x$.

7. 求通过点 $(e^2,3)$，且在任一点处的切线斜率等于该点横坐标的倒数的曲线方程.

8. 已知某药品产量 $f(t)$ 的变化率 $g(t)$ 是时间 t 的函数 $g(t)=at+b$（a,b 是常数），设此种药品 t 时的产量函数为 $f(t)$，已知 $f(0)=0$，求 $f(t)$.

第五章 定积分及其应用

The definite integral and its application

案例 5-1

在正常人血液中胰岛素的含量受当前血糖含量的影响．当血糖浓度增加时，由胰岛 B 细胞分泌的胰岛素在血液中的含量便会增加，待发挥完作用之后，胰岛素的生物活性下降并呈现出指数衰减．在一项实验中，患者通过节制饮食以降低血糖浓度，同时注入适量胰岛素，实验中测到的血液中胰岛素浓度 $C(t)$(单位/毫升)符合如下函数：

$$C(t)=\begin{cases}10t-t^2, & 0\leqslant t\leqslant 5.\\ 25e^{-k(t-5)}, & t>5.\end{cases}$$

其中 $k=\dfrac{1}{20}\ln 2$，时间 t 的单位为分钟．

问题：

试问在 1 小时内胰岛素的平均浓度为多少？

案例 5-2 （药效测量）

口服药物必须先进入血液循环，然后才能被运送到肌体的各个部位发挥作用，一种典型的吸收率函数具有如下的形式：$f(t)=kt(t-b)$，$(0\leqslant t\leqslant b)$，$t$ 为时间，k，b 为常数．

问题：

药物吸收的总量是多少？

定积分的思想在古代数学家的工作中，就已经有了萌芽．比如古希腊时期阿基米德在公元前 240 年左右，就曾用求和的方法计算过抛物线弓形及其他图形的面积．公元 263 年我国刘徽提出的割圆术，也是基于同一思想．在历史上，积分观念的形成比微分要早．但是直到牛顿和莱布尼茨的工作出现之前(17 世纪下半叶)，有关定积分的种种结果还是孤立零散的，比较完整的定积分理论还未能形成，直到牛顿-莱布尼茨公式建立．

第一节　定积分的概念及性质

一、两个引入问题

1. 曲边梯形的面积

曲边梯形是由三条直线及一条曲线围成的图形，如图 5.1 所示．

设 $y=f(x)$ 在 $[a,b]$ 上非负连续，由直线 $x=a$，$x=b$，$y=0$ 及曲线 $y=f(x)$ 所围成的图形，称为曲边梯形．

现在我们讨论曲边梯形面积的求法，由于曲边梯形有一曲边，故不能简单地像矩形那样用底乘高来求其面积．然而，曲边梯形的高 $f(x)$ 在闭区间 $[a,b]$ 上是连续变化的，故可采用以下四个步骤(图 5.2)．

(1) 分割：在区间 $[a,b]$ 中任意插入 $n-1$ 个分点

$$a=x_0<x_1<x_2\cdots<x_{n-1}<x_n=b,$$

把 $[a,b]$ 分成 n 个小区间 $[x_{i-1},x_i]$，它们的长度记为

$$\Delta x_i=x_i-x_{i-1},(i=1,2,\cdots,n).$$

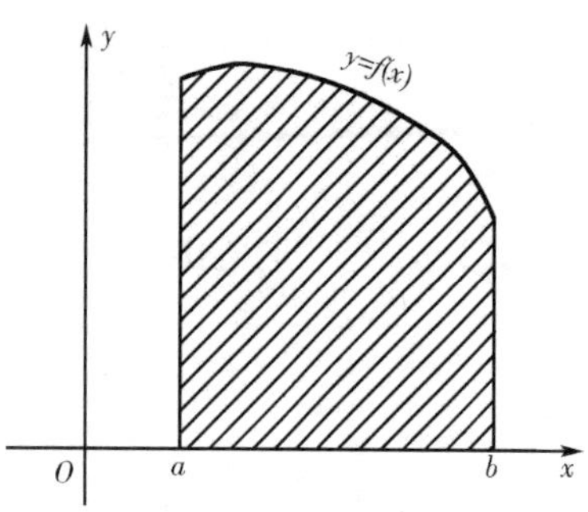

图 5.1

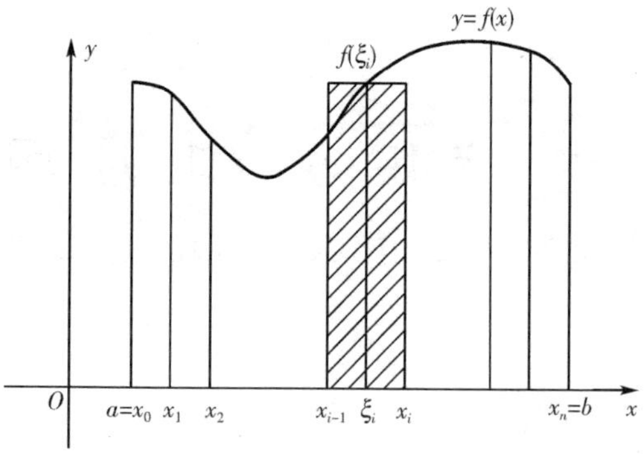

图 5.2

(2) 近似代换:经过每一个分点作平行于 y 轴的直线段,把曲边梯形分成 n 个窄曲边梯形,在每个小区间$[x_{i-1},x_i]$上任取一点 ξ_i ,以$[x_{i-1},x_i]$为底,$f(\xi_i)$ 为高的窄边矩形近似替代第 i 个窄曲边梯形($i=1,2,\cdots,n$).

(3) 求和:把这样得到的 n 个窄矩形面积之和作为所求曲边梯形面积 A 的近似值,即

$$A \approx f(\xi_1)\Delta x_1 + f(\xi_2)\Delta x_2 + \cdots + f(\xi_n)\Delta x_n = \sum_{i=1}^{n} f(\xi_i)\Delta x_i .$$

(4) 取极限:设 $\lambda = \max\{\Delta x_1,\Delta x_2,\cdots\Delta x_n\}$,$\lambda \to 0$ 时,可得曲边梯形的面积

$$A = \lim_{\lambda\to 0}\sum_{i=1}^{n} f(\xi_i)\Delta x_i .$$

2. 变速直线运动的路程

设某物体做直线运动,已知速度 $v=v(t)$ 是时间间隔$[T_1,T_2]$上 t 的连续函数,且 $v(t)\geqslant 0$,计算在这段时间内物体所经过的路程 s .

(1) 分割:在$[T_1,T_2]$内任意插入 $n-1$ 个分点

$$T_1=t_0<t_1<t_2<\cdots t_{i-1}<t_i<\cdots<t_n=T_2 ,$$

把$[T_1,T_2]$分成 n 个小段,记第 i 小段$[t_{i-1},t_i]$,长度为 $\Delta t_i=t_i-t_{i-1}$,相应的路程为 Δs_i .

(2) 近似代换:在$[t_{i-1},t_i]$上任取一个时刻 $\tau_i(t_{i-1}\leqslant\tau_i\leqslant t_i)$,以 τ_i 时的速度 $v(\tau_i)$ 来代替$[t_{i-1},t_i]$上各个时刻的速度,则得

$$\Delta s_i \approx v(\tau_i)\Delta t_i ,\ (i=1,2,\cdots,n).$$

(3) 求和:

$$s \approx v(\tau_1)\Delta t_1 + v(\tau_2)\Delta t_2 + \cdots + v(\tau_n)\Delta t_n = \sum_{i=1}^{n} v(\tau_i)\Delta t_i .$$

(4) 取极限:设 $\lambda=\max\{\Delta t_1,\Delta t_2,\cdots,\Delta t_n\}$,当 $\lambda\to 0$ 时,得

$$s = \lim_{\lambda\to 0}\sum_{i=1}^{n} v(\tau_i)\Delta t_i .$$

二、定积分的概念与几何意义

1. 定积分的概念

由上述两例可见,虽然所计算的量不同,但它们都取决于一个函数及其自变量的变化区间,其次它们的计算方法与步骤都相同,可归纳为如下四步:①分割;②近似替换;③求和;④取极限.

将这种方法加以精确叙述得到定积分的定义.

定义 5.1 设函数 $f(x)$ 在$[a,b]$上有界,在$[a,b]$中任意插入 $n-1$ 个分点

$$a=x_0<x_1<x_2\cdots<x_{n-1}<x_n=b ,$$

把区间$[a,b]$分成 n 个小区间,记 $\Delta x_i = x_i - x_{i-1}$ ($i = 1,2,\cdots,n$),在每个小区间$[x_{i-1},x_i]$上任取一点 $\xi_i(x_{i-1}\leqslant\xi_i\leqslant x_i)$,对应函数值为 $f(\xi_i)$,作小区间长度 Δx_i 与 $f(\xi_i)$ 的乘积 $f(\xi_i)\Delta x_i(i=1,2,\cdots,n)$,并求和

$$S=\sum_{i=1}^{n} f(\xi_i)\Delta x_i ,$$

记 $\lambda=\max\limits_{1\leqslant i\leqslant n}\{\Delta x_i\}$，如果不论对 $[a,b]$ 怎样分法，也不论在小区间 $[x_{i-1},x_i]$ 上点 ξ_i 怎样取法，只要当 $\lambda\to0$ 时，和式 S 总趋于确定的极限 I，这时我们称这个极限 I 为函数 $f(x)$ 在区间 $[a,b]$ 上的**定积分**(definite integral)，记作 $\int_a^b f(x)\mathrm{d}x$，即

$$\int_a^b f(x)\mathrm{d}x=I=\lim_{\lambda\to0}\sum_{i=1}^n f(\xi_i)\Delta x_i. \tag{5-1}$$

其中 $f(x)$ 叫做**被积函数**(integrand)，$f(x)\mathrm{d}x$ 叫做**被积表达式**(integral formula)，x 叫做**积分变量**(integral variable)，a 叫做**积分下限**(lower limit of integration)，b 叫做**积分上限**(upper limit of integration)，$[a,b]$ 叫做**积分区间**(interval of integration)，$\sum\limits_{i=1}^n f(\xi_i)\Delta x_i$ 叫做**积分和**(sum of integration).

注意

(1) 定积分是一个和式的极限，是一个定数，它只与被积函数和积分上、下限有关，与积分变量无关，即：

$$\int_a^b f(x)\mathrm{d}x=\int_a^b f(t)\mathrm{d}t=\int_a^b f(u)\mathrm{d}u.$$

(2) 为了定积分定义的完整性，规定：

$$\int_a^a f(x)\mathrm{d}x=0,\ \int_a^b f(x)\mathrm{d}x=-\int_b^a f(x)\mathrm{d}x.$$

函数可积的两个充分条件：

定理 5.1 设 $f(x)$ 在 $[a,b]$ 上连续，则 $f(x)$ 在 $[a,b]$ 上可积.

定理 5.2 设 $f(x)$ 在 $[a,b]$ 上有界，且只有有限个间断点，则 $f(x)$ 在 $[a,b]$ 上可积.

2. 定积分的几何意义

定积分的几何意义是介于 x 轴，函数 $f(x)$ 的图形及两条直线 $x=a$，$x=b$ 的各部分面积的代数和. 在 x 轴上方的面积取正号，在 x 轴下方的面积取负号，如图 5.3.

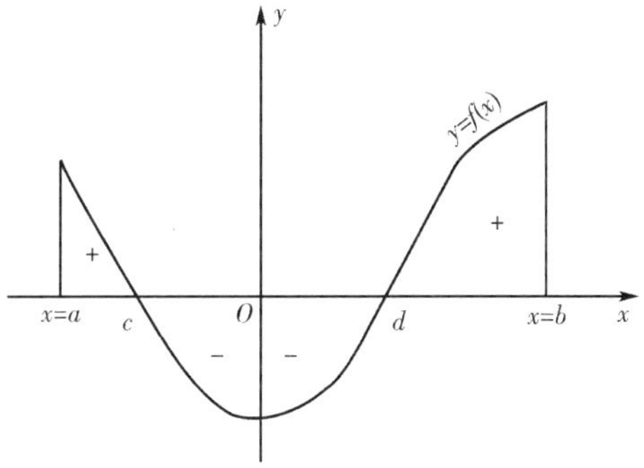

图 5.3

例 5.1 利用定积分的定义计算 $\int_0^1 x^2\mathrm{d}x$.

解 $f(x)=x^2$ 在 $[0,1]$ 上连续，故可积. 为方便计算，我们可以对区间 $[0,1]$ n 等分，取分点 $x_i=\frac{i}{n}$，$i=1,2,\cdots,n-1$，ξ_i 为小区间的右端点，故

$$\begin{aligned}\sum_{i=1}^n f(\xi_i)\Delta x_i&=\sum_{i=1}^n \xi_i^2\Delta x_i=\sum_{i=1}^n x_i^2\Delta x_i=\sum_{i=1}^n\left(\frac{i}{n}\right)^2\frac{1}{n}=\frac{1}{n^3}\sum_{i=1}^n i^2\\&=\frac{1}{n^3}\,\frac{1}{6}n(n+1)(2n+1)\\&=\frac{1}{6}\left(1+\frac{1}{n}\right)\left(2+\frac{1}{n}\right),\end{aligned}$$

$\lambda\to0$ 时 (即 $n\to\infty$ 时)，由定积分的定义得

$$\int_0^1 x^2\mathrm{d}x=\lim_{n\to\infty}\frac{1}{6}\left(1+\frac{1}{n}\right)\left(2+\frac{1}{n}\right)=\frac{1}{3}.$$

三、定积分的性质

性质 1 函数和(差)的定积分等于它们的定积分的和(差)，即

$$\int_a^b[f(x)\pm g(x)]\mathrm{d}x=\int_a^b f(x)\mathrm{d}x\pm\int_a^b g(x)\mathrm{d}x.$$

证明 $\int_a^b[f(x)\pm g(x)]\mathrm{d}x=\lim\limits_{\lambda\to0}\sum\limits_{i=1}^n[f(\xi_i)\pm g(\xi_i)]\Delta x_i$

$$= \lim_{\lambda \to 0} \sum_{i=1}^{n} f(\xi_i) \Delta x_i \pm \lim_{\lambda \to 0} \sum_{i=1}^{n} g(\xi_i) \Delta x_i$$
$$= \int_a^b f(x) \mathrm{d}x \pm \int_a^b g(x) \mathrm{d}x .$$

性质 2 被积函数的常数因子可以提到积分号外面,即

$$\int_a^b k f(x) \mathrm{d}x = k \int_a^b f(x) \mathrm{d}x \text{ ,(} k \text{ 是常数).}$$

性质 3 如果将积分区间分成两部分,则在整个区间上的定积分等于这两个区间上定积分之和,即设 $a < c < b$,则

$$\int_a^b f(x) \mathrm{d}x = \int_a^c f(x) \mathrm{d}x + \int_c^b f(x) \mathrm{d}x .$$

注意 无论 a,c,b 的相对位置如何,总有上述等式成立.

性质 4 如果在区间 $[a,b]$ 上,被积函数 $f(x) \equiv 1$,则

$$\int_a^b f(x) \mathrm{d}x = \int_a^b \mathrm{d}x = b - a .$$

性质 5 如果在区间 $[a,b]$ 上, $f(x) \geqslant 0$,则

$$\int_a^b f(x) \mathrm{d}x \geqslant 0 \text{ , } (a < b).$$

证明 因 $f(x) \geqslant 0$, 故 $f(\xi_i) \geqslant 0 (i = 1,2,3,\cdots,n)$,又因 $\Delta x_i \geqslant 0$, $(i = 1,2,\cdots,n)$,故

$$\sum_{i=1}^{n} f(\xi_i) \Delta x_i \geqslant 0 ,$$

设 $\lambda = \max\{\Delta x_1, \Delta x_2, \cdots, \Delta x_n\}$, $\lambda \to 0$ 时,得 $\int_a^b f(x) \mathrm{d}x \geqslant 0$.

推论 1 如果在 $[a,b]$ 上, $f(x) \leqslant g(x)$,则

$$\int_a^b f(x) \mathrm{d}x \leqslant \int_a^b g(x) \mathrm{d}x \text{ , } (a < b).$$

推论 2 $\left| \int_a^b f(x) \mathrm{d}x \right| \leqslant \int_a^b |f(x)| \mathrm{d}x$.

性质 6 设 M 与 m 分别是函数 $f(x)$ 在 $[a,b]$ 上的最大值及最小值,则

$$m(b-a) \leqslant \int_a^b f(x) \mathrm{d}x \leqslant M(b-a) \text{ , } (a < b).$$

性质 7(定积分中值定理) 如果函数 $f(x)$ 在闭区间 $[a,b]$ 上连续,则在积分区间 $[a,b]$ 上至少存在一点 ξ ,使下式成立:

$$\int_a^b f(x) \mathrm{d}x = f(\xi)(b-a) \text{ ,(} a \leqslant \xi \leqslant b \text{).}$$

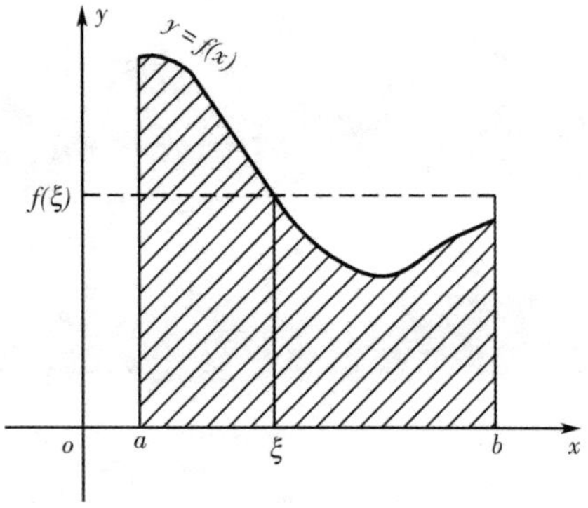

图 5.4

证明 利用性质 6,再由闭区间上连续函数的介值定理,知在 $[a,b]$ 上至少存在一点 ξ ,使

$$f(\xi) = \frac{1}{b-a} \int_a^b f(x) \mathrm{d}x ,$$

即

$$\int_a^b f(x) \mathrm{d}x = f(\xi)(b-a) .$$

显然无论 $a < b$,还是 $a > b$,上述等式恒成立.

这个性质的几何意义是,如果函数 $f(x) \geqslant 0$,连续曲线 $y = f(x)$, x 轴与直线 $x = a$, $x = b$ 所围成的曲边梯形的面积等于以 $[a,b]$ 上的某一点 ξ 的函数值 $f(\xi)$ 为高,以 $b - a$ 为宽的矩形面积, $f(\xi)$ 称为函数 $f(x)$ 在 $[a,b]$ 上的平均值(图 5.4). 这是求有限个数的平均值的拓广.

即 $f(x)$ 的平均值为 $\overline{f(x)} = f(\xi) = \dfrac{\int_a^b f(x) \mathrm{d}x}{b-a}$.

第二节 微积分基本公式

一、变速直线运动中位置函数与速度函数之间的联系

设物体在一直线上运动，在这直线上取定原点，正方向，单位长度，使其成为一数轴，时刻 t 时物体所在的位置为 $s(t)$，速度为 $v(t)$．物体在时间间隔 $[T_1,T_2]$ 内经过的路程为

$$\int_{T_1}^{T_2} v(t)\mathrm{d}t,$$

另一方面，这段路程也是函数 $s(t)$ 在区间 $[T_1,T_2]$ 的增量，即

$$s(T_2)-s(T_1),$$

故

$$\int_{T_1}^{T_2} v(t)\mathrm{d}t = s(T_2)-s(T_1).$$

注意到 $s'(t)=v(t)$，即 $s(t)$ 是 $v(t)$ 的原函数．

二、积分上限函数及其导数

定义 5.2 设 $f(x)$ 在 $[a,b]$ 上连续，并且 x 为 $[a,b]$ 上任一点，则称

$$\Phi(x)=\int_a^x f(t)\mathrm{d}t$$

为**变上限积分函数**．

函数 $\Phi(x)$ 具有如下性质：

定理 5.3 如果函数 $f(x)$ 在区间 $[a,b]$ 上连续，则积分上限函数

$$\Phi(x)=\int_a^x f(t)\mathrm{d}t,$$

在 $[a,b]$ 上具有导数，并且它的导数是

$$\Phi'(x)=\frac{\mathrm{d}}{\mathrm{d}x}\int_a^x f(t)\mathrm{d}t = f(x),(a\leqslant x\leqslant b).$$

证明 给 x 以改变量 Δx，则函数 $\Phi(x)$ 相应的改变量为

$$\begin{aligned}\Delta\Phi(x)&=\Phi(x+\Delta x)-\Phi(x)\\&=\int_a^{x+\Delta x} f(t)\mathrm{d}t-\int_a^x f(t)\mathrm{d}t\\&=\int_x^{x+\Delta x} f(t)\mathrm{d}t=f(\xi)\Delta x,\ \xi\in(x,x+\Delta x).\end{aligned}$$

（注：在 $[x,x+\Delta x]$ 上应用积分中值定理）

则有

$$\frac{\Delta\Phi(x)}{\Delta x}=f(\xi),$$

从而有

$$\lim_{\Delta x\to 0}\frac{\Delta\Phi(x)}{\Delta x}=\lim_{\xi\to x} f(\xi)=f(x),$$

即

$$\Phi'(x)=f(x).$$

由此可见，尽管定积分与不定积分的概念是完全不同的，但二者之间存在着密切的联系，这种联系使得微积分学成为一体．同时，由定理 5.3 可得下面结论：

定理 5.4 如果函数 $f(x)$ 在区间 $[a,b]$ 上连续，则函数

$$\Phi(x)=\int_a^x f(t)\mathrm{d}t$$

是 $f(x)$ 的一个原函数．

积分上限函数的几何意义为图 5.5 中阴影部分的面积．

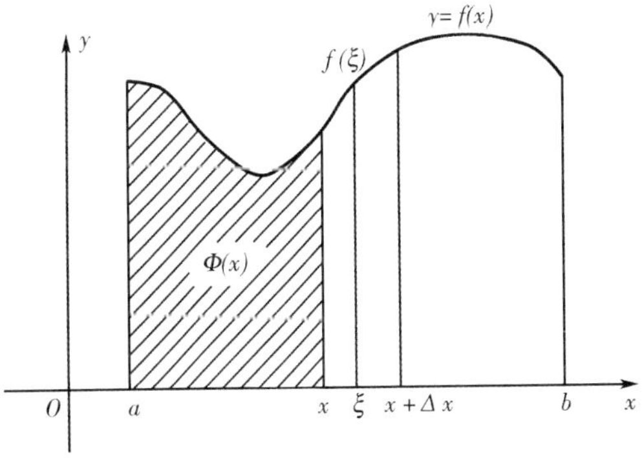

图 5.5

注意 (1) 定理说明了连续函数的原函数一定存在．

(2) 指出了定积分与原函数的关系.

例 5.2 设函数 $\Phi(x)=\int_a^x te^{-t^2}\mathrm{d}t$，求 $\Phi'(x)$

解 根据积分上限函数的性质，有 $\Phi'(x)=xe^{-x^2}$.

例 5.3 设 $\Phi(x)=\int_0^{x^2}\sqrt{1+t^2}\,\mathrm{d}t$，求 $\Phi'(x)$.

解 令 $\Phi(x)=\int_0^u\sqrt{1+t^2}\,\mathrm{d}t$，$u=x^2$，根据积分上限函数的性质及复合函数求导法则，得

$$\Phi'(x)=\sqrt{1+u^2}\cdot 2x=2x\sqrt{1+x^4}.$$

例 5.4 求 $\lim\limits_{x\to 0}\dfrac{\int_{\cos x}^1 e^{-t^2}\mathrm{d}t}{x^2}$.

解 这是一个 $\dfrac{0}{0}$ 型，应用洛必达法则来计算，令 $u=\cos x$，则分子的导数为

$$\frac{\mathrm{d}}{\mathrm{d}x}\int_{\cos x}^1 e^{-t^2}\mathrm{d}t=-\frac{\mathrm{d}}{\mathrm{d}x}\int_1^{\cos x}e^{-t^2}\mathrm{d}t=-\left[\frac{\mathrm{d}}{\mathrm{d}u}\int_1^u e^{-t^2}\mathrm{d}t\right]\cdot u'_x$$

$$=(-e^{-u^2})(-\sin x)=\sin xe^{-\cos^2 x}.$$

因此，$\lim\limits_{x\to 0}\dfrac{\int_{\cos x}^1 e^{-t^2}\mathrm{d}t}{x^2}=\lim\limits_{x\to 0}\dfrac{\sin xe^{-\cos^2 x}}{2x}=\dfrac{1}{2e}$.

三、牛顿-莱布尼茨公式

定理 5.5 如果函数 $F(x)$ 是连续函数 $f(x)$ 在区间 $[a,b]$ 上的一个原函数，则

$$\int_a^b f(x)\mathrm{d}x=F(b)-F(a). \tag{5-2}$$

证明 因 $F(x)$ 与 $\Phi(x)$ 均是 $f(x)$ 原函数，故

$$F(x)-\Phi(x)=C,(a\leqslant x\leqslant b).$$

令 $x=a$，得

$$F(a)-\Phi(a)=F(a)=C,$$

即

$$F(x)-\Phi(x)=F(a),$$

或

$$\int_a^x f(x)\mathrm{d}x=F(x)-F(a).$$

令 $x=b$，得

$$\int_a^b f(x)\mathrm{d}x=F(b)-F(a).$$

为方便起见，$F(b)-F(a)$ 可记作 $F(x)\big|_a^b$ 或 $[F(x)]_a^b$.

公式变为

$$\int_a^b f(x)\mathrm{d}x=F(x)\big|_a^b=F(b)-F(a).$$

公式(5-2)称为**牛顿-莱布尼茨**(Newton-Leibniz)**公式，或微积分基本公式**.

例 5.5 计算 $\int_0^1 x^2\mathrm{d}x$.

解 $\int_0^1 x^2\mathrm{d}x=\dfrac{x^3}{3}\Big|_0^1=\dfrac{1^3}{3}-\dfrac{0^3}{3}=\dfrac{1}{3}$.

例 5.6　计算 $\int_{-1}^{\sqrt{3}} \frac{1}{1+x^2} \mathrm{d}x$.

解　$\int_{-1}^{\sqrt{3}} \frac{1}{1+x^2} \mathrm{d}x = [\arctan x]_{-1}^{\sqrt{3}} = \frac{7}{12}\pi$.

例 5.7　计算 $\int_{-2}^{-1} \frac{\mathrm{d}x}{x}$.

解　$\int_{-2}^{-1} \frac{1}{x} \mathrm{d}x = [\ln|x|]_{-2}^{-1} = \ln 1 - \ln 2 = -\ln 2$.

例 5.8　(案例 5-1 解答)

解　求平均浓度，即为求 $\overline{C(t)}$ ，根据平均值的求法及定积分计算公式，得

$$\overline{C(t)} = \frac{1}{60}\int_0^{60} C(t)\mathrm{d}t = \frac{1}{60}\left[\int_0^5 (10t - t^2)\mathrm{d}t + \int_5^{60} 25e^{-k(t-5)}\mathrm{d}t\right] = 11.62 .$$

第三节　定积分的计算

一、定积分的换元法

定理 5.6　假设函数 $f(x)$ 在 $[a,b]$ 上连续，函数 $x=\varphi(t)$ 满足条件：

(1) $\varphi(\alpha)=a, \varphi(\beta)=b$ ；

(2) $\varphi(t)$ 在 $[\alpha,\beta]$（或 $[\beta,\alpha]$）上具有连续导数，且其值不越出 $[a,b]$ ，

则

$$\int_a^b f(x)\mathrm{d}x = \int_\alpha^\beta f[\varphi(t)]\varphi'(t)\mathrm{d}t . \tag{5-3}$$

证明　设 $F(x)$ 为 $f(x)$ 在 $[a,b]$ 上的一个原函数，则

$$\int_a^b f(x)\mathrm{d}x = F(b) - F(a) .$$

令 $\Phi(t)=F[\varphi(t)]$ ，则

$$\Phi'(x) = F'(\varphi(t))\varphi'(t) = f(\varphi(t))\varphi'(t) ,$$

即 $F[\varphi(t)]$ 为 $f[\varphi(t)]\varphi'(t)$ 的原函数，因此

$$\int_\alpha^\beta f[\varphi(t)]\varphi'(t)\mathrm{d}t = F[\varphi(\beta)] - F[\varphi(\alpha)] = F(b) - F(a) = \int_a^b f(x)\mathrm{d}x .$$

注：在定积分的换元法中，一定要记住换元必换限 .

例 5.9　计算 $\int_0^4 \frac{1}{1+\sqrt{x}} \mathrm{d}x$.

解　为了去掉被积函数中的根号，做变换 $\sqrt{x}=t$ ，于是，$x=t^2$，$\mathrm{d}x=2t\mathrm{d}t$ ，且当 $x=0$ 时，$t=0$；$x=4$ 时，$t=2$. 由定积分的换元积分公式得到

$$\int_0^4 \frac{1}{1+\sqrt{x}} \mathrm{d}x = \int_0^2 \frac{2t}{1+t} \mathrm{d}t = 2\int_0^2 \left(1 - \frac{1}{1+t}\right) \mathrm{d}t = 2[t - \ln(1+t)]_0^2 = 2(2-\ln 3) .$$

例 5.10 计算$\int_0^a \sqrt{a^2-x^2}\,dx$，$(a>0)$.

解 设 $x=a\sin t$ 则 $dx=a\cos t\,dt$ 且 $x=0$ 时，$t=0$；$x=a$ 时，$t=\frac{\pi}{2}$. 因此

$$\int_0^a \sqrt{a^2-x^2}\,dx = a^2\int_0^{\frac{\pi}{2}} \cos^2 t\,dt = \frac{a^2}{2}\int_0^{\frac{\pi}{2}} (1+\cos 2t)\,dt$$

$$= \frac{a^2}{2}\left[t+\frac{1}{2}\sin 2t\right]_0^{\frac{\pi}{2}} = \frac{\pi a^2}{4}.$$

例 5.11 计算$\int_0^a \frac{1}{(x^2+a^2)^{3/2}}dx$，$(a>0)$.

解 作三角代换，令 $x=a\tan t$，则 $dx=a\sec^2 t\,dt$，当 $x=0$ 时，$t=0$；当 $x=a$ 时，$t=\frac{\pi}{4}$. 由定积分换元公式得

$$\int_0^a \frac{1}{(x^2+a^2)^{3/2}}dx = \int_0^{\frac{\pi}{4}} \frac{a\sec^2 t}{a^3\sec^3 t}dt = \frac{1}{a^2}\int_0^{\frac{\pi}{4}} \cos t\,dt = \frac{1}{a^2}\sin t\Big|_0^{\frac{\pi}{4}} = \frac{\sqrt{2}}{2a^2}.$$

例 5.12 证明

(1) 若 $f(x)$ 在 $[a,b]$ 上连续且为偶函数，则

$$\int_{-a}^a f(x)\,dx = 2\int_0^a f(x)\,dx.$$

(2) 若 $f(x)$ 在 $[a,b]$ 上连续且为奇函数，则

$$\int_{-a}^a f(x)\,dx = 0.$$

证明

$$\int_{-a}^a f(x)\,dx = \int_{-a}^0 f(x)\,dx + \int_0^a f(x)\,dx = -\int_a^0 f(-x)\,dx + \int_0^a f(x)\,dx$$

$$= \int_0^a f(-x)\,dx + \int_0^a f(x)\,dx = \int_0^a [f(x)+f(-x)]\,dx.$$

(1) $f(x)$ 为偶函数时，$f(x)+f(-x)=2f(x)$，

故

$$\int_{-a}^a f(x)\,dx = 2\int_0^a f(x)\,dx.$$

(2) $f(x)$ 为奇函数时，$f(x)+f(-x)=0$，

故

$$\int_{-a}^a f(x)\,dx = 0.$$

从几何上看，当函数 $f(x)$ 为偶函数时，图形关于 y 轴对称，不妨设 $f(x)\geqslant 0$，这时两边的面积相等；当 $f(x)$ 有正有负时，此结论也成立.

当 $f(x)$ 为奇函数时，图形关于原点对称，此时面积的代数和显然为零.

二、定积分的分部积分法

设 $u(x),v(x)$ 在 $[a,b]$ 上具有连续导数，则有

$$(uv)'=u'v+uv',$$

故

$$\int_a^b (uv)'\,dx = \int_a^b u'v\,dx + \int_a^b uv'\,dx,$$

或

$$\int_a^b u\,dv = [uv]_a^b - \int_a^b v\,du. \tag{5-4}$$

上式称为定积分的**分部积分公式**.

例 5.13 计算 $\int_0^{\frac{1}{2}} \arcsin x \mathrm{d}x$.

解 $u=\arcsin x, v=x$, 则

$$\begin{aligned}\int_0^{\frac{1}{2}} \arcsin x \mathrm{d}x &= [x\arcsin x]_0^{\frac{1}{2}} - \int_0^{\frac{1}{2}} \frac{x}{\sqrt{1-x^2}}\mathrm{d}x \\ &= \frac{1}{2}\arcsin\frac{1}{2} + \frac{1}{2}\int_0^{\frac{1}{2}} \frac{1}{\sqrt{1-x^2}}\mathrm{d}(1-x^2) \\ &= \frac{1}{2}\arcsin\frac{1}{2} + [\sqrt{1-x^2}]_0^{\frac{1}{2}} \\ &= \frac{\pi}{12}+\frac{\sqrt{3}}{2}-1.\end{aligned}$$

例 5.14 计算 $\int_{\frac{1}{e}}^{e} |\ln x| \mathrm{d}x$.

解 先利用定积分的性质,将积分分成两个区间的积分,再在各积分区间段里用分部积分公式.

$$\int_{\frac{1}{e}}^{e} |\ln x| \mathrm{d}x = -\int_{\frac{1}{e}}^{1} \ln x \mathrm{d}x + \int_1^e \ln x \mathrm{d}x = [-x\ln x + x]\Big|_{\frac{1}{e}}^{1} + [x\ln x - x]_1^e = 2-\frac{2}{e}.$$

例 5.15 计算 $\int_0^1 e^{\sqrt{x}} \mathrm{d}x$.

解 先换元,再用分部积分公式,设 $\sqrt{x}=t$, 则

$$\begin{aligned}\int_0^1 e^{\sqrt{x}}\mathrm{d}x &= \int_0^1 e^t \mathrm{d}t^2 = 2\int_0^1 te^t\mathrm{d}t \\ &= 2\int_0^1 t\mathrm{d}e^t = 2[te^t]_0^1 - 2\int_0^1 e^t\mathrm{d}t \\ &= 2e-2(e-1)=2.\end{aligned}$$

第四节 反常积分

前面所讨论的定积分,都是考虑在有限区间 $[a,b]$ 上的有界函数的积分. 然而,在实际应用中,还会遇到无穷区间上的积分,以及无界函数在有限区间上的积分,两者统称为反常积分,前者又称为无穷积分,后者又称为瑕积分.

一、无穷区间上的反常积分(无穷积分)

定义 5.3 设函数 $f(x)$ 在区间 $[a,+\infty)$ 上连续,取 $b>a$, 如果极限

$$\lim_{b\to+\infty}\int_a^b f(x)\mathrm{d}x$$

存在,则称此极限为函数 $f(x)$ 在无穷区间 $[a,+\infty)$ 上的**反常积分**(improper integral),记作 $\int_a^{+\infty} f(x)\mathrm{d}x$, 即

$$\int_a^{+\infty} f(x)\mathrm{d}x = \lim_{b\to+\infty}\int_a^b f(x)\mathrm{d}x. \tag{5-5}$$

这时也称反常积分 $\int_a^{+\infty} f(x)\mathrm{d}x$ **收敛**(converge);如果上述极限不存在,函数 $f(x)$ 在无穷区间 $[a,+\infty)$

上的反常积分 $\int_a^{+\infty} f(x)\mathrm{d}x$ 就没有意义，习惯上称为反常积分 $\int_a^{+\infty} f(x)\mathrm{d}x$ **发散**(diverge).

类似地，设函数 $f(x)$ 在区间 $(-\infty,b]$ 上连续，取 $a<b$，如果极限

$$\lim_{a\to-\infty}\int_a^b f(x)\mathrm{d}x$$

存在，则称此极限为函数 $f(x)$ 在无穷区间 $(-\infty,b]$ 上的反常积分，记作 $\int_{-\infty}^b f(x)\mathrm{d}x$，即

$$\int_{-\infty}^b f(x)\mathrm{d}x=\lim_{a\to-\infty}\int_a^b f(x)\mathrm{d}x. \tag{5-6}$$

这时也称反常积分 $\int_{-\infty}^b f(x)\mathrm{d}x$ 收敛；如果上述极限不存在，就称反常积分 $\int_{-\infty}^b f(x)\mathrm{d}x$ 发散.

设函数 $f(x)$ 在区间 $(-\infty,+\infty)$ 上连续，如果反常积分

$$\int_{-\infty}^0 f(x)\mathrm{d}x \text{ 和 } \int_0^{+\infty} f(x)\mathrm{d}x$$

都收敛，则称上述两反常积分之和为函数 $f(x)$ 在无穷区间 $(-\infty,+\infty)$ 上的反常积分，记作 $\int_{-\infty}^{+\infty} f(x)\mathrm{d}x$，即

$$\begin{aligned}\int_{-\infty}^{+\infty} f(x)\mathrm{d}x&=\int_{-\infty}^0 f(x)\mathrm{d}x+\int_0^{+\infty} f(x)\mathrm{d}x\\&=\lim_{a\to-\infty}\int_a^0 f(x)\mathrm{d}x+\lim_{b\to+\infty}\int_0^b f(x)\mathrm{d}x.\end{aligned} \tag{5-7}$$

这时也称反常积分 $\int_{-\infty}^{+\infty} f(x)\mathrm{d}x$ 收敛；否则就称反常积分 $\int_{-\infty}^{+\infty} f(x)\mathrm{d}x$ 发散.

例 5.16 计算反常积分 $\int_{-\infty}^{+\infty}\frac{1}{1+x^2}\mathrm{d}x$（图 5.6）.

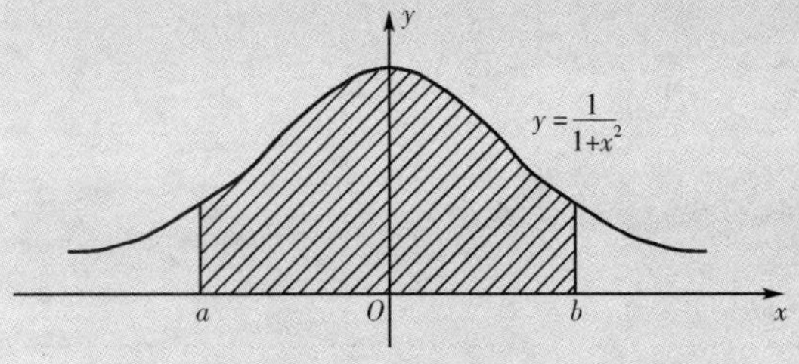

图 5.6

解
$$\begin{aligned}\int_{-\infty}^{+\infty}\frac{1}{1+x^2}\mathrm{d}x&=\int_{-\infty}^{0}\frac{1}{1+x^2}\mathrm{d}x+\int_{0}^{+\infty}\frac{1}{1+x^2}\mathrm{d}x\\&=\lim_{a\to-\infty}\int_a^0\frac{1}{1+x^2}\mathrm{d}x+\lim_{b\to+\infty}\int_0^b\frac{1}{1+x^2}\mathrm{d}x\\&=\lim_{a\to-\infty}[\arctan x]_a^0+\lim_{b\to+\infty}[\arctan x]_0^b\\&=0-\left(-\frac{\pi}{2}\right)+\frac{\pi}{2}-0=\pi.\end{aligned}$$

例 5.17 计算广义积分 $\int_0^{+\infty} te^{-pt}\mathrm{d}t$，（$p$ 是常数，且 $p>0$）.

解
$$\begin{aligned}\int_0^{+\infty} te^{-pt}\mathrm{d}t&=\lim_{b\to+\infty}\int_0^b te^{-pt}\mathrm{d}t\\&=\lim_{b\to+\infty}\left[\left(-\frac{t}{p}e^{-pt}\Big|_0^b\right)+\frac{1}{p}\int_0^b e^{-pt}\mathrm{d}t\right]\\&=\lim_{b\to+\infty}\left(-\frac{b}{p}e^{-pb}\right)+\lim_{b\to+\infty}\left(-\frac{1}{p^2}e^{-pt}\Big|_0^b\right)\\&=\lim_{b\to+\infty}\left(\frac{1}{p^2}-\frac{1}{p^2}e^{-pb}\right)=\frac{1}{p^2}.\end{aligned}$$

注：$\lim\limits_{t\to+\infty} te^{-pt}=\lim\limits_{t\to+\infty}\frac{t}{e^{pt}}=\lim\limits_{t\to+\infty}\frac{1}{pe^{pt}}=0$，$(p>0)$.

例 5.18　证明反常积分 $\int_1^{+\infty}\frac{1}{x^p}\mathrm{d}x$，当 $p>1$ 时收敛，当 $p\leqslant 1$ 时发散.

证明　当 $p=1$ 时

$$\int_1^{+\infty}\frac{1}{x^p}\mathrm{d}x=\int_1^{+\infty}\frac{1}{x}\mathrm{d}x=[\ln x]_1^{+\infty}=+\infty.$$

当 $p\neq 1$ 时

$$\int_1^{+\infty}\frac{1}{x^p}\mathrm{d}x=\left[\frac{x^{1-p}}{1-p}\right]_1^{+\infty}=\begin{cases}+\infty, p<1.\\ \dfrac{1}{p-1}, p>1.\end{cases}$$

因此，当 $p>1$ 时收敛，当 $p\leqslant 1$ 时发散.

二、无界函数的反常积分（瑕积分）

定义 5.4　$f(x)$ 定义在区间 $(a,b]$ 上，在点 a 的任一右邻域内无界，但在任何内闭区间 $[u,b]\subset(a,b]$ 上有界且可积. 如果极限 $\lim\limits_{u\to a^+}\int_u^b f(x)\mathrm{d}x$ 存在，则称此极限为**无界函数** $f(x)$ 在 $(a,b]$ 上的**反常积分**，记作

$$\int_a^b f(x)\mathrm{d}x=\lim_{u\to a^+}\int_u^b f(x)\mathrm{d}x. \tag{5-8}$$

并称反常积分 $\int_a^b f(x)\mathrm{d}x$ **收敛**. 如果极限 $\lim\limits_{u\to a^+}\int_u^b f(x)\mathrm{d}x$ 不存在，则称反常积分 $\int_a^b f(x)\mathrm{d}x$ **发散**.

在定义 5.4 中，被积函数 $f(x)$ 在点 a 的邻域内是无界的，这时点 a 称为 $f(x)$ 的**瑕点**，而无界函数反常积分 $\int_a^b f(x)\mathrm{d}x$ 又称为**瑕积分**.

类似地，可定义瑕点为 b 时的瑕积分：

$$\int_a^b f(x)\mathrm{d}x=\lim_{u\to b^-}\int_a^u f(x)\mathrm{d}x. \tag{5-9}$$

其中 $f(x)$ 在 $[a,b)$ 有定义，在点 b 的任一左邻域内无界，但在任何 $[a,u]\subset[a,b)$ 上可积.

若 $f(x)$ 的瑕点 $c\in(a,b)$，则定义瑕积分

$$\begin{aligned}\int_a^b f(x)\mathrm{d}x&=\int_a^c f(x)\mathrm{d}x+\int_c^b f(x)\mathrm{d}x\\&=\lim_{u\to c^-}\int_a^u f(x)\mathrm{d}x+\lim_{v\to c^+}\int_v^b f(x)\mathrm{d}x.\end{aligned} \tag{5-10}$$

其中 $f(x)$ 在 $[a,c)\cup(c,b]$ 上有定义，在点 c 的邻域内无界，但在任何 $[a,u]\subset[a,c)$ 和 $[v,b]\subset(c,b]$ 上都可积. 当且仅当右边两个瑕积分都收敛时，左边的瑕积分才是收敛的.

例 5.19　计算反常积分 $\int_0^a\frac{\mathrm{d}x}{\sqrt{a^2-x^2}}$，$(a>0)$.

解　$$\begin{aligned}\int_0^a\frac{\mathrm{d}x}{\sqrt{a^2-x^2}}&=\lim_{t\to a^-}\int_0^t\frac{\mathrm{d}x}{\sqrt{a^2-x^2}}\\&=\lim_{t\to a^-}\left[\arcsin\frac{x}{a}\right]_0^t=\lim_{t\to a^-}\left[\arcsin\frac{t}{a}-0\right]=\arcsin 1=\frac{\pi}{2}.\end{aligned}$$

例 5.20　讨论反常积分 $\int_{-1}^1\frac{1}{x^2}\mathrm{d}x$ 的收敛性.

解　$\int_{-1}^1\frac{1}{x^2}\mathrm{d}x=\int_{-1}^0\frac{1}{x^2}\mathrm{d}x+\int_0^1\frac{1}{x^2}\mathrm{d}x.$

由于

$$\lim_{t\to0^-}\int_{-1}^{t}\frac{1}{x^2}dx=\lim_{t\to0^-}\left[-\frac{1}{x}\right]_{-1}^{t}=\lim_{t\to0^-}\left[-\frac{1}{t}-1\right]=+\infty,$$

故反常积分 $\int_{-1}^{1}\frac{1}{x^2}dx$ 发散.

例 5.21 证明反常积分 $\int_a^b\frac{dx}{(x-a)^q}$ 当 $q<1$ 时收敛;当 $q\geqslant1$ 时发散.

证明 当 $q=1$ 时 $\int_a^b\frac{dx}{x-a}=\lim\limits_{t\to a^+}[\ln(x-a)]_t^b=+\infty$,发散.

当 $q\neq1$ 时

$$\int_a^b\frac{dx}{(x-a)^q}=\lim_{t\to a^+}\left[\frac{(x-a)^{1-q}}{1-q}\right]_t^b=\begin{cases}\dfrac{(b-a)^{1-q}}{1-q},q<1.\\+\infty,q>1.\end{cases}$$

故命题得证.

第五节 定积分的应用

一、定积分的元素法

设 $f(x)$ 在区间 $[a,b]$ 上连续,且 $f(x)\geqslant0$,求以曲线 $y=f(x)$ 为曲边,底为 $[a,b]$ 的曲边梯形的面积 A. 步骤如下:

(1) 化整为零:用任意一组分点 $a=x_0<x_1<\cdots<x_{i-1}<x_i<\cdots<x_n=b$,将区间分成 n 个小区间 $[x_{i-1},x_i]$,$i=1,2,\cdots,n$,其长度为

$$\Delta x_i=x_i-x_{i-1},(i=1,2,\cdots,n),$$

记 $\lambda=\max\{\Delta x_1,\Delta x_2,\cdots,\Delta x_n\}$.

相应地,曲边梯形被划分成 n 个窄曲边梯形,第 i 个窄曲边梯形的面积记为

$$\Delta A_i,\ i=1,2,\cdots,n.$$

于是

$$A=\sum_{i=1}^{n}\Delta A_i$$

(2) 以不变高代替变高,以矩形代替曲边梯形,给出"零"的近似值

$$\Delta A_i\approx f(\xi_i)\Delta x_i,\xi_i\in[x_{i-1},x_i],(i=1,2,\cdots,n).$$

(3) 积零为整,给出"整"的近似值 A

$$A\approx\sum_{i=1}^{n}f(\xi_i)\Delta x_i.$$

(4) 取极限,使近似值向精确值转化

$$A=\lim_{\lambda\to0}\sum_{i=1}^{n}f(\xi_i)\Delta x_i=\int_a^b f(x)dx.$$

上述做法蕴涵如下两个实质性的问题:

(1) 若将 $[a,b]$ 分成部分区间 $[x_{i-1},x_i]$,$(i=1,2,\cdots,n)$,则 A 相应地分成部分量 ΔA_i,$(i=1,2,\cdots,n)$,而

$$A=\sum_{i=1}^{n}\Delta A_i.$$

这表明:所求量 A 对于区间 $[a,b]$ 具有可加性.

(2) 用 $f(\xi_i)\Delta x_i$ 近似 ΔA_i,误差应是 Δx_i 的高阶无穷小.

只有这样,和式 $\sum_{i=1}^{n} f(\xi_i)\Delta x_i$ 的极限才是精确值 A . 故关键是确定

$$\Delta A_i \approx f(\xi_i)\Delta x_i .$$

通过对求曲边梯形面积问题的回顾、分析与提炼,可以给出用定积分计算某个量的条件与步骤 . 即定积分的元素法 .

1. 能用定积分计算的量 U,应满足下列三个条件

(1) U 与变量 x 的变化区间 $[a,b]$ 有关;

(2) U 对于区间 $[a,b]$ 具有可加性;

(3) U 的部分量 ΔU_i 可近似地表示成 $f(\xi_i)\cdot\Delta x_i$.

2. 写出计算 U 的定积分表达式步骤

(1) 根据问题,选取一个变量 x (或其他)为积分变量,并确定它的变化区间 $[a,b]$;

(2) 设想将区间 $[a,b]$ 分成若干小区间,取其中的任一小区间 $[x,x+\mathrm{d}x]$,求出它所对应的部分量 ΔU 的近似值

$$\Delta U \approx f(x)\mathrm{d}x \text{ , } f(x) \text{ 为 } [a,b] \text{ 上的连续函数,}$$

则称 $f(x)\mathrm{d}x$ 为**量 U 的元素**(**或微元**),且记作 $\mathrm{d}U=f(x)\mathrm{d}x$.

(3) 以 U 的元素 $\mathrm{d}U$ 作被积表达式,以 $[a,b]$ 为积分区间,得

$$U=\int_a^b f(x)\mathrm{d}x \text{ ,}$$

这个方法叫做元素法,其实质是找出 U 的微元 $\mathrm{d}U$ 的微分表达式

$$\mathrm{d}U=f(x)\mathrm{d}x,(a\leqslant x\leqslant b) .$$

因此,也称此法为**微元法** .

二、平面图形的面积

1. 直角坐标系下的面积公式

(1) X-型:由曲线 $y=f(x)[f(x)\geqslant 0]$,直线 $x=a$ 、$x=b$ ($a<b$)以及 x 轴所围成的曲边梯形面积 A .

$$A=\int_a^b f(x)\mathrm{d}x \text{ ,其中 } f(x)\mathrm{d}x \text{ 为面积元素 .}$$

由曲线 $y=f(x)$ 与 $y=g(x)$ 及直线 $x=a$,$x=b$ ($a<b$) 且 $f(x)\geqslant g(x)$ 所围成的图形面积如图 5.7.

$$A=\int_a^b f(x)\mathrm{d}x-\int_a^b g(x)\mathrm{d}x=\int_a^b [f(x)-g(x)]\mathrm{d}x . \qquad (5\text{-}11)$$

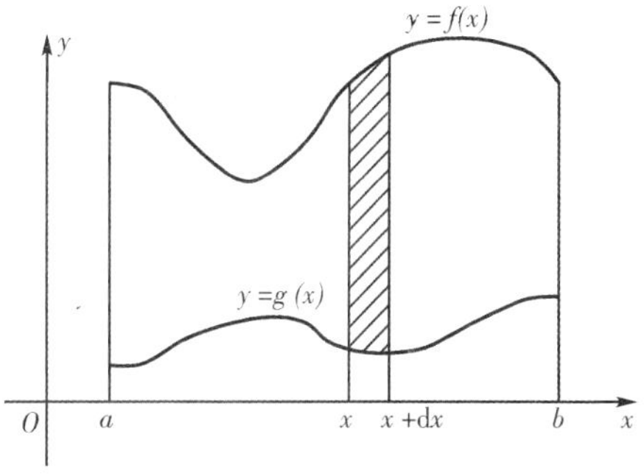

图 5.7

其中 $[f(x)-g(x)]\mathrm{d}x$ 为面积元素 .

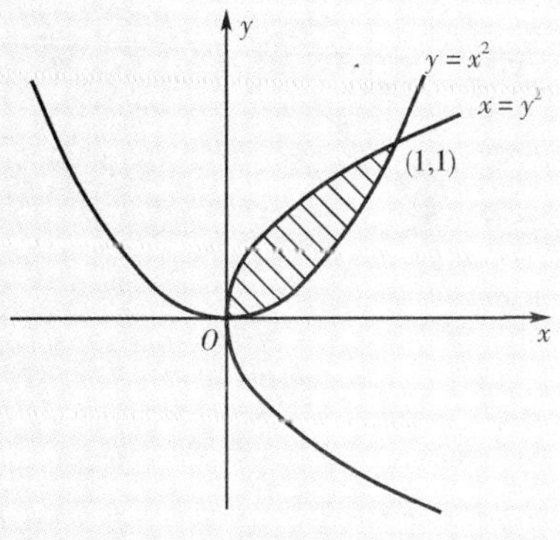

图 5.8

例 5.22 计算由曲线 $y=x^2$,$x=y^2$ 围成图形的面积 .

解 (1) 画草图,如图 5.8;

(2) 解方程组 $\begin{cases} y=x^2 \\ x-y^2 \end{cases}$,得交点 $(0,0)$,$(1,1)$;

(3) 确定积分变量 x ,积分区间 $[0,1]$;

(4) 求面积 .

$$S=\int_0^1(\sqrt{x}-x^2)\mathrm{d}x=\left[\frac{2}{3}x^{\frac{3}{2}}-\frac{1}{3}x^3\right]_0^1=\frac{1}{3} .$$

例 5.23 计算由曲线 $y=2x^2$ 与 $y=x^4-2x^2$ 围成图形的面积．

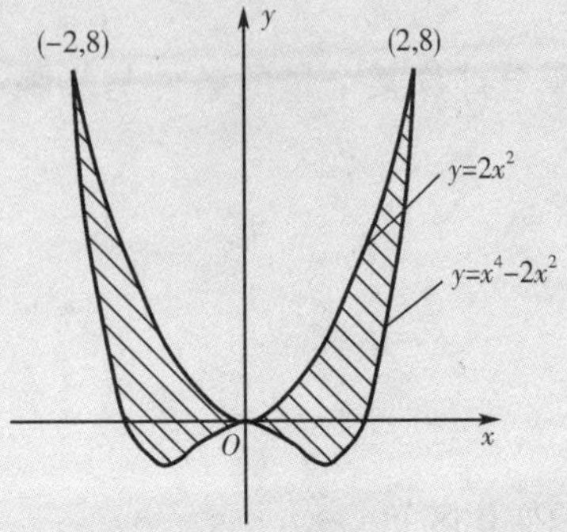

图 5.9

解 (1) 画草图,如图 5.9；

(2) 解方程组 $\begin{cases} y=2x^2 \\ y=x^4-2x^2 \end{cases}$,得交点:(0,0),(−2,8) 和 (2,8)；

(3) 选择积分变量并定区间．选取 x 为积分变量,则 $-2\leqslant x\leqslant 2$；

(4) 求面积．

$$A=\int_{-2}^{2}[2x^2-(x^4-2x^2)]\mathrm{d}x=2\int_0^2(4x^2-x^4)\mathrm{d}x$$

$$=2\left[\frac{4}{3}x^3-\frac{1}{5}x^5\right]_0^2=\frac{128}{15}.$$

(2) Y-型:由曲线 $x=\varphi(y)$,$x=\psi(y)$,及 $y=c$,$y=d$,$(c<d)$,$\varphi(y)\leqslant\psi(y)$ 所围成图形的面积如图 5.10.

$$A=\int_c^d[\psi(y)-\varphi(y)]\mathrm{d}y. \tag{5-12}$$

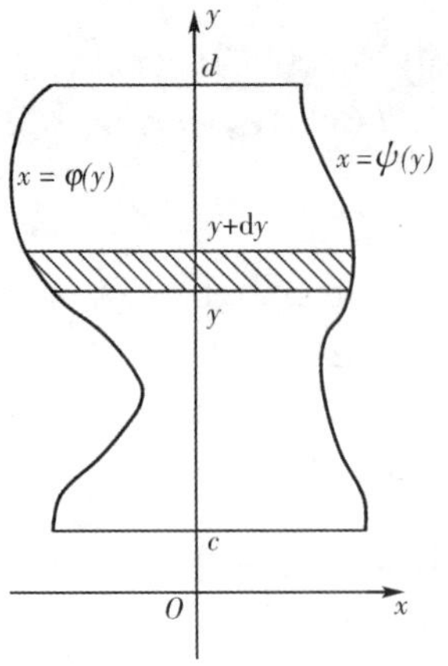

图 5.10

例 5.24 计算抛物线 $y^2=2x$ 与直线 $y=x-4$ 所围成的图形面积．

解法 1 (1) 先画所围的图形简图,如图 5.11；

(2) 解方程 $\begin{cases} y^2=2x \\ y=x-4 \end{cases}$,得交点 (2,−2) 和 (8,4)；

(3) 选择积分变量并定区间,选取 x 为积分变量,则

$$0\leqslant x\leqslant 8;$$

(4) 给出面积元素,

在 $0\leqslant x\leqslant 2$ 上,

$$\mathrm{d}A=[\sqrt{2x}-(-\sqrt{2x})]\mathrm{d}x=2\sqrt{2x}\,\mathrm{d}x;$$

在 $2\leqslant x\leqslant 8$ 上,$\mathrm{d}A=[\sqrt{2x}-(x-4)]\mathrm{d}x=(4+\sqrt{2x}-x)\mathrm{d}x$；

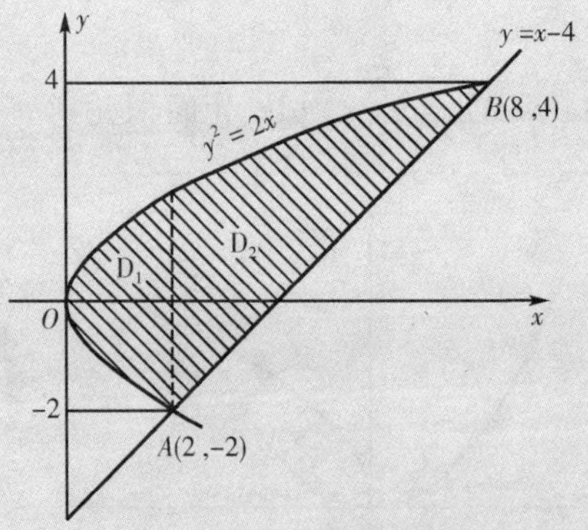

图 5.11

(5) 列定积分表达式．

$$A=\int_0^2 2\sqrt{2x}\,\mathrm{d}x+\int_2^8(4+\sqrt{2x}-x)\mathrm{d}x$$

$$=\frac{4\sqrt{2}}{3}x^{\frac{3}{2}}\Big|_0^2+\left[4x+\frac{2\sqrt{2}}{3}x^{\frac{3}{2}}-\frac{1}{2}x^2\right]_2^8=18.$$

解法 2　若选取 y 为积分变量，则 $-2\leqslant y\leqslant 4$，

$$\mathrm{d}A=\left[(y+4)-\frac{1}{2}y^2\right]\mathrm{d}y,$$

$$A=\int_{-2}^{4}\left(y+4-\frac{1}{2}y^2\right)\mathrm{d}y=\left[\frac{1}{2}y^2+4y-\frac{1}{6}y^3\right]_{-2}^{4}=18.$$

显然，解法二较简洁，这表明积分变量的选取有个合理性的问题．

例 5.25　求椭圆 $\frac{x^2}{a^2}+\frac{y^2}{b^2}=1,(a>0,b>0)$ 所围成的面积．

解　据椭圆(图 5.12)图形的对称性，整个椭圆面积应为位于第一象限内面积的 4 倍．

取 x 为积分变量，则 $0\leqslant x\leqslant a$，$y=b\sqrt{1-\frac{x^2}{a^2}}$．

$$\mathrm{d}A=y\mathrm{d}x=b\sqrt{1-\frac{x^2}{a^2}}\mathrm{d}x,$$

故　$A=4\int_0^a y\mathrm{d}x=4\int_0^a b\sqrt{1-\frac{x^2}{a^2}}\mathrm{d}x$．　(＊)

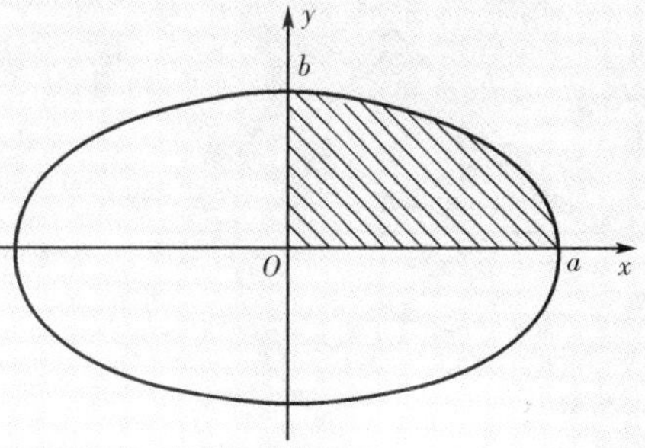

图 5.12

作变量替换　$x=a\cos t$，$(0\leqslant t\leqslant \frac{\pi}{2})$，

则 $y=b\sqrt{1-\frac{x^2}{a^2}}=b\sin t$，$\mathrm{d}x=-a\sin t\mathrm{d}t$，

$$A=4\int_{\frac{\pi}{2}}^{0}(b\sin t)(-a\sin t)\mathrm{d}t,\qquad (＊＊)$$

$$A=4ab\int_{\frac{\pi}{2}}^{0}\frac{\cos 2t-1}{2}\mathrm{d}t=2ab\left(\frac{1}{2}\sin 2t-t\right)\Big|_{\frac{\pi}{2}}^{0}=\pi ab.$$

2. 极坐标系下的面积公式

设平面图形是由曲线 $r=r(\theta)$ 及射线 $\theta=\alpha$，$\theta=\beta$ 所围成的曲边扇形，如图 5.13.

取极角 θ 为积分变量，则 $\alpha\leqslant\theta\leqslant\beta$，在平面图形中任意截取一典型的面积元素 ΔA，它是极角变化区间为 $[\theta,\theta+\mathrm{d}\theta]$ 的窄曲边扇形．

ΔA 的面积可近似地用半径为 $r=r(\theta)$，中心角为 $\mathrm{d}\theta$ 的窄圆边扇形的面积来代替，即

$$\Delta A\approx\frac{1}{2}[r(\theta)]^2\mathrm{d}\theta,$$

从而得到了曲边梯形的面积元素 $\mathrm{d}A=\frac{1}{2}[r(\theta)]^2\mathrm{d}\theta$，

从而

$$A=\int_{\alpha}^{\beta}\frac{1}{2}r^2(\theta)\mathrm{d}\theta.\qquad(5\text{-}13)$$

在极坐标情况下，面积的计算主要困难是积分上下限的确定．确定上下限的方法通常也是：①利用图像；②分析 $r=r(\theta)$ 定义域．

由连续曲线 $r=r_1(\theta)$ 及 $r=r_2(\theta)$ 和两条半射线 $\theta=\alpha$，$\theta=\beta$ 所围成图形(图 5.14)的面积为

$$S=\int_{\alpha}^{\beta}\frac{1}{2}[r_1^2(\theta)-r_2^2(\theta)]\mathrm{d}\theta.$$

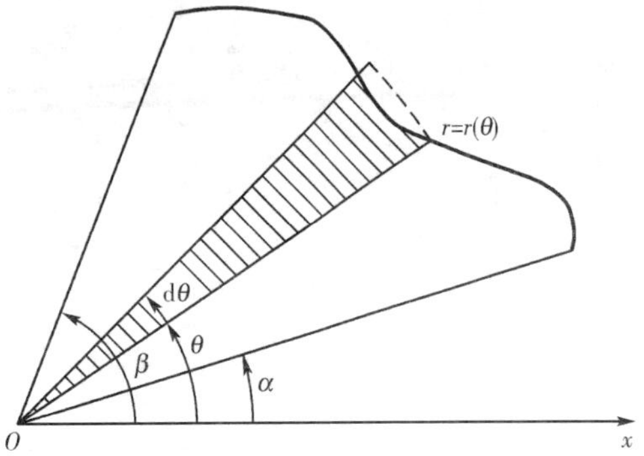

图 5.13

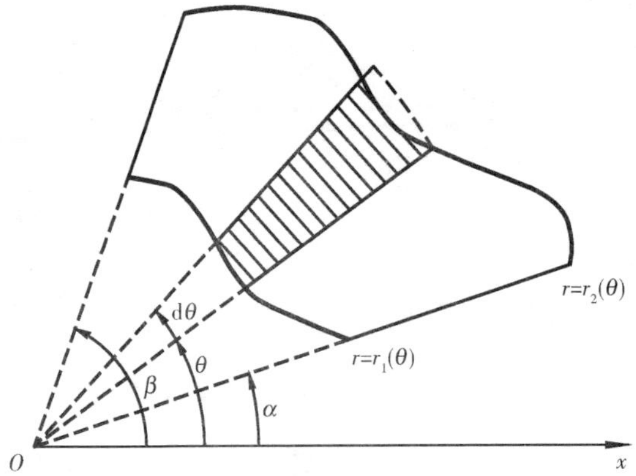

图 5.14

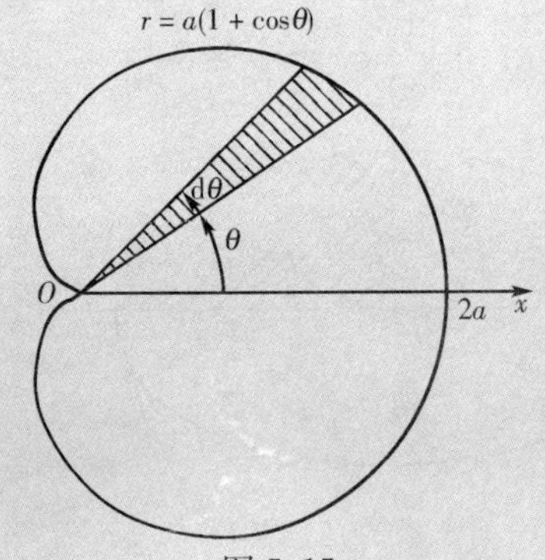

图 5.15

例 5.26 计算心脏线 $r=a(1+\cos\theta),(a>0)$ 所围成的图形面积．

解 由于心脏线关于极轴对称，如图 5.15.

$$A=2\int_0^{\pi}\frac{1}{2}a^2(1+\cos\theta)^2\mathrm{d}\theta$$
$$=\int_0^{\pi}a^2(1+2\cos\theta+\cos^2\theta)\mathrm{d}\theta$$
$$=a^2\int_0^{\pi}\left(1+2\cos\theta+\frac{1+\cos2\theta}{2}\right)\mathrm{d}\theta$$
$$=a^2\left[\frac{3}{2}\theta+2\sin\theta+\frac{1}{4}\sin2\theta\right]_0^{\pi}=\frac{3}{2}\pi a^2.$$

三、旋转体的体积

由一个平面图形绕该平面内一条定直线旋转一周而生成的立体，称为旋转体．该定直线称为**旋转轴**．

计算由曲线 $y=f(x)$ 直线 $x=a$，$x=b$ 及 x 轴所围成的曲边梯形，绕 x 轴旋转一周而生成的旋转体的体积(图 5.16).

取 x 为积分变量，则 $x\in[a,b]$，对于区间 $[a,b]$ 上的任一子区间 $[x,x+\mathrm{d}x]$，它所对应的窄曲边梯形绕 x 轴旋转而生成的薄片似的旋转体的体积近似等于以 $f(x)$ 为底半径，$\mathrm{d}x$ 为高的圆柱体体积．即：体积元素为

$$\mathrm{d}V=\pi[f(x)]^2\mathrm{d}x\ ,$$

所求的旋转体的体积为

$$V=\int_a^b\pi[f(x)]^2\mathrm{d}x\ . \tag{5-14}$$

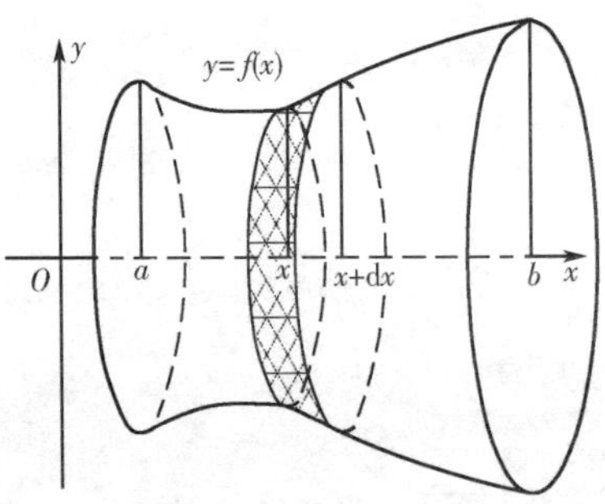

图 5.16

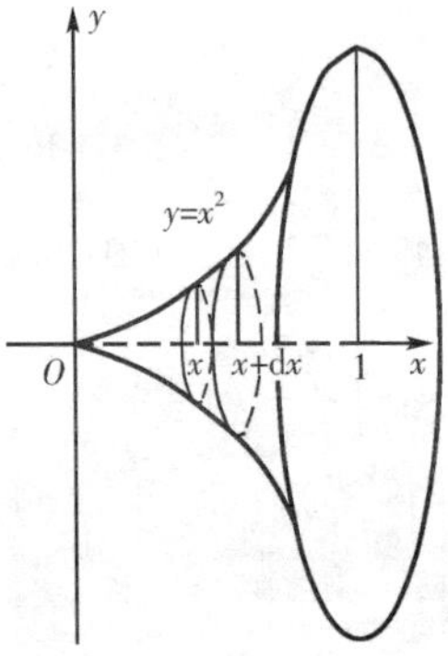

图 5.17

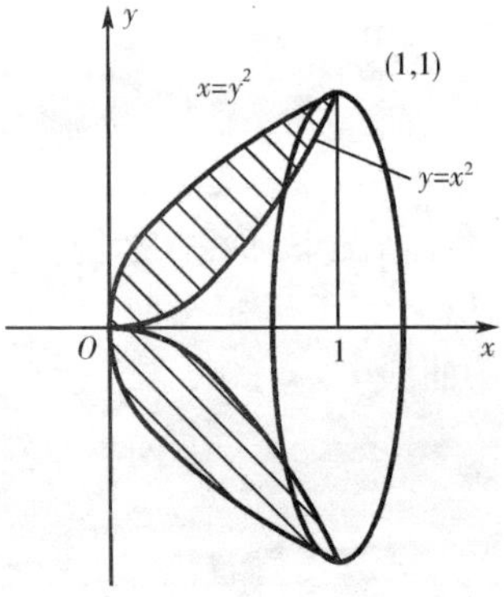

图 5.18

例 5.27 求由曲线 $y=x^2$ 及直线 $x=0$，$x=1$ 和 x 轴所围成的图形绕 x 轴旋转一周而生成的旋转体的体积(图 5.17).

解 取 x 为积分变量，积分区间为 $[0,1]$，所求体积为

$$V=\int_a^b \pi[f(x)]^2\mathrm{d}x=\int_0^1 \pi(x^2)^2\mathrm{d}x=\frac{1}{5}\pi.$$

例 5.28 计算由曲线 $y=x^2$，$x=y^2$ 围成的图形绕 x 轴旋转一周所得旋转体的体积(图 5.18).

解 取 x 为积分变量，积分区间为 $[0,1]$，所求体积为

$$V=\int_a^b \pi[f(x)]^2\mathrm{d}x=\int_0^1 \pi[x-(x^2)^2]\mathrm{d}x=\left[\frac{1}{2}x^2-\frac{1}{5}x^5\right]_0^1\pi=\frac{3}{10}\pi.$$

四、变力做功

如果一个不变的力 F 作用在一个物体上，使得物体沿着力的方向产生位移 S，则该力所做的功为

$$W=F\cdot S.$$

但是在许多实际问题中，力 F 是不断变化的，它是位移 s 的函数 $F=F(s)$，故所做的微功为

$$\mathrm{d}W=F\cdot \mathrm{d}s,$$

从而，物体由 $s=a$ 位移至 $s=b$ 所做的功为 $W=\int_a^b F\mathrm{d}s$.

例 5.29 设底半径为 3m，高为 2m 的圆锥形水池装满了水，欲将水全部抽去，需做多少功？

解 如图 5.19 建立坐标系，取深度 y 为积分变量，其积分区间为 $[0,2]$，在 $[0,2]$ 内任取一小区间 $[y,y+\mathrm{d}y]$，相应的一薄层水可近似地看成一个小圆柱体，其高为 $\mathrm{d}y$，而底面半径为 x，故体积为 $\mathrm{d}V=\pi x^2\mathrm{d}y$，该水面距顶面的高度为 $2-y$，且直线 OB 的方程为 $y=\frac{2}{3}x$，从而有 $x=\frac{3}{2}y$，所以把这层水抽出需做的功为

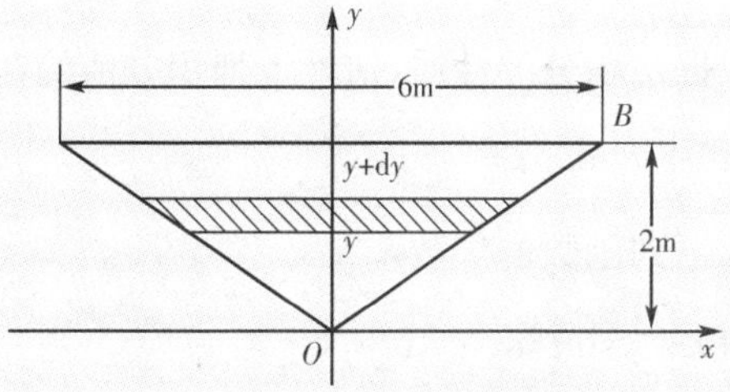

图 5.19

$$\mathrm{d}W=F\cdot \mathrm{d}s=(2-y)\mathrm{d}V=\pi x^2(2-y)\mathrm{d}y=\frac{9}{4}\pi y^2(2-y)\mathrm{d}y$$

将全部水抽出所做的功为 $W=\int_0^2 \frac{9}{4}\pi y^2(2-y)\mathrm{d}y=\frac{9}{4}\pi\left[\frac{2}{3}y^3-\frac{1}{4}y^4\right]_0^2=3\pi.$

五、脉管稳定流动的血流量

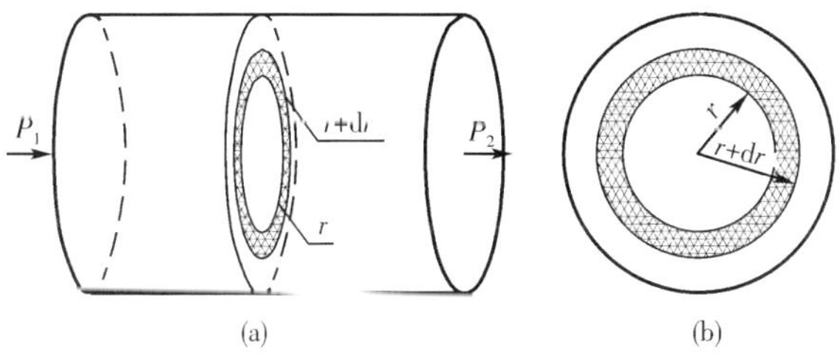

图 5.20

设有半径为 R，长为 L 的一段血管，左端为相对动脉端，血压为 P_1，右端为相对静脉端，血压为 P_2($P_1>P_2$)，如图 5.20，任取血管的一个横截面，在该截面上任取一个内径为 r，外径为 $r+\mathrm{d}r$（圆心在血管的中心）的小圆环，它的面积近似等于 $2\pi r\,\mathrm{d}r$，再假定血管中血液流动是稳定的，此时，流速 V 是截面半径的函数，即 $V=V(r)$，因此，在单位时间内，通过该环面的血流量近似地为

$$\mathrm{d}Q=V(r)\cdot 2\pi r\mathrm{d}r,$$

从而,单位时间内通过该截面的血流量为

$$Q=\int_0^R 2\pi r V(r)\mathrm{d}r .$$

由实验得知,在通常情况下,有

$$V(r)=\frac{P_1-P_2}{4\eta L}(R^2-r^2) ,$$

其中 η 为血液黏滞系数,于是

$$\begin{aligned}Q&=2\pi\int_0^R \frac{P_1-P_2}{4\eta L}(R^2-r^2)r\mathrm{d}r\\&=\frac{\pi(P_1-P_2)}{4\eta L}\left[R^2r^2-\frac{1}{2}r^4\right]_0^R\\&=\frac{\pi(P_1-P_2)}{8\eta L}R^4.\end{aligned}$$

习 题 五

1. 根据定积分的几何意义,求下列函数的定积分:

(1) $\int_{-1}^{1}\sqrt{1-x^2}\,\mathrm{d}x$; (2) $\int_{-\pi}^{\pi}\sin x\,\mathrm{d}x$; (3) $\int_0^1 2x\,\mathrm{d}x$.

2. 根据定积分的性质,比较下列积分的大小:

(1) $\int_0^1 x\,\mathrm{d}x$, $\int_0^1 x^2\,\mathrm{d}x$, $\int_0^1 x^3\,\mathrm{d}x$; (2) $\int_1^2 x\,\mathrm{d}x$, $\int_1^2 x^2\,\mathrm{d}x$, $\int_1^2 x^3\,\mathrm{d}x$;

(3) $\int_1^e \ln x\,\mathrm{d}x$, $\int_1^e \ln^2 x\,\mathrm{d}x$, $\int_1^e \ln^3 x\,\mathrm{d}x$; (4) $\int_0^{\frac{\pi}{2}} x\,\mathrm{d}x$, $\int_0^{\frac{\pi}{2}} \sin x\,\mathrm{d}x$.

3. 根据定积分的性质,估计下列积分值的范围:

(1) $\int_0^1 e^x\,\mathrm{d}x$; (2) $\int_{\frac{1}{\sqrt{3}}}^{\sqrt{3}} x\arctan x\,\mathrm{d}x$.

4. 求下列函数的导数:

(1) $\int_0^{\sqrt{x}}\sin t^2\,\mathrm{d}t$; (2) $\int_{x^2}^{1}\frac{\cos t}{t}\mathrm{d}t$;

(3) $\int_x^{\sqrt{x}} e^{u^2}\,\mathrm{d}u$; (4) $\int_0^{t^2}\sin\sqrt{x}\,\mathrm{d}x$, $(t>0)$;

(5) $\int_0^x \frac{1}{1+t^2}\mathrm{d}t+\int_0^{\frac{1}{x}}\frac{1}{1+t^2}\mathrm{d}t$.

5. 求下列函数的极限:

(1) $\lim\limits_{t\to 0}\dfrac{\int_0^{t^2}\sin\sqrt{x}\,\mathrm{d}x}{t^3}$,$(t>0)$; (2) $\lim\limits_{x\to 0}\dfrac{\int_0^{x^2} te^t\sin t\,\mathrm{d}t}{x^6e^x}$;

(3) $\lim\limits_{x\to 0}\dfrac{\left(\int_0^x e^{t^2}\mathrm{d}t\right)^2}{\int_0^x te^{2t^2}\mathrm{d}t}$; (4) $\lim\limits_{x\to 0}\dfrac{\int_x^0 t^2\,\mathrm{d}t}{\int_0^x t(t+\sin t)\mathrm{d}t}$;

(5) $\lim\limits_{x\to +\infty}\dfrac{\int_0^x (\arctan t)^2\mathrm{d}t}{\sqrt{x^2+1}}$; (6) $\lim\limits_{x\to 0}\dfrac{\int_0^x (\tan t-\sin t)\mathrm{d}t}{\int_0^x t^3\,\mathrm{d}t}$;

(7) $\lim\limits_{x\to 0}\dfrac{e^{-x^2}\int_0^x t^2e^{t^2}\mathrm{d}t}{x}$; (8) $\lim\limits_{x\to 0}\dfrac{\int_0^x \arctan t\,\mathrm{d}t}{x^2}$.

6. 求下列函数的定积分：

(1) $\int_{\frac{1}{\sqrt{3}}}^{\sqrt{3}} \frac{1}{1+x^2}\mathrm{d}x$ ； (2) $\int_0^{2\pi} |\sin x| \mathrm{d}x$ ； (3) $\int_0^{\pi} \sqrt{1+\cos 2x}\,\mathrm{d}x$.

7. 求下列函数的定积分：

(1) $\int_1^e \frac{1+\ln x}{x}\mathrm{d}x$ ； (2) $\int_0^{\frac{\pi}{2}} \sin x\cos^3 x\,\mathrm{d}x$ ； (3) $\int_{-\frac{\pi}{2}}^{\frac{\pi}{2}} \sqrt{\cos x-\cos^3 x}\,\mathrm{d}x$.

8. 求下列函数的定积分：

(1) $\int_0^4 \frac{x+2}{\sqrt{2x+1}}\mathrm{d}x$ ； (2) $\int_{-1}^1 \frac{x}{\sqrt{5-4x}}\mathrm{d}x$ ；

(3) $\int_0^1 \sqrt{(1-x^2)^3}\,\mathrm{d}x$ ； (4) $\int_0^a x^2\sqrt{a^2-x^2}\,\mathrm{d}x$ ，($a>0$).

9. 求下列函数的定积分：

(1) $\int_0^{\frac{\pi}{2}} e^x\cos x\,\mathrm{d}x$ ； (2) $\int_0^{\frac{\pi}{4}} \tan^3 x\,\mathrm{d}x$ ； (3) $\int_0^{e-1} \ln(1+x)\mathrm{d}x$.

10. $f(x)$ 在 $[0,1]$ 上连续，证明：

(1) $\int_0^{\frac{\pi}{2}} f(\sin x)\mathrm{d}x=\int_0^{\frac{\pi}{2}} f(\cos x)\mathrm{d}x$ ；

(2) $\int_0^{\pi} xf(\sin x)\mathrm{d}x=\frac{\pi}{2}\int_0^{\pi} f(\sin x)\mathrm{d}x$ ，由此计算 $\int_0^{\pi}\frac{x\sin x}{1+\cos 2x}\mathrm{d}x$.

11. 证明：

$\int_0^1 x^m(1-x)^n\mathrm{d}x=\int_0^1 x^n(1-x)^m\mathrm{d}x$.

12. 计算下列反常积分：

(1) $\int_1^{+\infty} \frac{1}{x^4}\mathrm{d}x$ ； (2) $\int_1^{+\infty} \frac{1}{\sqrt{x}}\mathrm{d}x$ ； (3) $\int_0^{+\infty} e^{-ax}\mathrm{d}x$ ；

(4) $\int_{-\infty}^{+\infty} \frac{1}{x^2+2x+2}\mathrm{d}x$ ； (5) $\int_0^1 \frac{1}{\sqrt{1-x^2}}\mathrm{d}x$ ； (6) $\int_0^2 \frac{\mathrm{d}x}{(1-x)^2}$ ；

(7) $\int_e^{+\infty} \frac{\ln x}{x}\mathrm{d}x$.

13. 讨论反常积分 $\int_a^{+\infty} \frac{1}{x^p}\mathrm{d}x$ ，($a>0$) 的敛散性．

14. 求由曲线 $y=x^2$ 与 $y=2-x^2$ 所围图形的面积．

15. 求由曲线 $y=e^x$ ， $y=e^{-x}$ 及 $x=1$ 所围图形的面积．

16. 求由曲线 $y=\ln x$ ，y 轴，及 $y=\ln a$，$y=\ln b$ ，($b>a>0$)围成图形的面积．

17. 求由曲线 $r=2a\cos\theta$ 所围图形的面积($a>0$).

18. 求由曲线 $x^2+(y-5)^2=16$ 绕 x 轴旋转所产生的旋转体的体积．

19. 求由曲线 $xy=a$ ($a>0$)与直线 $x=a$，$x=2a$ 及 $y=0$ 所围成的图形绕 x 轴所产生的旋转体的体积．

20. 半径为 2m 的半球形水尺内蓄满了水，问将池中的水全部抽出，需做多少功？

21. 药物被患者服用后，首先由血液系统吸收，然后才能发挥它的药效．但是并不是所有的脊梁都被吸收产生效用．为了测量学也系统中的有效药物的药量，就必须检测药物在人体尿中的排泄速率，目前在临床上已用标准测定法．如果排泄速率为 $r=r(t)$ ，则在时间间隔 $[0,T]$ 内，求药物通过人体后派出的总量．

第六章 多元函数微积分

Several Variable Calculus

案例 6-1

测得某克山病区 10 名健康儿童头发与全血中的硒含量如表 6.1 所示：

表 6.1 某克山病区 10 名儿童发硒与血硒的含量

发硒 x	74	66	88	69	91	73	66	96	58	73
血硒 y	13	10	13	11	16	9	7	14	5	10

问题：

确定该地区由发硒 x 推算血硒 y 的经验公式．

案例 6-2

半径为 R 的均匀带电圆盘，电荷面密度为 σ（图 6.1）．

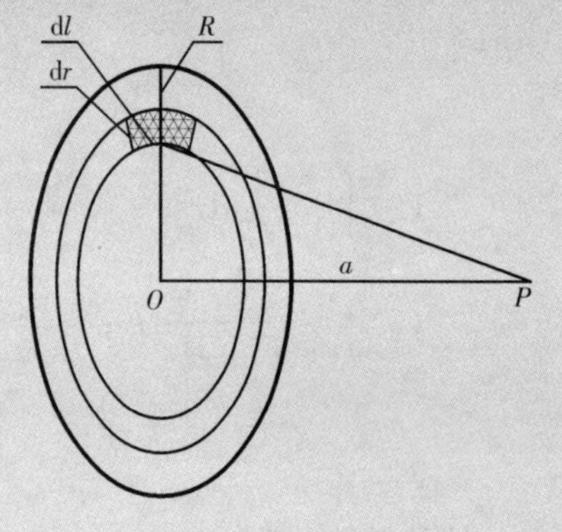

图 6.1

问题：

求轴线上任意一点 P 处的电势．

第一节 一般概念

一、空间直角坐标系

为了确定平面上任意一点的位置，引进平面直角坐标系，为了确定空间一点的位置，就需要引进空间直角坐标系．取相互垂直并交于一点 O 的三条数轴 ox，oy，oz 为坐标轴，分别称为 x 轴、y 轴、z 轴，或横轴、纵轴、竖轴，统称为坐标轴．交点 O 称为**坐标原点**（或**原点**）．每两条坐标轴所决定的平面 xoy，yoz，zox 称为**坐标面**．通常把 x 轴和 y 轴配置在水平面上，而 z 轴则是铅垂线；它们的正向通常符合右手规则，即以右手握住 z 轴，当右手的四个手指从正向 x 轴以 $\frac{\pi}{2}$ 角度转向正向 y 轴时，大拇指的指向就是 z 轴的正向，这样就构成了**空间直角坐标系**（cartesian coordinates in space）***o-xyz***（图 6.2）．

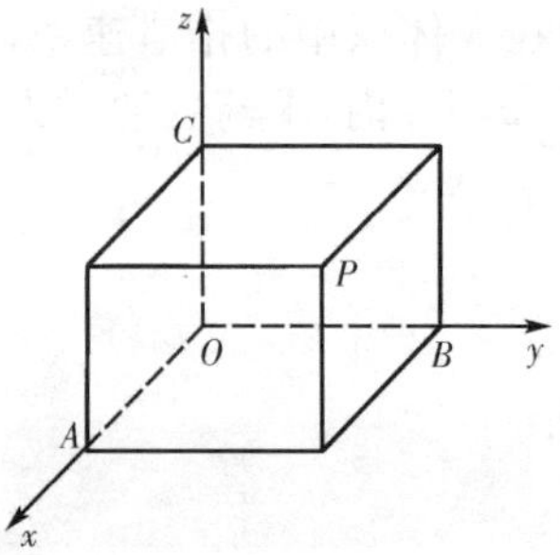

图 6.2

取定了空间直角坐标系后，就可以建立起空间的点与有序数组之间的对应关系．设 P 为空间任一点，过点 P 分别作垂直于三个坐标轴的平面，且交坐标轴于 A、B、C 三点，它们在 x 轴、y 轴、z 轴上的坐标的值分别是 x 、y 、z ，这样，空间任一点 P 就唯一确定了一个有序数组 (x,y,z) ；反之，任一有序数组 (x,y,z) 也唯一确定了空间的一个点 P．换言之，空间点 P 与有序数组 (x,y,z) 之间建立了一一对应关系，我们把这个有序数组称为点 P 的坐标，记为 $P(x,y,z)$ ，其中 x,y,z 分别称为点 P 的**横坐标**、**纵坐标**和**竖坐标**．

三个坐标面把整个空间分成 8 个部分，称为**卦限**(图 6.3)．

建立了空间点的坐标，就可用坐标来计算任意两点间的距离．

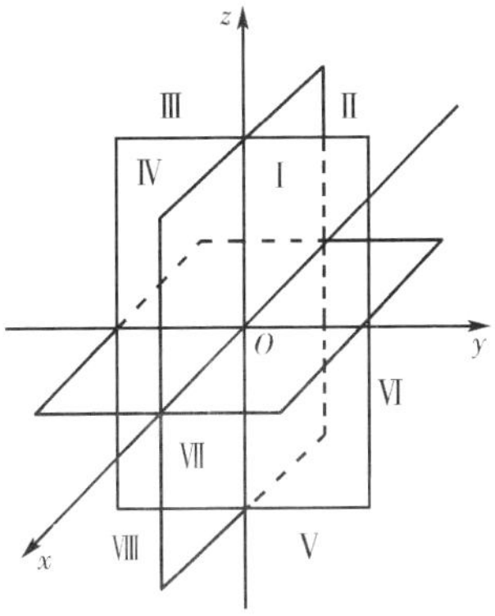

图 6.3

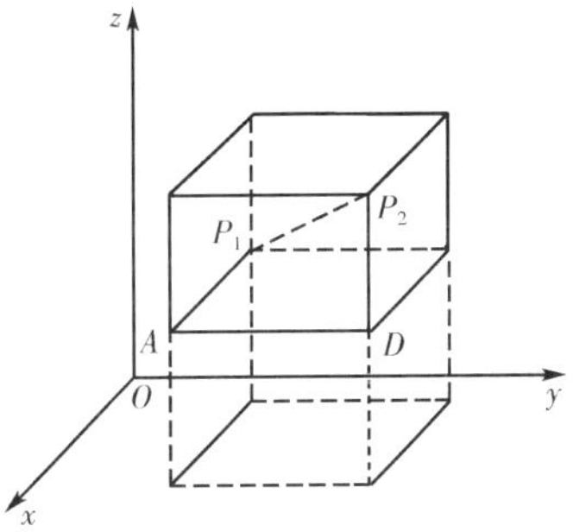

图 6.4

已知空间两点 $P_1(x_1,y_1,z_1)$ 和 $P_2(x_2,y_2,z_2)$ ，从图 6.4 可以知道，有

$$|P_1P_2|=\sqrt{|P_1A|^2+|AD|^2+|DP_2|^2}=\sqrt{(x_2-x_1)^2+(y_2-y_1)^2+(z_2-z_1)^2}\ .$$

这就是空间任意两点间的距离公式．特别地，空间任意一点 $P(x,y,z)$ 到原点 $O(0,0,0)$ 间的距离公式为

$$|OP|=\sqrt{x^2+y^2+z^2}\ .$$

例 6.1 求点 $P_1(1,-3,5)$ 与 $P_2(-2,-4,1)$ 之间的距离．

解 由两点间的距离公式得

$$|P_1P_2|=\sqrt{(-2-1)^2+(-4+3)^2+(1-5)^2}=\sqrt{26}\ .$$

例 6.2 在 x 轴上求与点 $P(1,2,3)$ 和 $Q(-5,3,-2)$ 等距离的点．

解 设所求的点为 M ，由于 M 在 x 轴上，因此，设其坐标为 $M(x,0,0)$ ，按题意有

$$|MP|=|MQ|,$$

即

$$\sqrt{(x-1)^2+(0-2)^2+(0-3^2)}=\sqrt{(x+5)^2+(0-3)^2+(0+2)^2}\ .$$

两边平方并整理得 $x=-2$，故所求的点的坐标为 $M(-2,0,0)$．

二、多元函数的概念

到目前为止，我们所讨论的对象都是一元函数 $y=f(x)$ ，也就是说函数只依赖于一个自变量 x．然而在许多自然现象和实际问题中，变量之间的关系并不总是依赖于一个自变量，而是依赖于几个自变量．

例 6.3 研究肌体对某种药物的反应．设给予药量 x 单位，经过 t 小时后肌体产生某种反应 E (以适当的单位度量)，且有

$$E=x^2(a-x)t^2e^{-t},$$

其中 a 为常量(可允许给予的最大药量)．上述式中有三个变量，而且变量 E 随着变量 x 和 t 的变化而变化，当 x,t 在一定范围($0\leqslant x\leqslant a,t\geqslant 0$)内任意取定一对数值时，$E$ 的对应值就随之唯一确定，我们说变量 E 是变量 x 和 t 的二元函数．

定义 6.1 设有三个变量 x、y、z，如果变量 x，y 在允许的范围内任意取定一对值时，变量 z 按照一定的规律，总有唯一确定的值与它们对应，则变量 z 称为变量 x，y 的**二元函数**(function of two variables)，记作

$$z=f(x,y),$$

其中 x，y 称为**自变量**，z 称为**因变量**.

类似地，可以定义三元函数等．二元及二元以上的函数统称为**多元函数**(function of several variable)．在这一章中，主要研究二元函数，因为从一元函数到二元函数会产生新的问题，而从二元函数到二元以上的多元函数则可以类推．

与一元函数相仿，二元函数 $z=f(x,y)$ 的自变量 x，y 的允许值范围称为函数 z 的**定义域**.

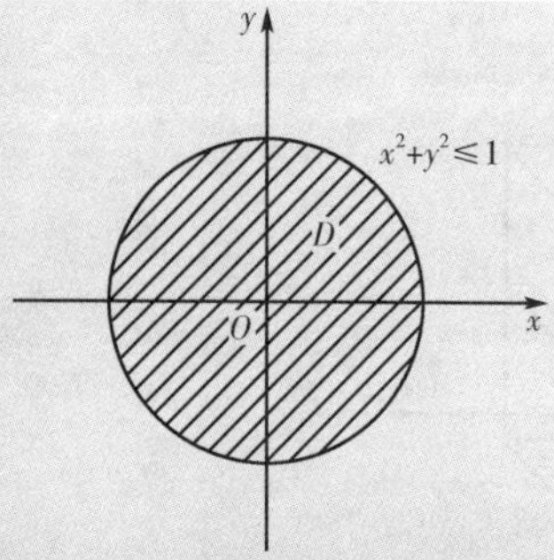

图 6.5

例 6.4 确定函数 $z=\sqrt{1-x^2-y^2}$ 的定义域.

解 要使函数 z 有意义，自变量 x，y 必须满足不等式

$$1-x^2-y^2\geqslant 0,$$

即

$$x^2+y^2\leqslant 1.$$

所以，函数 z 的定义域 D 是 xoy 平面上中心在原点，半径为 1 的圆周及其内部点的全体(图 6.5)，采用集合的表示方法，记作

$$D=\{(x,y)\mid x^2+y^2\leqslant 1\}.$$

例 6.5 确定函数 $z=\dfrac{1}{\sqrt{x-y+1}}+\ln(-x-y)$ 的定义域.

解 要使函数 z 有意义，自变量 x，y 必须满足不等式

$$x-y+1>0 \text{ 及 } -x-y>0,$$

即直线 $y=x+1$ 以下半个平面与直线 $y=-x$ 以下半个平面的公共部分(不包含直线)，图 6.6 所示．也可记作

$$D=\{(x,y)\mid x-y+1>0,-x-y>0\}.$$

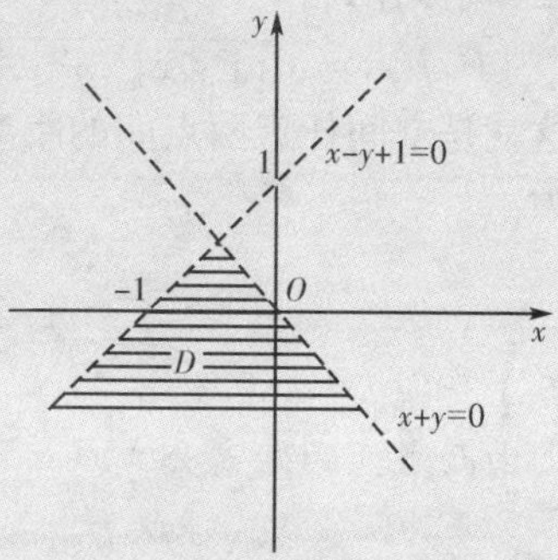

图 6.6

由此可见，二元函数的定义域常常是 xoy 平面上由一条或几条曲线所围成的**区域**，围成区域的曲线称为该区域的**边界**，包括整个边界在内的区域称为**闭区域**，不包括边界任何一点的区域称为**开区域**.

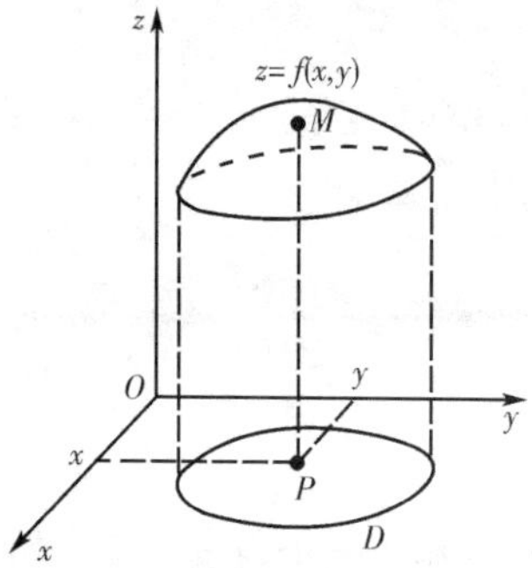

图 6.7

设二元函数 $z=f(x,y)$，$P_0(x_0,y_0)$ 为其定义域 D 内任一点，将 $x=x_0$，$y=y_0$ 代入 $z=f(x,y)$ 算出函数 z 的对应值 $f(x_0,y_0)$，即为函数 z 在点 $P_0(x_0,y_0)$ 的**函数值**，函数值的全体所构成的集合称为函数 z 的**值域**.

三、二元函数的几何意义

通常二元函数 $z=f(x,y)$ 的定义域 D 是平面上的一个区域，对于 D 内任一点 $P(x,y)$ 都可按照对应规律算出对应的函数值 $z=f(x,y)$．这样，以 x 轴为横坐标，以 y 轴为纵坐标，以 $z=f(x,y)$ 为竖坐标在空间就确定了一点 $M(x,y,z)$．当点 $P(x,y)$ 取遍定义域 D 内一切点时，点 $M(x,y,z)$ 的轨迹就形成一张空间曲面．因此，二元函数 $z=f(x,y)$ 在空间直角坐标系中一般表示一张曲面(图 6.7).

第二节 二元函数的极限与连续性

一、二元函数的极限

与一元函数情况类似，二元函数的极限是研究当自变量 $x\to x_0$，$y\to y_0$，即点 $P(x,y)\to P_0(x_0,y_0)$

时，对应的函数值 $f(x,y)$ 的变化趋势．

定义 6.2　设二元函数 $z=f(x,y)$ 在点 $P_0(x_0,y_0)$ 的某一领域内有定义(在点 P_0 可以无定义)，如果点 $P(x,y)$ 以任何方式趋于定点 $P_0(x_0,y_0)$ 时，函数 $f(x,y)$ 都趋于常数 A，则称 A 是函数 $f(x,y)$ 当 $(x,y)\to(x_0,y_0)$ 时的极限，记作

$$\lim_{\substack{x\to x_0\\ y\to y_0}} f(x,y)=A \quad 或 \quad \lim_{\rho\to 0} f(x,y)=A,$$

这里 $\rho=\sqrt{(x-x_0)^2+(y-y_0)^2}$．

上述极限定义实际上是一元函数极限定义的推广．所以，有关一元函数的极限运算法则，同样可以推广到二元函数中来．

注：$(x,y)\to(x_0,y_0)$ 是以任何方式，例如，可以沿坐标轴、任意直线或曲线等．

为了区别于一元函数的极限，我们把二元函数的极限叫做**二重极限**．

例 6.6　证明 $\lim\limits_{\substack{x\to 0\\ y\to 0}}\dfrac{xy}{x^2+y^2}$ 不存在．

证明　设 $f(x,y)=\dfrac{xy}{x^2+y^2}$，当 (x,y) 沿 x 轴趋于 $(0,0)$ 时，$\lim\limits_{x\to 0}f(x,0)=0$；当 (x,y) 沿 y 轴趋于 $(0,0)$ 时，$\lim\limits_{y\to 0}f(0,y)=0$；但当 (x,y) 沿直线 $y=kx$ 趋于 $(0,0)$ 时，

$$\lim_{\substack{x\to 0\\ y=kx\to 0}}\frac{xy}{x^2+y^2}=\lim\frac{kx^2}{x^2+k^2x^2}=\frac{k}{1+k^2},$$

显然 $\lim\limits_{\substack{x\to 0\\ y\to 0}}\dfrac{xy}{x^2+y^2}$ 随 k 值不同而不同，所以 $f(x,y)$ 的极限不存在．

例 6.7　求 $\lim\limits_{\substack{x\to -1\\ y\to 2}}\dfrac{x^2y+xy^2}{(x+y)^3}$．

解　因为

$$\lim_{\substack{x\to -1\\ y\to 2}}(x^2y+xy^2)=\lim_{\substack{x\to -1\\ y\to 2}}x^2y+\lim_{\substack{x\to -1\\ y\to 2}}xy^2=-2,$$

而

$$\lim_{\substack{x\to -1\\ y\to 2}}(x+y)^3=\left[\lim_{\substack{x\to -1\\ y\to 2}}(x+y)\right]^3=(-1+2)^3=1,$$

所以

$$\lim_{\substack{x\to -1\\ y\to 2}}\frac{x^2y+xy^2}{(x+y)^3}=\frac{-2}{1}=-2.$$

二、二元函数的连续性

定义 6.3　设二元函数 $z=f(x,y)$ 在点 $P_0(x_0,y_0)$ 的某一领域内有定义，且

$$\lim_{\substack{x\to x_0\\ y\to y_0}} f(x,y)=f(x_0,y_0),$$

则称 $f(x,y)$ 在点 $P_0(x_0,y_0)$ 连续．

如果函数 $f(x,y)$ 在区域 D 内的每一点上都连续，则称函数 $f(x,y)$ 在 D 内连续．一切多元初等函数在其定义区域内是连续的．

与一元函数相类似，连续必须满足三条：① $f(x,y)$ 在 $f(x_0,y_0)$ 处有定义；②极限 $\lim\limits_{\substack{x\to x_0\\ y\to y_0}}f(x,y)$ 存在；③极限值等于函数值，$\lim\limits_{\substack{x\to x_0\\ y\to y_0}}f(x,y)=f(x_0,y_0)$．

函数的不连续点叫做**间断点**．不满足上述任一条件的点均为不连续点．例如，函数 $z_1 = \begin{cases} x^2+y^2, x^2+y^2 \neq 0. \\ -1, x=y=0. \end{cases}$ 和 $z_2 = \dfrac{xy}{x-y}$ 的间断点分别为 xoy 平面上的原点和 xoy 平面上直线 $y=x$ 上的点集，它们分别在 xoy 平面上有一个"洞"和一道"沟"．

第三节　偏　导　数

一、偏导数的概念

在一元函数的微分学中，我们由研究函数的变化率引入了导数的概念．对于二元函数 $z = f(x, y)$ 同样要讨论变化率问题．但二元函数有 x 和 y 两个自变量，如果只让 x 变化，而自变量 y 固定(看作常数)，这时 $z = f(x,y)$ 是 x 的一元函数，这个函数对 x 的导数，就叫做二元函数 $z = f(x,y)$ 对 x 的偏导数．

定义 6.4　设函数 $z = f(x,y)$ 在点 (x_0, y_0) 的某一邻域内有定义，当 y 固定在 y_0，而 x 在 x_0 处有增量 Δx 时，相应地函数有增量(称为对 x 的**偏增量**)

$$f(x_0+\Delta x, y_0) - f(x_0, y_0),$$

如果极限

$$\lim_{\Delta x \to 0} \frac{f(x_0+\Delta x, y_0) - f(x_0, y_0)}{\Delta x}$$

存在，则称此极限值为函数 $z = f(x,y)$ 在点 (x_0, y_0) 处关于 x 的**偏导数**(Partial derivatives)，记作

$$\left.\frac{\partial z}{\partial x}\right|_{\substack{x=x_0\\ y=y_0}}, \left.\frac{\partial f}{\partial x}\right|_{\substack{x=x_0\\ y=y_0}}, \left.z'_x\right|_{\substack{x=x_0\\ y=y_0}} \text{或 } f'_x(x_0, y_0).$$

同理，如果极限

$$\lim_{\Delta y \to 0} \frac{f(x_0, y_0+\Delta y) - f(x_0, y_0)}{\Delta y}$$

存在，则称此极限值为函数 $z = f(x,y)$ 在点 (x_0, y_0) 处关于 y 的偏导数，记作

$$\left.\frac{\partial z}{\partial y}\right|_{\substack{x=x_0\\ y=y_0}}, \left.\frac{\partial f}{\partial y}\right|_{\substack{x=x_0\\ y=y_0}}, \left.z'_y\right|_{\substack{x=x_0\\ y=y_0}} \text{或 } f'_y(x_0, y_0).$$

如果对于区域 D 内任意一点 (x, y)，函数 $z = f(x,y)$ 都存在偏导数 $f'_x(x,y)$，$f'_y(x,y)$，则这两个偏导数本身也是 D 上的函数，故称它们为函数 $z = f(x,y)$ 的**偏导函数**，简称为**偏导数**，记为

$$\frac{\partial z}{\partial x}, \frac{\partial f}{\partial x}, z'_x \text{ 或 } f'_x(x,y);$$

$$\frac{\partial z}{\partial y}, \frac{\partial f}{\partial y}, z'_y \text{ 或 } f'_y(x,y).$$

三元以上的多元函数的偏导数也有类似的定义．

由偏导数的定义可知，求多元函数对某一自变量的偏导数时，只需将其他自变量看成常数，用一元函数求导法则(和、差、积、商、复合函数的求导法则)即可求得．

例 6.8　求 $z = x^2 + 3xy^3 + e^{x+y}$ 的偏导数．

解　$\dfrac{\partial z}{\partial x} = 2x + 3y^3 + e^{x+y}$，

$\dfrac{\partial z}{\partial y} = 9xy^2 + e^{x+y}$．

例 6.9 求 $z=\sqrt{x}\sin\dfrac{y}{x}$ 的偏导数．

解 $\dfrac{\partial z}{\partial x}=\dfrac{1}{2\sqrt{x}}\sin\dfrac{y}{x}+\sqrt{x}\cos\dfrac{y}{x}\left(-\dfrac{y}{x^2}\right)=\dfrac{1}{2\sqrt{x}}\sin\dfrac{y}{x}-\dfrac{y}{x\sqrt{x}}\cos\dfrac{y}{x}$，

$\dfrac{\partial z}{\partial y}=\sqrt{x}\cos\dfrac{y}{x}\left(\dfrac{1}{x}\right)=\dfrac{1}{\sqrt{x}}\cos\dfrac{y}{x}$．

在一元函数中，可导函数必定连续，但对于多元函数，这个定理不一定成立．

例 6.10 求函数 $f(x,y)=\begin{cases}\dfrac{xy}{x^2+y^2}, & x^2+y^2\neq 0.\\ 0, & x=y=0.\end{cases}$ 在点 (0,0) 处的偏导数，并讨论其连续性．

解 结合例 6.6 可知，函数 $f(x,y)$ 在 (0,0) 点是不连续的．

利用偏导数的定义，可知：

$$f_x'(0,0)=\lim_{\Delta x\to 0}\frac{f(0+\Delta x,0)-f(0,0)}{\Delta x}=\lim_{\Delta x\to 0}\frac{\dfrac{\Delta x\cdot 0}{(\Delta x)^2+0^2}}{\Delta x}=0,$$

$$f_y'(0,0)=\lim_{\Delta y\to 0}\frac{f(0,0+\Delta y)-f(0,0)}{\Delta y}=\lim_{\Delta y\to 0}\frac{\dfrac{\Delta y\cdot 0}{(\Delta y)^2+0^2}}{\Delta y}=0.$$

这说明对二元函数，即使两个偏导数都存在也保证不了这个函数的连续性．由此可见，多元函数的理论除与一元函数的理论有许多类似之处外，也有一些本质的区别．这是应当特别注意的地方．

二、二元函数偏导数的几何意义

在空间直角坐标系中，二元函数 $z=f(x,y)$ 的图形表示一个曲面，若将 y 固定于 y_0，相当于作出平面 $y=y_0$ 与曲面 $z=f(x,y)$ 的交线是 $z=f(x,y_0)$，也可以表示为

$$\begin{cases}z=f(x,y)\\ y=y_0\end{cases},$$

显然，交线 $z=f(x,y_0)$ 是 x 的一元函数，偏导数 $f_x'(x_0,y_0)$ 就是一元函数 $z=f(x,y_0)$ 在 x_0 处的导数，所以偏导数 $f_x'(x_0,y_0)$ 在几何上表示曲线

$$\begin{cases}z=f(x,y)\\ y=y_0\end{cases}$$

在 (x_0,y_0) 的对应点 $M_0(x_0,y_0,f(x_0,y_0))$ 处的切线 M_0T_x 对 x 轴的斜率．同样，$f_y'(x_0,y_0)$ 是曲线

$$\begin{cases}z=f(x,y)\\ x=x_0\end{cases}$$

在点 $M_0(x_0,y_0,f(x_0,y_0))$ 处的切线 M_0T_y 对 y 轴的斜率(图 6.8).

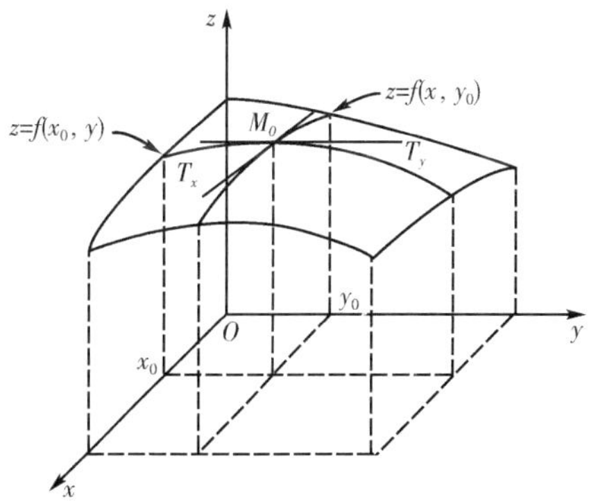

图 6.8

三、高阶偏导数

二元函数 $z=f(x,y)$ 的偏导数 $f_x'(x,y)$ 和 $f_y'(x,y)$，一般情况下仍然是 x,y 的函数，若它们的偏导数仍然存在，那么这种偏导数的偏导数，就叫做函数 $z=f(x,y)$ 的二阶偏导数．二元函数的二阶偏导数共有四个，分别记为

$$\frac{\partial}{\partial x}\left(\frac{\partial z}{\partial x}\right)=\frac{\partial^2 z}{\partial x^2}=f''_{xx}(x,y)\ ;\quad \frac{\partial}{\partial y}\left(\frac{\partial z}{\partial x}\right)=\frac{\partial^2 z}{\partial x\partial y}=f''_{xy}(x,y)\ ;$$

$$\frac{\partial}{\partial x}\left(\frac{\partial z}{\partial y}\right)=\frac{\partial^2 z}{\partial y\partial x}=f''_{yx}(x,y)\ ;\quad \frac{\partial}{\partial y}\left(\frac{\partial z}{\partial y}\right)=\frac{\partial^2 z}{\partial y^2}=f''_{yy}(x,y).$$

其中 $\frac{\partial^2 z}{\partial x\partial y}$，$\frac{\partial^2 z}{\partial y\partial x}$ 叫做混合偏导数.

类似地，我们还可以定义三阶、四阶以至 n 阶偏导数，二阶及二阶以上的偏导数都叫做高阶偏导数（我们的重点是研究二阶偏导数）.

注意 两个混合偏导数的顺序：$\frac{\partial^2 z}{\partial x\partial y}=\frac{\partial}{\partial y}\left(\frac{\partial z}{\partial x}\right)$，而 $\frac{\partial^2 z}{\partial y\partial x}=\frac{\partial}{\partial x}\left(\frac{\partial z}{\partial y}\right)$

即 $\frac{\partial^2 z}{\partial x\partial y}$ 是先对变量 x 求偏导数再对变量 y 求偏导数，而 $\frac{\partial^2 z}{\partial y\partial x}$ 是先对变量 y 求偏导数再对变量 x 求偏导数.

例 6.11 求函数 $z=y\ln(x+y)$ 的二阶偏导数.

解 $\frac{\partial z}{\partial x}=\frac{y}{x+y}$，$\frac{\partial z}{\partial y}=\ln(x+y)+\frac{y}{x+y}$.

$$\frac{\partial^2 z}{\partial x^2}=-\frac{y}{(x+y)^2}.$$

$$\frac{\partial^2 z}{\partial x\partial y}=\frac{x+y-y}{(x+y)^2}=\frac{x}{(x+y)^2}.$$

$$\frac{\partial^2 z}{\partial y\partial x}=\frac{1}{x+y}-\frac{y}{(x+y)^2}=\frac{x}{(x+y)^2}.$$

$$\frac{\partial^2 z}{\partial y^2}=\frac{1}{x+y}+\frac{x+y-y}{(x+y)^2}=\frac{2x+y}{(x+y)^2}.$$

例 6.12 求函数 $z=\cos^2(ax+by)$ 的二阶偏导数.

解 $\frac{\partial z}{\partial x}=2\cos(ax+by)\cdot[-\sin(ax+by)]\cdot a=-a\sin 2(ax+by)$，

$$\frac{\partial z}{\partial y}=2\cos(ax+by)\cdot[-\sin(ax+by)]\cdot b=-b\sin 2(ax+by).$$

$$\frac{\partial^2 z}{\partial x^2}=-a\cos 2(ax+by)\cdot 2a=-2a^2\cos 2(ax+by).$$

$$\frac{\partial^2 z}{\partial x\partial y}=-a\cos 2(ax+by)\cdot 2b=-2ab\cos 2(ax+by).$$

$$\frac{\partial^2 z}{\partial y\partial x}=-b\cos 2(ax+by)\cdot 2a=-2ab\cos 2(ax+by).$$

$$\frac{\partial^2 z}{\partial y^2}=-b\cos 2(ax+by)\cdot 2b=-2b^2\cos 2(ax+by).$$

由以上两个例题可以看出 $\frac{\partial^2 z}{\partial x\partial y}=\frac{\partial^2 z}{\partial y\partial x}$，但是必须注意，这个结论是有条件的.

定理 6.1 如果函数 $z=f(x,y)$ 的两个二阶混合偏导数 $\frac{\partial^2 z}{\partial x\partial y}$ 和 $\frac{\partial^2 z}{\partial y\partial x}$ 在区域 D 内连续，那么在该区域内这两个混合偏导数必相等. 即

$$\frac{\partial^2 z}{\partial x\partial y}=\frac{\partial^2 z}{\partial y\partial x}.$$

第四节　全　微　分

由二元函数偏导数的定义和一元函数微分学中增量与微分的关系可得

$$f(x+\Delta x,y)-f(x,y)\approx f_x'(x,y)\Delta x\,,$$
$$f(x,y+\Delta y)-f(x,y)\approx f_y'(x,y)\Delta y\,.$$

上面两式左边分别叫做二元函数 $z=f(x,y)$ 对 x 和 y 的**偏增量**,而右边分别叫做二元函数 $z=f(x,y)$ 对 x,y 的偏微分.

一般情况下,二元函数的两个自变量同时取得增量,于是我们引入函数的全增量定义.

定义 6.5　设二元函数 $z=f(x,y)$ 的两个自变量同时取得增量 Δx 、Δy ,则函数取得的增量叫做**全增量**(total increment),记为 Δz . 即

$$\Delta z=f(x+\Delta x,y+\Delta y)-f(x,y)\,.$$

引例　设有一矩形薄片(图 6.9),面积为 z ,长为 x ,宽为 y ,当遇热时,矩形膨胀,试求矩形所增加的面积.

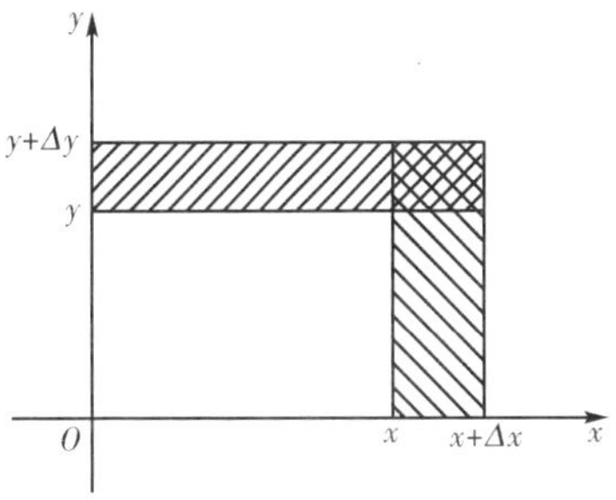

图 6.9

设矩形的长增加 Δx ,宽增加 Δy ,如图 6.9 所示. 由于 $z=xy$,所以,矩形面积的改变量为

$$\Delta z=(x+\Delta x)(y+\Delta y)-xy=(y\Delta x+x\Delta y)+\Delta x\Delta y\,.$$

从引例可以看到,在 Δz 的表达式中,第一部分 $y\Delta x+x\Delta y$ 是 Δx 、Δy 的线性函数,其系数分别是 z 对 x,y 的偏导数,即

$$y\Delta x+x\Delta y=\frac{\partial z}{\partial x}\Delta x+\frac{\partial z}{\partial y}\Delta y\,.$$

第二部分 $\Delta x\Delta y$ 是图中双重阴影部分的面积,是 Δx 或 Δy 的高阶无穷小,也是其对角线 $\rho=\sqrt{(\Delta x)^2+(\Delta y)^2}$ 的高阶无穷小,因此可以表示成

$$\Delta x\Delta y=o(\rho)\,,(当\ \Delta x\to 0,\Delta y\to 0\ 时).$$

所以

$$\Delta z=\left(\frac{\partial z}{\partial x}\Delta x+\frac{\partial z}{\partial y}\Delta y\right)+o(\rho)\,.$$

上式右边第一部分是 Δz 的线性主部,第二部分是 ρ 的高阶无穷小. 因此函数 z 的改变量 Δz ,可以由 $y\Delta x+x\Delta y$ 来近似代替,而能近似代替 Δz 的这一部分即是全微分.

定义 6.6　设函数 $z=f(x,y)$ 在点 (x,y) 的某邻域内有定义,且 $\frac{\partial z}{\partial x}$ 、$\frac{\partial z}{\partial y}$ 存在,如果 $z=f(x,y)$ 在点 (x,y) 处的全增量 Δz 可以表示为

$$\Delta z=\left(\frac{\partial z}{\partial x}\Delta x+\frac{\partial z}{\partial y}\Delta y\right)+o(\rho)\,,$$

其中 $\rho=\sqrt{(\Delta x)^2+(\Delta y)^2}$,则称 $\frac{\partial z}{\partial x}\Delta x+\frac{\partial z}{\partial y}\Delta y$ 为函数 $z=f(x,y)$ 在点 (x,y) 处的**全微分**(total differential),记为

$$dz=\frac{\partial z}{\partial x}\Delta x+\frac{\partial z}{\partial y}\Delta y\,,$$

这时也称函数 $z=f(x,y)$ 在点 (x,y) 处可微.

与一元函数一样,规定 $\Delta x=dx$,$\Delta y=dy$,则全微分又可记为

$$dz=\frac{\partial z}{\partial x}dx+\frac{\partial z}{\partial y}dy\,.$$

注意　(1) dz 是 $\Delta x,\Delta y$ 的线性函数.

(2) Δz 与 dz 的差是关于 ρ 的高阶无穷小.

例 6.13 求函数(1) $z=xy+\frac{x}{y}$;(2) $z=e^{\frac{x}{y}}$ 的全微分.

解 (1) 因为

$$\frac{\partial z}{\partial x}=y+\frac{1}{y},\ \frac{\partial z}{\partial y}=x-\frac{x}{y^2},$$

且它们都连续,故由全微分公式得

$$\mathrm{d}z=\left(y+\frac{1}{y}\right)\mathrm{d}x+\left(x-\frac{x}{y^2}\right)\mathrm{d}y.$$

(2)因为

$$\frac{\partial z}{\partial x}=\frac{1}{y}e^{\frac{x}{y}},\ \frac{\partial z}{\partial y}=-\frac{x}{y^2}e^{\frac{x}{y}},$$

且它们都连续,故由全微分公式得

$$\mathrm{d}z=\left(\frac{1}{y}e^{\frac{x}{y}}\right)\mathrm{d}x+\left(-\frac{x}{y^2}e^{\frac{x}{y}}\right)\mathrm{d}y=\frac{1}{y}e^{\frac{x}{y}}\left(\mathrm{d}x-\frac{x}{y}\mathrm{d}y\right).$$

“注意:对于多元函数,可微一定连续,可微一定可导;但可导不一定连续,可导也不一定可微。只有函数的偏导数连续才能保证函数可微。”

第五节 多元复合函数的求导法则

类似于一元复合函数的定义,我们现在给出二元复合函数的定义.

定义 6.7 设函数 $z=f(u,v)$,而 u,v 均为 x,y 的函数,即 $u=u(x,y)$, $v=v(x,y)$,则函数 $z=f[u(x,y),v(x,y)]$ 叫做 x,y 的复合函数. 其中 u,v 叫做中间变量, x,y 叫做自变量.

下面将一元函数微分学中的复合函数的求导法则,推广到多元复合函数. 多元复合函数的求导法则在多元函数微分学中起着重要作用.

定理 6.2 如果函数 $u=u(x,y)$, $v=v(x,y)$ 在点 (x,y) 处都具有对 x 及对 y 的偏导数,函数 $z=f(u,v)$ 在对应点 (u,v) 处具有连续偏导数,则复合函数 $z=f[u(x,y),v(x,y)]$ 在点 (x,y) 处存在两个偏导数,且具有下列公式

$$\frac{\partial z}{\partial x}=\frac{\partial z}{\partial u}\frac{\partial u}{\partial x}+\frac{\partial z}{\partial v}\frac{\partial v}{\partial x},$$

$$\frac{\partial z}{\partial y}=\frac{\partial z}{\partial u}\frac{\partial u}{\partial y}+\frac{\partial z}{\partial v}\frac{\partial v}{\partial y}.$$

定理中的公式叫做复合函数偏导数的锁链法则,它可以推广到各种复合关系的复合函数中去.

例 6.14 设 $z=u^2\ln v$,而 $u=\frac{y}{x}$, $v=2x+3y$,求 $\frac{\partial z}{\partial x}$, $\frac{\partial z}{\partial y}$.

解 由锁链法则有

$$\frac{\partial z}{\partial x}=\frac{\partial z}{\partial u}\frac{\partial u}{\partial x}+\frac{\partial z}{\partial v}\frac{\partial v}{\partial x}=2u\ln v\cdot\left(-\frac{y}{x^2}\right)+\frac{u^2}{v}\cdot 2$$

$$=-\frac{2y^2}{x^3}\ln(2x+3y)+\frac{2y^2}{x^2(2x+3y)}.$$

$$\frac{\partial z}{\partial y}=\frac{\partial z}{\partial u}\frac{\partial u}{\partial y}+\frac{\partial z}{\partial v}\frac{\partial v}{\partial y}=2u\ln v\cdot\frac{1}{x}+\frac{u^2}{v}\cdot 3$$

$$=\frac{2y}{x^2}\ln(2x+3y)+\frac{3y^2}{x^2(2x+3y)}.$$

例 6.15 设函数 $z=u^2+v^2$，而 $u=2x+y, v=x-2y$，求 $\frac{\partial z}{\partial x}, \frac{\partial z}{\partial y}$.

解 由锁链法则有

$$\begin{aligned}\frac{\partial z}{\partial x}&=\frac{\partial z}{\partial u}\frac{\partial u}{\partial x}+\frac{\partial z}{\partial v}\frac{\partial v}{\partial x} \qquad ①\\&=2u\cdot 2+2v\cdot 1\\&=4(2x+y)+2(x-2y)=10x.\end{aligned}$$

$$\begin{aligned}\frac{\partial z}{\partial y}&=\frac{\partial z}{\partial u}\frac{\partial u}{\partial y}+\frac{\partial z}{\partial v}\frac{\partial v}{\partial y} \qquad ②\\&=2u\cdot 1+2v\cdot(-2)\\&=2(2x+y)-4(x-2y)=10y.\end{aligned}$$

也可直接计算．因为

$$z=u^2+v^2=(2x+y)^2+(x-2y)^2=5x^2+5y^2,$$

所以

$$\frac{\partial z}{\partial x}=10x, \frac{\partial z}{\partial y}=10y.$$

若把①×$\mathrm{d}x$+②×$\mathrm{d}y$，且左右两边对应相加得

$$\frac{\partial z}{\partial x}\mathrm{d}x+\frac{\partial z}{\partial y}\mathrm{d}y=\frac{\partial z}{\partial u}\left(\frac{\partial u}{\partial x}\mathrm{d}x+\frac{\partial u}{\partial y}\mathrm{d}y\right)+\frac{\partial z}{\partial v}\left(\frac{\partial v}{\partial x}\mathrm{d}x+\frac{\partial v}{\partial y}\mathrm{d}y\right)=\frac{\partial z}{\partial u}\mathrm{d}u+\frac{\partial z}{\partial v}\mathrm{d}v.$$

因此，无论把函数 z 看作自变量 x,y 的函数，或看作中间变量 u,v 的函数，它们的全微分的形式是一样的，这叫做多元函数的(一阶)全微分形式的不变性．

上述锁链法则对于中间变量或自变量多于或少于两个的情形仍适用．比如，若 $z=f(u,v,w)$，而 $u=u(x,y), v=v(x,y), w=w(x,y)$，则

$$\frac{\partial z}{\partial x}=\frac{\partial z}{\partial u}\cdot\frac{\partial u}{\partial x}+\frac{\partial z}{\partial v}\cdot\frac{\partial v}{\partial x}+\frac{\partial z}{\partial w}\cdot\frac{\partial w}{\partial x},$$

$$\frac{\partial z}{\partial y}=\frac{\partial z}{\partial u}\cdot\frac{\partial u}{\partial y}+\frac{\partial z}{\partial v}\cdot\frac{\partial v}{\partial y}+\frac{\partial z}{\partial w}\cdot\frac{\partial w}{\partial y}.$$

特别地，复合函数的中间变量有多个，但自变量只有一个的情形，$z=f(x,y)$，而 $x=x(t), y=y(t)$，则

$$\frac{\mathrm{d}z}{\mathrm{d}t}=\frac{\partial z}{\partial x}\frac{\mathrm{d}x}{\mathrm{d}t}+\frac{\partial z}{\partial y}\frac{\mathrm{d}y}{\mathrm{d}t}.$$

由于 $z=f[x(t),y(t)]$ 只有一个自变量，所以把 $\frac{\mathrm{d}z}{\mathrm{d}t}$ 称为全导数．

第六节 多元函数的极值

在实际问题中，往往会遇到求多元函数的最大值、最小值问题．与一元函数相类似，多元函数的最大值、最小值与极大值、极小值有着密切的联系，我们现在主要讨论二元函数的极值、最值问题．

一、二元函数极值的定义和求法

定义 6.8 设二元函数 $z=f(x,y)$ 在点 (x_0,y_0) 的某邻域内有定义，对于该邻域内异于 (x_0,y_0) 的点 (x,y)，如果都满足不等式

$$f(x,y)<f(x_0,y_0) \quad 或 \quad f(x,y)>f(x_0,y_0),$$

则称函数在点 (x_0,y_0) 有极大值或极小值 $f(x_0,y_0)$．极大值和极小值统称为极值．使函数取得极值的点称为极值点．

类似地可定义三元函数 $u=f(x,y,z)$ 的极大值和极小值．

例如,函数 $z=\sqrt{1-x^2-y^2}$ 在点 (0,0) 处,$z=1$;而在其他点处,$z<1$. 故在原点处函数有极大值 1. 从几何上看这是显然的,因为点 (0,0,1) 是球面 $z=\sqrt{1-x^2-y^2}$ 的顶点.

再如,函数 $z=-x^2+y^2$ 在点 (0,0) 处既不取得极大值也不取得极小值. 因为在点 (0,0) 处的函数值为零,而在点 (0,0) 的任一邻域内,总有使函数值为正的点,也有使函数值为负的点.

多元函数的极值问题,一般也是利用偏导数来解决.

定理 6.3(必要条件) 设函数 $z=f(x,y)$ 在点 (x_0,y_0) 可微分,且在点 (x_0,y_0) 处有极值,则在该点的偏导数必然为零. 即

$$f_x'(x_0,y_0)=0\ ,\ f_y'(x_0,y_0)=0\ .$$

证明 不妨设函数 $z=f(x,y)$ 在点 (x_0,y_0) 有极大值,则对点 (x_0,y_0) 附近的任一点,都有

$$f(x,y)<f(x_0,y_0)\ .$$

取 $y=y_0$,有

$$f(x,y_0)<f(x_0,y_0)\ .$$

$f(x,y_0)$ 可看作是 x 的一元函数,上式表明该一元函数 $f(x,y_0)$ 在 $x=x_0$ 时有极大值,按一元函数极值的必要条件知,在点 (x_0,y_0) 处必有

$$f_x'(x_0,y_0)=0\ .$$

同理可证 $f_y'(x_0,y_0)=0$.

函数 $z=f(x,y)$ 在点 (x_0,y_0) 有极小值的情况也可仿此证明.

注意 仿照一元函数,凡是能使 $f_x'(x,y)=0$, $f_y'(x,y)=0$ 同时成立的点 (x_0,y_0) 称为函数 $z=f(x,y)$ 的驻点. 从定理 6.3 可知,可微分的函数的极值点一定是驻点. 但反之函数的驻点不一定是极值点. 例如,点 (0,0) 是函数 $z=xy$ 的驻点,但函数在该点并无极值.

怎样判定一个驻点是否是极值点呢? 定理 6.4 回答了这个问题.

定理 6.4(充分条件) 设函数 $z=f(x,y)$ 在点 (x_0,y_0) 的某邻域内具有一阶及二阶连续偏导数,又 $f_x'(x_0,y_0)=0$, $f_y'(x_0,y_0)=0$,令

$$f_{xx}''(x_0,y_0)=A\ ,\ f_{xy}''(x_0,y_0)=B\ ,\ f_{yy}''(x_0,y_0)=C\ ,$$

则 $z=f(x,y)$ 在点 (x_0,y_0) 处是否取得极值的条件如下:

(1) 当 $AC-B^2>0$ 时具有极值,且当 $A<0$ 时有极大值,当 $A>0$ 时有极小值;

(2) 当 $AC-B^2<0$ 时没有极值;

(3) 当 $AC-B^2=0$ 时可能有极值,也可能没有极值,还需另作讨论.

证明 略.

根据上述定理,我们把具有一、二阶连续偏导数的函数 $z=f(x,y)$ 的极值的求法归纳如下:

(1) 求出函数的一、二阶偏导数;

(2) 解方程组

$$\begin{cases}f_x'(x,y)=0,\\ f_y'(x,y)=0.\end{cases}$$

求得一切实数解(即可求得一切驻点);

(3) 对于每个驻点 (x_0,y_0),求出二阶偏导数的值 A、B 和 C,由 $AC-B^2$ 的符号判断驻点是否为极值点;

(4) 求出极值点的函数值.

例 6.16 求二元函数 $z=x^3+y^3-3xy$ 的极值.

解 先解方程组

$$\begin{cases}f_x'(x,y)=3x^2-3y=0,\\ f_y'(x,y)=3y^2-3x=0.\end{cases}$$

求得驻点为 (0,0) 和 (1,1). 因为

$$f_{xx}''(x,y)=6x\ ,\ f_{xy}''(x,y)=-3\ ,\ f_{yy}''(x,y)=6y\ .$$

在点 (0,0) 处,$AC-B^2=-9<0$,即点 (0,0) 不是极值点.

在点 (1,1) 处,$A=6$,$B=-3$,$C=6$,而 $AC-B^2=27>0$,且 $A=6>0$,即函数在点 (1,1) 取得极小值,极小值为 $f(1,1)=-1$.

二、二元函数的最大值与最小值

在实际问题中，经常遇到求多元函数的最大值、最小值问题．与一元函数相类似，我们可以利用函数的极值来求函数的最大值和最小值．大家已经知道，如果函数 $f(x,y)$ 在有界闭区域 D 上连续，则函数 $f(x,y)$ 在 D 上必定能取得它的最大值和最小值．这种使函数取得最大值或最小值的点既可能在 D 的内部、也可能在 D 的边界上．我们假定，函数在 D 内可微且只有有限个驻点，这时如果函数在 D 的内部取得最大值(最小值)，那么这个最大值(最小值)也是函数的极大值(极小值)．因此，求函数的最大值和最小值的一般步骤是：

(1) 解方程组

$$\begin{cases} f_x'(x,y)=0, \\ f_y'(x,y)=0. \end{cases}$$

求出区域 D 上的全部驻点及区域 D 上的连续不可导点；

(2) 求出这些驻点和连续不可导的点的函数值，并且求出函数在区域 D 的边界上的最大值和最小值；

(3) 把这些数值进行比较，其中最大(小)的就是函数在区域 D 上的最大(小)值．

注意 在这种方法中，由于要求出 $f(x,y)$ 在区域 D 的边界上的最大值和最小值，所以往往相当复杂．在通常遇到的实际问题中，如果根据问题的性质，知道函数 $f(x,y)$ 的最大值(最小值)一定在区域 D 的内部取得且函数在区域 D 内只有一个驻点，那么可以肯定该驻点处的函数值就是函数 $f(x,y)$ 在区域 D 上的最大值(最小值)．

例 6.17 求函数 $f(x,y)=xy\sqrt{1-x^2-y^2}$ 在区域

$$D=\{(x,y)\mid x^2+y^2\leqslant 1, x>0, y>0\}$$

内的最大值．

解 解方程组

$$\begin{cases} f_x'(x,y)=y\sqrt{1-x^2-y^2}-\dfrac{x^2y}{\sqrt{1-x^2-y^2}}=0, \\ f_y'(x,y)=x\sqrt{1-x^2-y^2}-\dfrac{xy^2}{\sqrt{1-x^2-y^2}}=0. \end{cases}$$

得区域 D 上的唯一驻点 $\left(\dfrac{1}{\sqrt{3}},\dfrac{1}{\sqrt{3}}\right)$．

容易看出，这个函数在区域 D 内是可微的，且在边界上的函数值 $f(x,y)=0$(函数 $f(x,y)$ 在边界 $x^2+y^2=1$ 上连续但不可导)，函数在区域 D 内只有一个驻点 $\left(\dfrac{1}{\sqrt{3}},\dfrac{1}{\sqrt{3}}\right)$．所以驻点 $\left(\dfrac{1}{\sqrt{3}},\dfrac{1}{\sqrt{3}}\right)$ 是最大值点，最大值就是 $f\left(\dfrac{1}{\sqrt{3}},\dfrac{1}{\sqrt{3}}\right)=\dfrac{\sqrt{3}}{9}$．

例 6.18 用铁板做一个容积为 4m^3 的有盖长方体水箱，问长、宽、高为多少时，才能使用料最省？

解 设长为 x 米，宽为 y 米，则高为 $\dfrac{4}{xy}$ 米，于是所用材料的面积为

$$S=2\left(xy+\frac{4}{x}+\frac{4}{y}\right), (x>0, y>0).$$

解方程组

$$\begin{cases} S_x'=2\left(y-\dfrac{4}{x^2}\right)=0, \\ S_y'=2\left(x-\dfrac{4}{y^2}\right)=0. \end{cases}$$

得唯一驻点 $(\sqrt[3]{4},\sqrt[3]{4})$．

由问题的实际意义可知最小值一定存在，唯一的驻点就是最小值点．所以当长、宽、高都为 $\sqrt[3]{4}$ 米时，用料最省．

三、条件极值，拉格朗日乘数法

在前面讨论的极值问题中，除对自变量给出定义域外，并无其他限制条件．今后我们把这类极值问题称为无条件极值．而把对自变量还需附加其他条件的极值问题称为条件极值．例如，在曲面 $z=x^2+y^2$ 上求一点，使它到点 $(1,2,3)$ 的距离最小．这就是在 $z=x^2+y^2$ 的条件下求函数

$$f(x,y,z)=(x-1)^2+(y-2)^2+(z-3)^2$$

的极值．

有些条件极值问题可以转化为无条件极值问题来解决，例如在上面的例子中，若把条件 $z=x^2+y^2$ 代入函数

$$f(x,y,z)=(x-1)^2+(y-2)^2+(z-3)^2,$$

得

$$f(x,y,x^2+y^2)=(x-1)^2+(y-2)^2+(x^2+y^2-3)^2.$$

于是就转化为二元函数的无条件极值问题了．这是求条件极值的第一种方法．但是有时附加条件很复杂，特别是以隐函数形式给出时，这种方法有一定困难，甚至不能用．下面介绍另一种求条件极值的方法：拉格朗日乘数法．

设函数 $u=f(x,y,z)$ 和 $\varphi(x,y,z)=0$ 均有一阶连续偏导数，求函数 $u=f(x,y,z)$ 在条件 $\varphi(x,y,z)=0$ 下的极值步骤如下：

第一步　构造拉格朗日函数

$$F(x,y,z,\lambda)=f(x,y,z)+\lambda\varphi(x,y,z);$$

第二步　求出 F 的所有一阶偏导数并令其等于零，得联立方程组

$$\begin{cases}F_x'=f_x'(x,y,z)+\lambda\varphi_x'(x,y,z)=0,\\ F_y'=f_y'(x,y,z)+\lambda\varphi_y'(x,y,z)=0,\\ F_z'=f_z'(x,y,z)+\lambda\varphi_z'(x,y,z)=0,\\ F_\lambda'=\varphi(x,y,z)=0;\end{cases}$$

第三步　解方程组求出驻点 (x_0,y_0,z_0,λ_0)，则 (x_0,y_0,z_0) 就是函数 $u=f(x,y,z)$ 在条件 $\varphi(x,y,z)=0$ 下可能的极值点．

注意　在拉格朗日函数中，x,y,z,λ 都是独立的自变量，相互之间不存在函数关系．

例 6.19　求函数 $z=x^2+y^2$ 在条件 $\dfrac{x}{a}+\dfrac{y}{b}=1$ 下的极值．

解法 1　把条件代入函数，变成无条件极值．

由 $\dfrac{x}{a}+\dfrac{y}{b}=1$ 解出 $y=b\left(1-\dfrac{x}{a}\right)$，代入函数 $z=x^2+y^2$ 得

$$z=x^2+b^2\left(1-\frac{x}{a}\right)^2=\frac{a^2+b^2}{a^2}x^2-\frac{2b^2}{a}x+b^2.$$

这样就转化为一元函数的无条件极值问题．由

$$z_x'=\frac{2(a^2+b^2)}{a^2}x-\frac{2b^2}{a}=0,$$

得 $x=\dfrac{ab^2}{a^2+b^2}$，$y=\dfrac{a^2b}{a^2+b^2}$．再求二阶导数得

$$z_{xx}''=\frac{2(a^2+b^2)}{a^2}>0.$$

因而是极小值点,极小值是

$$f\left(\frac{ab^2}{a^2+b^2},\frac{a^2b}{a^2+b^2}\right)=\frac{a^2b^2}{a^2+b^2}.$$

解法 2 利用拉格朗日乘数法.

作拉格朗日函数

$$F(x,y,\lambda)=x^2+y^2+\lambda\left(\frac{x}{a}+\frac{y}{b}-1\right).$$

求 F 的各一阶偏导数,令其等于零,得

$$\begin{cases}F_x'=2x+\dfrac{\lambda}{a}=0,\\ F_y'=2y+\dfrac{\lambda}{b}=0,\\ F_\lambda'=\dfrac{x}{a}+\dfrac{y}{b}-1=0.\end{cases}$$

解得

$$x=\frac{ab^2}{a^2+b^2},\ y=\frac{a^2b}{a^2+b^2},\ \lambda=-\frac{2a^2b^2}{a^2+b^2}.$$

所以点$\left(\dfrac{ab^2}{a^2+b^2},\dfrac{a^2b}{a^2+b^2}\right)$是可能的极值点,并且是唯一的一个可能点,由实际问题可知,一定存在极小值点,故

$$f\left(\frac{ab^2}{a^2+b^2},\frac{a^2b}{a^2+b^2}\right)=\frac{a^2b^2}{a^2+b^2},$$

是函数 $z=x^2+y^2$ 在条件 $\dfrac{x}{a}+\dfrac{y}{b}=1$ 下的极小值.

四、最小二乘法

在实际问题中,两个变量间的函数关系往往是未知的,通过实验得到的是若干对数据.怎样依据这些数据来建立函数关系的最佳解析表达式(俗称经验公式)呢?最小二乘法是精度较高的一种方法.经验公式建立之后,就可以把生产或实验中所积累的某些经验提高到理论高度加以分析、研究.

假设进行 n 次观察,得到 n 对数据 (x_1,y_1),(x_2,y_2),…,(x_n,y_n),在平面直角坐标系中,表现为 n 个点(称为散点图),如果这 n 个点明显地呈直线趋势分布,则可用直线型经验公式去拟合,故设直线方程为

$$y=a+bx.$$

此时,问题就归结为如何确定斜率 b 和截距 a 的值,使得直线 $y=a+bx$ 与 n 个数据点吻合得最好.初步看来就是要求观察值 y_i 与计算值 $a+bx_i$ 的离差 $y_i-(a+bx_i)$ 总和为最小.但应注意到离差有正有负,若将离差值直接求和,由于正负离差抵消,因此,即使离差和很小,也不能保证得到的直线与数据点能很好地吻合.为了避免这种情况的出现,我们用离差平方和

$$Q-\sum_{i=1}^{n}[y_i-(a+bx_i)]^2, \tag{*}$$

来衡量直线 $y=a+bx$ 与数据点的吻合程度.Q 值越小,吻合越佳.因此,要求出使 Q 值达到最小的 a、b 值.这种以离差平方和为最小而确定经验公式的方法称为**最小二乘法**(least square method).

由二元可微函数极值的必要条件知,必须同时满足:

$$\frac{\partial Q}{\partial a}=0,\ \frac{\partial Q}{\partial b}=0.$$

故有

$$\begin{cases} -2\sum_{i=1}^{n}[y_i-(a+bx_i)]=0, \\ -2\sum_{i=1}^{n}[y_i-(a+bx_i)]x_i=0. \end{cases}$$

整理后，得

$$\begin{cases} na+b\sum_{i=1}^{n}x_i=\sum_{i=1}^{n}y_i, \\ a\sum_{i=1}^{n}x_i+b\sum_{i=1}^{n}x_i^2=\sum_{i=1}^{n}x_iy_i. \end{cases}$$

此方程组称为正规方程组，解此方程组可得

$$b=\frac{\sum_{i=1}^{n}x_iy_i-\frac{1}{n}(\sum_{i=1}^{n}x_i)(\sum_{i=1}^{n}y_i)}{\sum_{i=1}^{n}x_i^2-\frac{1}{n}(\sum_{i=1}^{n}x_i)^2},$$

$$a=\frac{1}{n}(\sum_{i=1}^{n}y_i-b\sum_{i=1}^{n}x_i)=\bar{y}-b\bar{x}.$$

将 a 、b 代入（*）式方程，便得到所要求的直线经验公式．

例 6.20 （案例 6-1 解答）

解 作散点图（略），结果表明数据点呈明显的直线分布趋势，故设此直线方程为

$$y=a+bx.$$

代入公式求得

$$b=\frac{\sum_{i=1}^{n}x_iy_i-\frac{1}{n}(\sum_{i=1}^{n}x_i)(\sum_{i=1}^{n}y_i)}{\sum_{i=1}^{n}x_i^2-\frac{1}{n}(\sum_{i=1}^{n}x_i)^2}\approx 0.2358,$$

$$a=\frac{1}{n}(\sum_{i=1}^{n}y_i-b\sum_{i=1}^{n}x_i)=\bar{y}-b\bar{x}\approx -6.9803.$$

故所求的直线经验公式为

$$y=0.2358x-6.9803.$$

因为取血要付出一定的代价，故用发硒推算血硒具有一定的实用价值．

第七节 二重积分的概念和性质

二重积分也是由实际问题的需要而产生的．在一元函数积分学中我们已经知道，定积分是某种特定形式的和的极限，把这种和的极限的概念推广到定义在某个区域上的二元函数的形式，便可得到二重积分的概念．

一、二重积分的概念

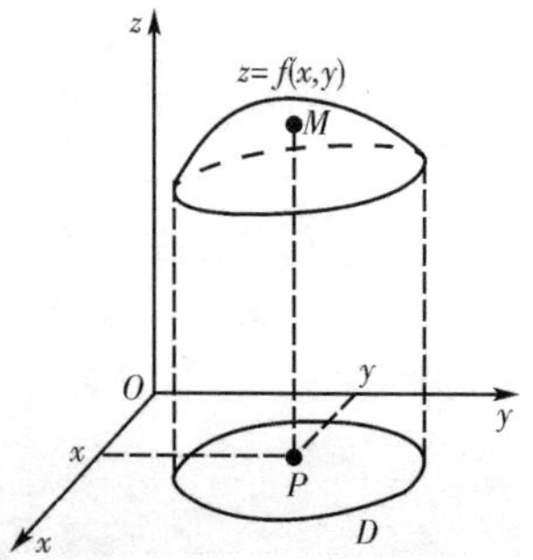

图 6.10

1. 两个引例

引例 1 曲顶柱体的体积

设有一立体，它的底是 xoy 平面上的有界闭区域 D，它的侧面是以 D 的边界曲线为准线而母线平行于 z 轴的柱面，它的顶是曲面 $z=f(x,y)$，这里 $f(x,y)\geqslant 0$，且在 D 上连续（图 6.10）．这种立体称为曲顶柱体．现在我们来讨论它的体积．

关于曲顶柱体，当点 (x,y) 在区域 D 上变动时，高 $f(x,y)$ 是个变量，因此它的体积不能直接用体积公式来计算．不难想到，用求曲边梯形面积

的方法来解这个问题.

(1) 分割:我们用一曲线网把区域 D 任意分成 n 个小区域

$$\Delta\sigma_1, \Delta\sigma_2, \cdots, \Delta\sigma_n.$$

小区域 $\Delta\sigma_i$ 的面积也记作 $\Delta\sigma_i$. 以这些小区域的边界曲线为准线作母线平行于 z 轴的柱面,这些柱面把原来的曲顶柱体分为 n 个细条的小曲顶柱体. 它们的体积分别记作

$$\Delta V_1, \Delta V_2, \cdots, \Delta V_n.$$

(2) 近似代替:对于一个小区域 $\Delta\sigma_i$,当直径($\Delta\sigma_i$ 最长两点的距离)很小时,由于 $f(x,y)$ 连续, $f(x,y)$ 在 $\Delta\sigma_i$ 中的变化很小,可以近似地看做常数. 即若任意取点 $(\xi_i,\eta_i)\in\Delta\sigma_i$,则当 $(x,y)\in\Delta\sigma_i$ 时,有 $f(x,y)\approx f(\xi_i,\eta_i)$,从而以 $\Delta\sigma_i$ 为底的细条曲顶柱体可近似地看做以 $f(\xi_i,\eta_i)$ 为高的平顶柱体(图 6.11),于是

$$\Delta V_i \approx f(\xi_i,\eta_i)\Delta\sigma_i, (i=1,2,3,\cdots,n).$$

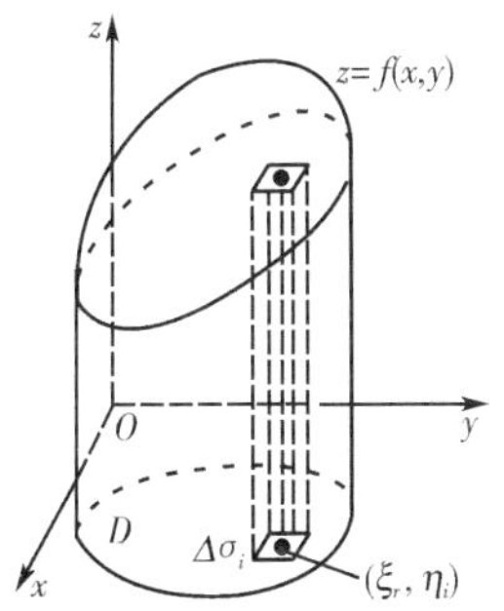

图 6.11

(3) 求和:把这些细条曲顶柱体体积的近似值 $f(\xi_i,\eta_i)\Delta\sigma_i$ 加起来,就得到所求曲顶柱体体积 V 的近似值,即

$$V=\sum_{i=1}^{n}\Delta V_i \approx \sum_{i=1}^{n} f(\xi_i,\eta_i)\Delta\sigma_i.$$

(4) 取极限:一般地,如果区域 D 分得越细,则上述和式就越接近于曲顶柱体体积 V,当把区域 D 无限细分时,即当所有小区域的最大直径 $\lambda\to 0$ 时,则和式的极限就是所求的曲顶柱体的体积 V,即

$$V=\lim_{\lambda\to 0}\sum_{i=1}^{n} f(\xi_i,\eta_i)\Delta\sigma_i.$$

引例 2 非均匀平面薄板的质量

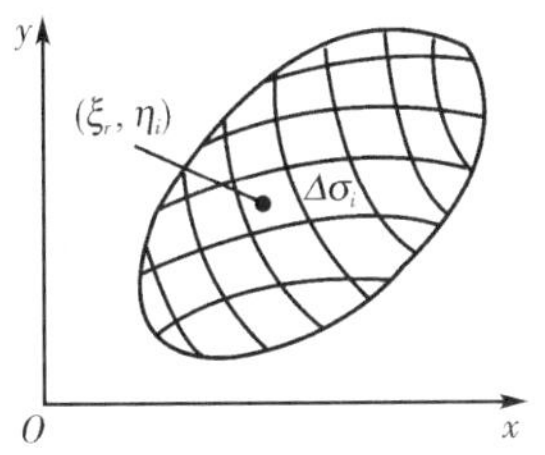

图 6.12

设薄片的形状为闭区域 D(图 6.12),其面密度 ρ 是点(x,y)的函数,即 $\rho=\rho(x,y)$ 在 D 上为正的连续函数. 当质量分布是均匀时,即 ρ 为常数,则质量 M 等于面密度乘以薄片的面积. 当质量分布不均匀时, ρ 是随点(x,y)而变化,如何求质量呢? 我们采用与曲顶柱体的体积相类似的方法求薄片的质量.

(1) 分割:把区域 D 任意分成 n 个小区域

$$\Delta\sigma_1, \Delta\sigma_2, \cdots, \Delta\sigma_n.$$

小区域 $\Delta\sigma_i$ 的面积也记作 $\Delta\sigma_i$. 该薄板就相应地分成 n 个小块薄板.

(2) 近似代替:对于一个小区域 $\Delta\sigma_i$,当直径很小时,由于 $\rho(x,y)$ 连续, $\rho(x,y)$ 在 $\Delta\sigma_i$ 中的变化很小,可以近似地看做常数. 即若任意取点 $(\xi_i,\eta_i)\in\Delta\sigma_i$,则当 $(x,y)\in\Delta\sigma_i$ 时,有 $\rho(x,y)\approx\rho(\xi_i,\eta_i)$,从而 $\Delta\sigma_i$ 上薄板的质量可近似地看做以 $\rho(\xi_i,\eta_i)$ 为面密度的均匀薄板,于是

$$\Delta M_i \approx \rho(\xi_i,\eta_i)\Delta\sigma_i, (i=1,2,3,\cdots,n).$$

(3) 求和:把这些小薄板质量的近似值 $\rho(\xi_i,\eta_i)\Delta\sigma_i$ 加起来,就得到所求的整块薄板质量的近似值,即

$$M=\sum_{i=1}^{n}\Delta M_i \approx \sum_{i=1}^{n}\rho(\xi_i,\eta_i)\Delta\sigma_i.$$

(4) 取极限:一般地,如果区域 D 分得越细,则上述和式就越接近于非均匀平面薄板的质量 M,当把区域 D 无限细分时,即当所有小区域的最大直径 $\lambda\to 0$ 时,则和式的极限就是所求的非均匀平面薄板的质量 M,即

$$M=\lim_{\lambda\to 0}\sum_{i=1}^{n}\rho(\xi_i,\eta_i)\Delta\sigma_i.$$

上面两个例子的意义虽然不同,但解决问题的方法是一样的,都归结为求二元函数的某种和式的极限,我们抽去它们的几何或物理意义,研究它们的共性,便得到二重积分的定义.

定义 6.9 设函数 $z=f(x,y)$ 在闭区域 D 上有定义,将 D 任意分成 n 个小区域

$$\Delta\sigma_1, \Delta\sigma_2, \cdots, \Delta\sigma_n.$$

其中 $\Delta\sigma_i$ 表示第 i 个小区域,也表示它的面积. 在每个小区域 $\Delta\sigma_i$ 上任取一点 (ξ_i,η_i),作乘积 $f(\xi_i,\eta_i)\Delta\sigma(i=1,2,3,\cdots,n)$,并作和式 $\sum\limits_{i=1}^{n} f(\xi_i,\eta_i)\Delta\sigma_i$,如果当各小区域的直径中的最大值 λ 趋于零时,此

和式的极限存在，且极限值与区域 D 的分法无关，也与每个小区域 $\Delta\sigma_i$ 中点 (ξ_i,η_i) 的取法无关．则称此极限值为函数 $f(x,y)$ 在闭区域 D 上的二重积分(double integral)，记作 $\iint\limits_D f(x,y)\mathrm{d}\sigma$，即

$$\iint\limits_D f(x,y)\mathrm{d}\sigma=\lim_{\lambda\to 0}\sum_{i=1}^{n} f(\xi_i,\eta_i)\Delta\sigma_i .$$

其中 $\iint$ 叫做二重积分号，$f(x,y)$ 叫做被积函数，$f(x,y)\mathrm{d}\sigma$ 叫被积表达式，$\mathrm{d}\sigma$ 叫做面积元素，x 与 y 叫做积分变量，D 叫做积分区域．

注意 (1) 二重积分是个极限值，因此是个数值，这个数值的大小仅与被积函数 $f(x,y)$ 及积分区域 D 有关，而与积分变量的记号无关，即有

$$\iint\limits_D f(x,y)\mathrm{d}\sigma=\iint\limits_D f(u,v)\mathrm{d}\sigma .$$

(2) 只有当和式极限 $\lim\limits_{\lambda\to 0}\sum\limits_{i=1}^{n} f(\xi_i,\eta_i)\Delta\sigma_i$ 存在时，$f(x,y)$ 在 D 上的二重积分才存在，称 $f(x,y)$ 在 D 上可积．

(3) 二重积分 $\iint\limits_D f(x,y)\mathrm{d}\sigma$ 与区域 D 的分法无关，也与每个小区域 $\Delta\sigma_i$ 中的点 (ξ_i,η_i) 的取法无关．

2. 二重积分的几何意义

当函数 $f(x,y)\geqslant 0$ 时，二重积分 $\iint\limits_D f(x,y)\mathrm{d}\sigma$ 表示以 $z=f(x,y)$ 为曲顶、D 为底面、母线平行于 z 轴的曲顶柱体的体积．若 $f(x,y)\leqslant 0$，则 $\iint\limits_D f(x,y)\mathrm{d}\sigma$ 的绝对值等于曲顶 $f(x,y)$ 在 xoy 平面下方的、底面为 D、母线平行于 z 轴的曲顶柱体的体积，但二重积分为负值．当 $f(x,y)$ 在 D 上的符号可能为正，也可能为负时，如果能将 D 分为有限个小区域 D_i，在每个小区域 D_i 内 $f(x,y)$ 符号不改变，则 $\iint\limits_D f(x,y)\mathrm{d}\sigma$ 表示以 $f(x,y)$ 为曲顶，以区域 D_i 为底的各小曲顶柱体体积的代数和．

二、二重积分的性质

比较一元函数的定积分与二重积分的定义可知，二重积分与定积分有完全类似的性质．假设二元函数 $f(x,y)$，$g(x,y)$ 在积分区域 D 上都连续，因而它们在 D 上的二重积分是存在的．

性质 1 被积函数的常数因子可以提到二重积分号的外面，即

$$\iint\limits_D kf(x,y)\mathrm{d}\sigma=k\iint\limits_D f(x,y)\mathrm{d}\sigma .$$

性质 2 函数的和(或差)的二重积分等于各个函数的二重积分的和(或差)，即

$$\iint\limits_D [f(x,y)\pm g(x,y)]\mathrm{d}\sigma=\iint\limits_D f(x,y)\mathrm{d}\sigma\pm\iint\limits_D g(x,y)\mathrm{d}\sigma .$$

性质 3 如果闭区域 D 被有限条曲线分为有限个部分闭区域，则在 D 上的二重积分等于在各部分闭区域上的二重积分和．例如 D 分为两个闭区域 D_1 与 D_2，则

$$\iint\limits_D f(x,y)\mathrm{d}\sigma=\iint\limits_{D_1} f(x,y)\mathrm{d}\sigma+\iint\limits_{D_2} f(x,y)\mathrm{d}\sigma .$$

性质 4 如果在 D 上，$f(x,y)=1$，D 的面积为 σ，则

$$\iint\limits_D f(x,y)\mathrm{d}\sigma=\iint\limits_D 1\mathrm{d}\sigma=\sigma .$$

性质 5 若在区域 D 上有 $f(x,y)\leqslant g(x,y)$，则

$$\iint\limits_D f(x,y)\mathrm{d}\sigma\leqslant\iint\limits_D g(x,y)\mathrm{d}\sigma .$$

特别有

$$\left|\iint_D f(x,y)\mathrm{d}\sigma\right| \leqslant \iint_D |f(x,y)|\mathrm{d}\sigma .$$

性质 6(二重积分估值定理) 设 M、m 分别是 $f(x,y)$ 在闭区域 D 上的最大值和最小值，σ 是 D 的面积，则

$$m\sigma \leqslant \iint_D f(x,y)\mathrm{d}\sigma \leqslant M\sigma .$$

性质 7(二重积分中值定理) 设函数 $f(x,y)$ 在闭区域 D 上连续，σ 是 D 的面积，则在 D 上至少存在一点 (ξ,η)，使得下式成立

$$\iint_D f(x,y)\mathrm{d}\sigma = f(\xi,\eta)\sigma .$$

例 6.21 根据二重积分的性质，比较 $\iint_D (x+y)^2\mathrm{d}\sigma$ 与 $\iint_D (x+y)^3\mathrm{d}\sigma$ 的大小．其中 D 是由 x 轴，y 轴和直线 $x+y=1$ 所围成的区域．

解 对于 D 上的任意一点 (x,y)，有 $0\leqslant x+y\leqslant 1$，因此在 D 上有

$$(x+y)^3 \leqslant (x+y)^2 .$$

由性质 5 可知

$$\iint_D (x+y)^2\mathrm{d}\sigma \geqslant \iint_D (x+y)^3\mathrm{d}\sigma .$$

例 6.22 利用二重积分的性质，估计积分值 $I=\iint_D (x+y+1)\mathrm{d}\sigma$，其中 D 是矩形域：$0\leqslant x\leqslant 1$，$0\leqslant y\leqslant 2$.

解 因为在 D 上有：$1\leqslant x+y+1\leqslant 4$，而 D 的面积为 2，由性质 6，可得

$$2 \leqslant \iint_D (x+y+1)\mathrm{d}\sigma \leqslant 8 .$$

第八节 二重积分的计算

一般情况下，直接利用二重积分的定义计算二重积分是非常困难的，二重积分的计算可以归结为求二次定积分(即二次积分)．现在我们由二重积分的几何意义导出二重积分的计算方法．

若二重积分存在，和式极限值与区域 D 的分法无关，故在直角坐标系下我们用与坐标轴平行的两组直线把 D 划分成各边平行于坐标轴的一些小矩形，于是小矩形的面积 $\Delta\sigma=\Delta x\Delta y$，因此在直角坐标系下，面积元素为：

$$\mathrm{d}\sigma = \mathrm{d}x\mathrm{d}y ,$$

于是二重积分可写成

$$\iint_D f(x,y)\mathrm{d}\sigma = \iint_D f(x,y)\mathrm{d}x\mathrm{d}y .$$

现在，我们根据二重积分的几何意义，结合积分区域的几种形状，推导二重积分的计算方法．

1. 积分区域 D 为

$$a\leqslant x\leqslant b,\ \varphi_1(x)\leqslant y\leqslant \varphi_2(x),$$

其中函数 $\varphi_1(x)$，$\varphi_2(x)$ 在 $[a,b]$ 上连续(图 6.13，图 6.14)．

不妨设 $f(x,y)\geqslant 0$，由二重积分的几何意义知，$\iint_D f(x,y)\mathrm{d}x\mathrm{d}y$ 表示以 D 为底，以曲面 $z=f(x,y)$ 为顶的曲顶柱体的体积(图 6.15)．我们可以应用计算“平行截面面积为已知的立体的体积”的方法，来计算这个曲顶柱体的体积．

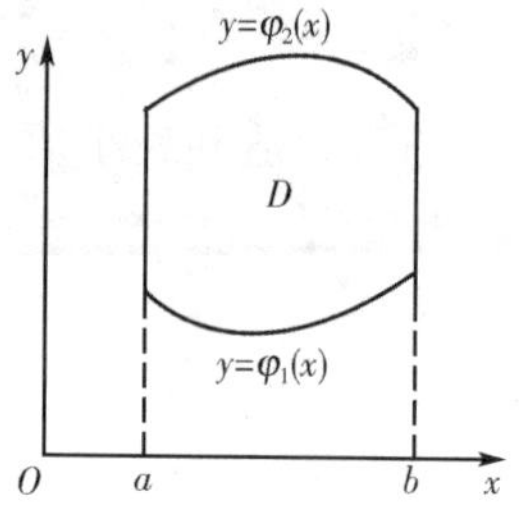

图 6.13

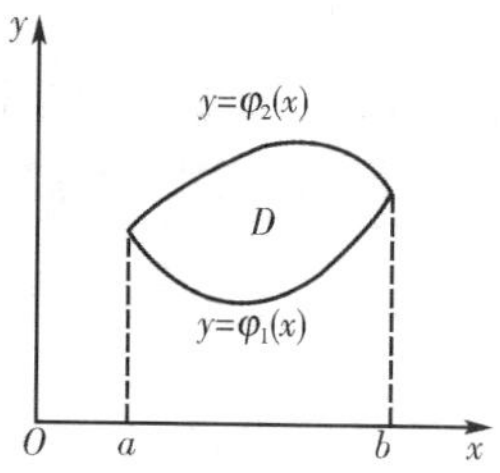

图 6.14

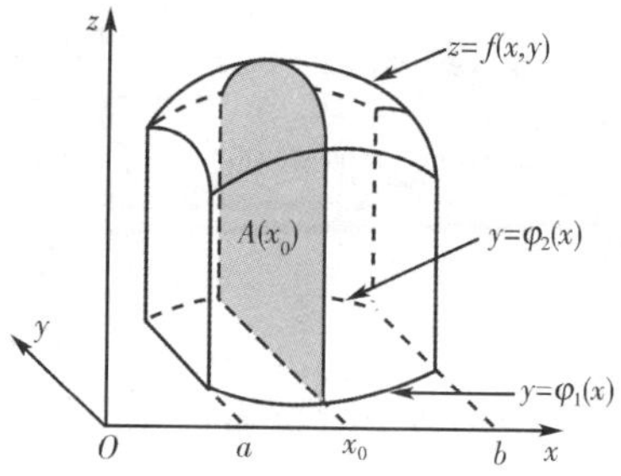

图 6.15

先计算截面面积．在区间$[a,b]$中任意取定一点x_0，过x_0作平行于yoz面的平面$x=x_0$，这个平面截曲顶柱体所得截面是一个以区间$[\varphi_1(x_0),\varphi_2(x_0)]$为底，曲线$z=f(x_0,y)$为曲边的曲边梯形(图中阴影部分)，其面积为

$$A(x_0)=\int_{\varphi1(x0)}^{\varphi2(x0)}f(x_0,y)\mathrm{d}y.$$

一般地，过区间$[a,b]$上任意一点x且平行于yoz面的平面截曲顶柱体所得截面的面积为

$$A(x)=\int_{\varphi1(x)}^{\varphi2(x)}f(x,y)\mathrm{d}y.$$

于是，由计算平行截面面积为已知的立体体积的方法，得曲顶柱体的体积为

$$V=\int_a^b A(x)\mathrm{d}x=\int_a^b\left[\int_{\varphi1(x)}^{\varphi2(x)}f(x,y)\mathrm{d}y\right]\mathrm{d}x,$$

即

$$\iint_D f(x,y)\mathrm{d}x\mathrm{d}y=\int_a^b\left[\int_{\varphi1(x)}^{\varphi2(x)}f(x,y)\mathrm{d}y\right]\mathrm{d}x.$$

上式右端是一个先对y、再对x的二次积分．就是说，先把x看作常数，把$f(x,y)$只看作y的函数，并对y计算从$\varphi_1(x)$到$\varphi_2(x)$的定积分，然后把所得的结果(是x的函数)再对x计算从a到b的定积分．这个先对y、再对x的二次积分也常记作

$$\int_a^b\mathrm{d}x\int_{\varphi1(x)}^{\varphi2(x)}f(x,y)\mathrm{d}y.$$

从而把二重积分化为先对y，再对x的二次积分的公式写作

$$\iint_D f(x,y)\mathrm{d}x\mathrm{d}y=\int_a^b\mathrm{d}x\int_{\varphi1(x)}^{\varphi2(x)}f(x,y)\mathrm{d}y.$$

在上述讨论中，我们假定$f(x,y)\geqslant 0$．但实际上公式的成立并不受此条件限制．

2. 积分区域 D 为

$$\psi_1(y)\leqslant x\leqslant\psi_2(y),\ c\leqslant y\leqslant d,$$

其中函数$\psi_1(y)$，$\psi_2(y)$在区间$[c,d]$上连续(图 6.16、图 6.17)．

仿照第一种类型的计算方法，有

$$\iint_D f(x,y)\mathrm{d}x\mathrm{d}y=\int_c^d\left[\int_{\psi1(y)}^{\psi2(y)}f(x,y)\mathrm{d}x\right]\mathrm{d}y=\int_c^d\mathrm{d}y\int_{\psi1(y)}^{\psi2(y)}f(x,y)\mathrm{d}x.$$

这就是把二重积分化为先对x、再对y的二次积分的公式．

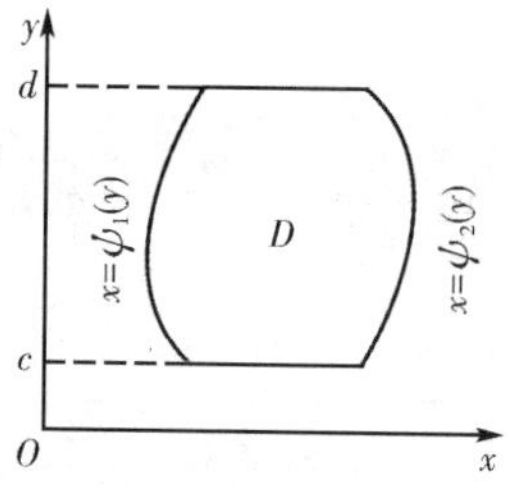

图 6.16

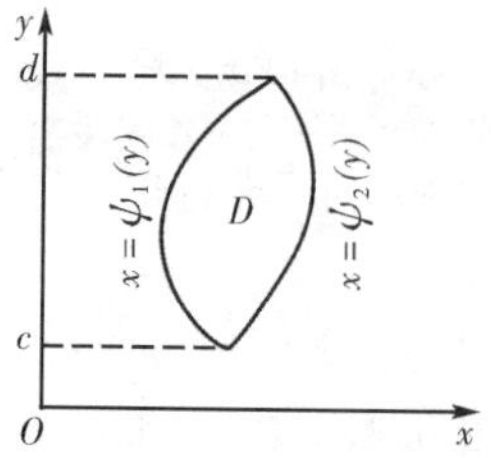

图 6.17

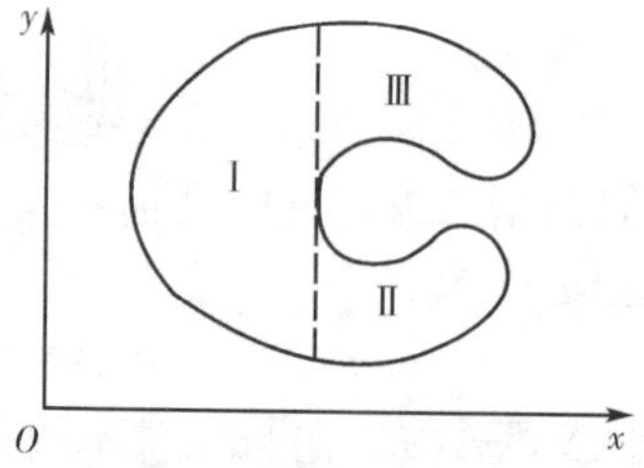

图 6.18

3. 其他类型的积分区域

如果积分区域D不能表示成上面两种形式中的任何一种，那么，可将D分割，使其各部分符合第一种类型或第二种类型(图 6.18)．

例 6.23 计算积分 $\iint\limits_D (x+y)^2 \mathrm{d}x\mathrm{d}y$，其中 D 为矩形区域：$0 \leqslant x \leqslant 1, 0 \leqslant y \leqslant 2$.

解法 1 积分区域如图 6.19 所示．

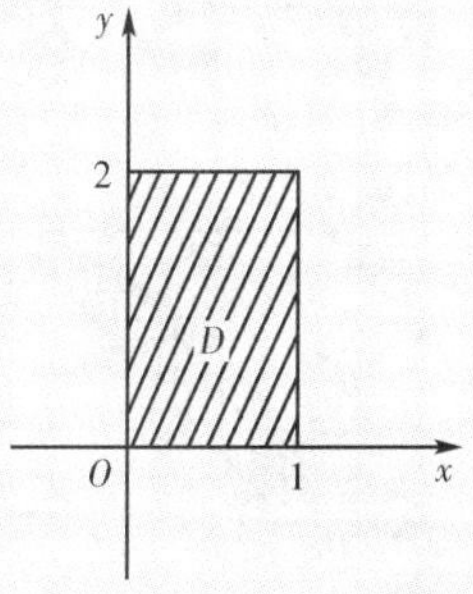

图 6.19

矩形区域既属于第一种类型，也属于第二种类型，所以，可以先对 x 积分，也可以先对 y 积分．选择先对 y 积分．

$$\iint\limits_D (x+y)^2 \mathrm{d}x\mathrm{d}y = \int_0^1 \mathrm{d}x \int_0^2 (x+y)^2 \mathrm{d}y$$

$$= \int_0^1 \frac{1}{3}(x+y)^3 \Big|_0^2 \mathrm{d}x$$

$$= \int_0^1 \left[\frac{(x+2)^3}{3} - \frac{x^3}{3}\right] \mathrm{d}x = \frac{1}{12}(x+2)^4 \Big|_0^1 - \frac{1}{12}x^4 \Big|_0^1 = \frac{16}{3}.$$

解法 2 再选择对 x 积分

$$\iint\limits_D (x+y)^2 \mathrm{d}x\mathrm{d}y = \int_0^2 \mathrm{d}y \int_0^1 (x+y)^2 \mathrm{d}x = \int_0^2 \frac{1}{3}(x+y)^3 \Big|_0^1 \mathrm{d}y$$

$$= \frac{1}{3}\int_0^2 [(y+1)^3 - y^3] \mathrm{d}y$$

$$= \frac{1}{3}\left[\frac{1}{4}(y+1)^4 - \frac{1}{4}y^4\right] \Big|_0^2 = \frac{16}{3}.$$

例 6.24 计算积分 $\iint\limits_D x e^{xy} \mathrm{d}x\mathrm{d}y$，其中 D 为矩形区域：$0 \leqslant x \leqslant 1, -1 \leqslant y \leqslant 0$.

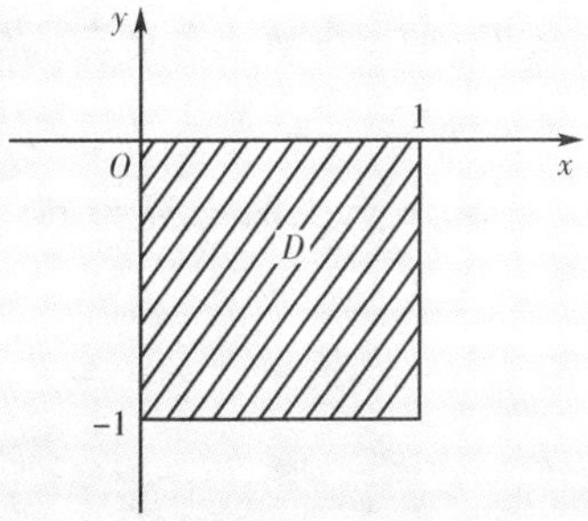

图 6.20

解 积分区域(图 6.20).

积分区域虽然是矩形区域，但先对 x 进行积分，需要用分部积分法，比较麻烦．如果先对 y 积分，则比较简单．所以此题选择先对 y 积分．

$$\iint\limits_D x e^{xy} \mathrm{d}x\mathrm{d}y = \int_0^1 \mathrm{d}x \int_{-1}^0 x e^{xy} \mathrm{d}y = \int_0^1 e^{xy} \Big|_{-1}^0 \mathrm{d}x$$

$$= \int_0^1 (1 - e^{-x}) \mathrm{d}x = (x + e^{-x}) \Big|_0^1 = \frac{1}{e}.$$

例 6.25 求由两个圆柱面 $x^2 + y^2 = a^2$ 和 $x^2 + z^2 = a^2$ 相交所形成的立体的体积．

解 先画出立体的图形(图 6.21)

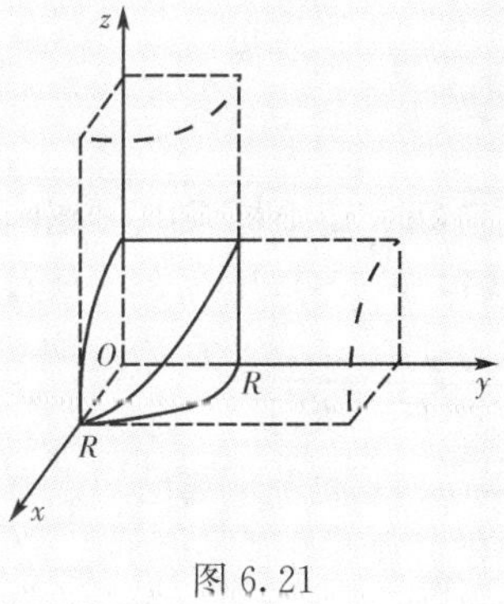

图 6.21

根据图形的对称性，所求的体积是图中所画出的第一卦限中的体积的八倍．它可看成一个曲顶柱体．曲顶是圆柱面 $z = \sqrt{a^2 - x^2}$，底是 xoy 平面上圆 $x^2 + y^2 = a^2$ 在第一象限内的部分，表示为

$$D: 0 \leqslant x \leqslant a, 0 \leqslant y \leqslant \sqrt{a^2 - x^2}.$$

于是所求体积为

$$V = 8\iint\limits_D \sqrt{a^2 - x^2} \mathrm{d}x\mathrm{d}y = 8\int_0^a \mathrm{d}x \int_0^{\sqrt{a^2-x^2}} \sqrt{a^2 - x^2} \mathrm{d}y$$

$$= 8\int_0^a \left(\sqrt{a^2 - x^2} \cdot y \Big|_0^{\sqrt{a^2-x^2}}\right) \mathrm{d}x = 8\int_0^a (a^2 - x^2) \mathrm{d}x$$

$$= 8\left[a^2 x - \frac{1}{3}x^3\right] \Big|_0^a = \frac{16}{3}a^3.$$

例 6.26 计算$\iint\limits_D \frac{\sin y}{y}\mathrm{d}x\mathrm{d}y$，其中 D 由直线 $y=x$ 及 $x=\frac{1}{\pi}y^2$ 所围成的闭区域．

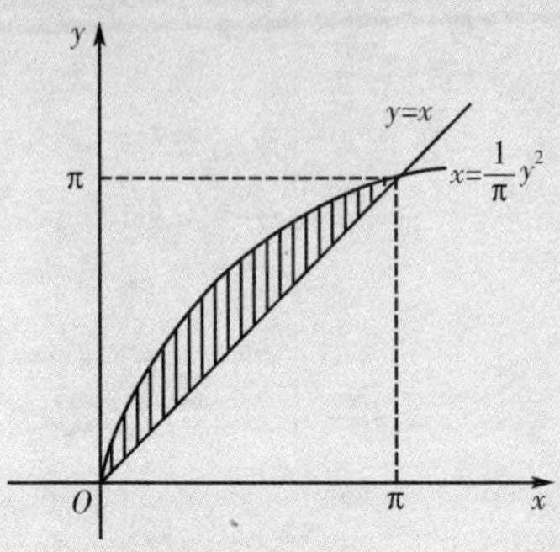

图 6.22

解 积分区域(图 6.22).

先对 x 后对 y 积分，则 D 可表示为

$$\frac{y^2}{\pi}\leqslant x\leqslant y\ ,\ 0\leqslant y\leqslant \pi.$$

从而

$$\iint\limits_D \frac{\sin y}{y}\mathrm{d}x\mathrm{d}y=\int_0^{\pi}\mathrm{d}y\int_{\frac{y^2}{\pi}}^{y}\frac{\sin y}{y}\mathrm{d}x=\int_0^{\pi}\sin y\mathrm{d}y-\frac{1}{\pi}\int_0^{\pi}y\sin y\mathrm{d}y=1.$$

如先对 y 后对 x 积分，则 D 可表示为

$$x\leqslant y\leqslant\sqrt{\pi x}\ ,\ 0\leqslant x\leqslant\pi.$$

从而

$$\iint\limits_D \frac{\sin y}{y}\mathrm{d}x\mathrm{d}y=\int_0^{\pi}\mathrm{d}x\int_x^{\sqrt{\pi x}}\frac{\sin y}{y}\mathrm{d}y.$$

由于 $\frac{\sin y}{y}$ 的原函数不是初等函数，故积分难以计算．

以上例子说明，在化二重积分为二次积分时，要根据被积函数 $f(x,y)$ 的特性和积分区域 D 的形状恰当选择二次积分的次序．

例 6.27 （案例 6-2 解答）

解 点电荷的电势公式有 $\mathrm{d}U=k\frac{\mathrm{d}q}{D}$，其中 q 为点电荷的电量，D 为考查点到点电荷的距离，k 为静电力常数．

如前文图 6.1 所示，设 P 点到圆盘中心 O 的距离为 a，取半径为 r 处的一个改变量 $\mathrm{d}r$，对应在半径为 r 的圆上取一小段圆弧 $\mathrm{d}l$，则易知圆中阴影部分电荷在 P 点所产生的电势为 $\mathrm{d}U=k\frac{\mathrm{d}q}{\sqrt{a^2+r^2}}=k\frac{\sigma\mathrm{d}l\mathrm{d}r}{\sqrt{a^2+r^2}}$.

整个带电圆盘在 P 点产生的电势为

$$U=\iint\limits_D k\frac{\sigma\mathrm{d}l\mathrm{d}r}{\sqrt{a^2+r^2}}=\int_0^R\int_0^{2\pi r}k\frac{\sigma\mathrm{d}l\mathrm{d}r}{\sqrt{a^2+r^2}}$$

$$=k\sigma\int_0^R\frac{2\pi r}{\sqrt{a^2+r^2}}\mathrm{d}r=2k\pi\sigma[(a^2+R^2)^{\frac{3}{2}}-a^3].$$

习 题 六

1. 在空间直角坐标系中，指出下列各点在哪个卦限？
   $A(1,-2,3)$，$B(2,3,-4)$，$C(2,-3,-4)$，$D(-2,-3,1)$．
2. 求点 $P(a,b,c)$ 关于(1)各坐标面；(2)各坐标轴；(3)坐标原点的对称点的坐标．
3. 求点 $P(-3,5,4)$ 到各坐标轴及各坐标平面的距离．
4. 在 yoz 平面上求与已知点 $A(3,1,2)$，$B(4,-2,-2)$，$C(0,5,1)$ 等距离的点．
5. 确定并画出下列函数的定义域：

   (1) $z=\ln(y^2-2x+1)$；(2) $z=\frac{1}{\sqrt{x+y}}+\frac{1}{\sqrt{x-y}}$；

   (3) $z=\sqrt{x-\sqrt{y}}$；(4) $u=\sqrt{R^2-x^2-y^2-z^2}+\frac{1}{\sqrt{x^2+y^2+z^2-r^2}}$，$(R>r>0)$.

6. 求二元函数 $z=\dfrac{x+y}{\sqrt{x^2+y^2}}$ 在点(0,1)及(2,4)处的函数值.
7. 设二元函数 $f(u,v)=u^v$，求 $f(xy,x+y)$.
8. 求函数 $z=\dfrac{y^2+2x}{y^2-2x}$ 的间断点.
9. 求下列函数的偏导数：

(1) $z=x^3y-xy^3$；(2) $z=\sqrt{xy}$；(3) $z=(1+xy)^y$；(4) $z=\sin(xy)+\cos^2(xy)$.

10. 求下列函数在指定点的偏导数：

(1) $z=-\dfrac{x}{x+y}$ 在点(2,1)处的偏导数；

(2) $f(x,y)=xe^y$ 在点(2,1)处的偏导数.

11. 求下列函数在二阶偏导数：

(1) $z=\dfrac{x^2+y^2}{xy}$；

(2) $z=e^{xy}+ye^x+xe^y$.

12. 验证

(1) $z=e^x\cos y$ 满足 $\dfrac{\partial^2 z}{\partial x^2}+\dfrac{\partial^2 z}{\partial y^2}=0$；

(2) $z=\dfrac{y}{x}(x\neq 0)$ 满足 $\dfrac{\partial^2 z}{\partial x\partial y}=\dfrac{\partial^2 z}{\partial y\partial x}$.

13. 求下列函数的全微分：

(1) $z=xy+\dfrac{x}{y}$；(2) $z=e^{\frac{y}{x}}$；(3) $z=\dfrac{y}{\sqrt{x^2+y^2}}$；(4) $u=x^{yz}$.

14. 设 $z=u^2+v^2$，而 $u=x+y$，$v=x-y$，求 $\dfrac{\partial z}{\partial x}$，$\dfrac{\partial z}{\partial y}$.
15. 设 $z=u^2\ln v$，而 $u=\dfrac{x}{y}$，$v=3x-2y$，求 $\dfrac{\partial z}{\partial x}$，$\dfrac{\partial z}{\partial y}$.
16. 设 $z=e^{x-2y}$，而 $x=\sin t$，$y=t^3$，求 $\dfrac{\mathrm{d}z}{\mathrm{d}t}$.
17. 设 $z=\arcsin(x-y)$，而 $x=3t$，$y=4t^3$，求 $\dfrac{\mathrm{d}z}{\mathrm{d}t}$.
18. 设 $z=\tan(3t+2x^2-y)$，而 $x=\dfrac{1}{t}$，$y=\sqrt{t}$，求 $\dfrac{\mathrm{d}z}{\mathrm{d}t}$.
19. 设 $\sin y+ze^x-xy^2=0$，求 $\dfrac{\partial z}{\partial x}$，$\dfrac{\partial z}{\partial y}$.
20. 设 $e^z-xyz=0$，求 $\dfrac{\partial z}{\partial x}$，$\dfrac{\partial z}{\partial y}$.
21. 设 $z=\arctan\dfrac{x}{y}$，而 $x=u+v$，$y=u-v$，验证

$$\frac{\partial z}{\partial u}+\frac{\partial z}{\partial v}=\frac{u-v}{u^2+v^2}.$$

22. 求函数 $f(x,y)=4(x-y)-x^2-y^2$ 的极值.
23. 求函数 $f(x,y)=(6x-x^2)(4y-y^2)$ 的极值.
24. 求函数 $z=xy$ 在约束条件 $x+y=1$ 下的极大值.
25. 要造一个容积等于定数 k 的长方体无盖水池，应如何选择水池的尺寸，方可使它的表面积最小?
26. 三个正数之和为12，问三数为何值时才能使三数之积为最大?

27. 经研究，肺泡气体内氧分压与外界气压有着密切的关系，现测得数据如下：

外界气压 x/10mmHg	5	6	8	11	13
氧分压 y/mmHg	5	7	10	16	22

试用最小二乘法求外界气压 x 与肺泡气体内氧分压 y 的经验公式．

28. 画出积分区域，并计算下列二重积分：

(1) $\iint\limits_D (x^2+y^2)\mathrm{d}x\mathrm{d}y$，其中 $D=\{(x,y)\mid |x|\leqslant 1,\ |y|\leqslant 1\}$；

(2) $\iint\limits_D (3x+2y)\mathrm{d}x\mathrm{d}y$，其中 D 是由两坐标轴及直线 $x+y=2$ 所围成的闭区域；

(3) $\iint\limits_D xy^2\mathrm{d}x\mathrm{d}y$，其中 D 是由圆周 $x^2+y^2=4$ 及 y 轴所围成的右半闭区域；

(4) $\iint\limits_D (x^2+y^2-x)\mathrm{d}x\mathrm{d}y$，其中 D 是由直线 $y=2$，$y=x$ 及 $y=2x$ 所围成的闭区域．

29. 交换下列二次积分的积分次序：

(1) $\int_0^1 \mathrm{d}y\int_0^y f(x,y)\mathrm{d}x$；

(2) $\int_0^2 \mathrm{d}x\int_x^{2x} f(x,y)\mathrm{d}y$；

(3) $\int_0^1 \mathrm{d}y\int_{-\sqrt{1-y^2}}^{\sqrt{1-y^2}} f(x,y)\mathrm{d}x$；

(4) $\int_1^e \mathrm{d}x\int_0^{\ln x} f(x,y)\mathrm{d}y$；

(5) $\int_0^1 \mathrm{d}x\int_0^x f(x,y)\mathrm{d}y+\int_1^2 \mathrm{d}x\int_0^{2-x} f(x,y)\mathrm{d}y$．

第七章 微分方程
Ordinary Differential Equations

案例 7-1

某日清晨，郊外野地发现一具尸体，当时气温 15℃，尸体温度 26℃，假设死者刚刚死亡时体温是 37℃. 你能帮助警察确定该人的死亡时间吗?

提示:

根据物理学可知，物体温度降低的速率与其自身温度和周围介质的温度差成正比.

问题:

如果假设该问题中比例常数为 -2/小时，该如何推断该人的死亡时间呢?

我们知道人体在死亡后，温度调节功能随即消失，体温逐渐降低. 这样可以借助尸体温度与空气温度的比较，利用提示判定该人的死亡时间. 设尸体温度为 T，其随时间 t 的变化率为 $\frac{\mathrm{d}T}{\mathrm{d}t}$，而人体的冷却速率与其所处环境(短时间内，介质温度可认为是常量)的温度差成正比，设环境气温为 E，即有:

$$\frac{\mathrm{d}T}{\mathrm{d}t}=k(T-E).$$

上式并未直接反映所要寻找的温度与时间的函数关系，只是给出了尸体温度随时间的变化关系. 事实上，对于某些复杂问题，我们往往很难直接找到或难以用初等方法找到对象(变量)间的函数关系，却相对容易地建立它们及其导数(或微分)间的关系式(方程)，从而进一步确定它们之间的函数关系. 而这种含有未知函数的导数(或微分)的方程，正是本章讨论的主要内容.

本章将介绍几种常见的微分方程及其解法，并通过实例展示微分方程模型在生物医学中的应用.

第一节 微分方程的基本概念

一、引 例

为了认识微分方程的基本概念，我们先来讨论几个简单的例子.

例 7.1 设一曲线过点 $(1,2)$，且在曲线上任意点 $P(x,y)$ 处的切线斜率为 $2x$，试求该曲线方程.

解 设所求的曲线方程为 $y=f(x)$，由导数的几何意义，$y=f(x)$ 应满足方程

$$\frac{\mathrm{d}y}{\mathrm{d}x}=2x, \tag{7-1}$$

对式(7-1)两端积分，得

$$y=\int 2x\,\mathrm{d}x,$$

即

$$y=x^2+C. \tag{7-2}$$

其中 C 为任意常数，式(7-2)为满足切线斜率为 $2x$ 的所有曲线. 另外 $y=f(x)$ 还应满足

$$x=1 \text{ 时 } y=2. \tag{7-3}$$

故将式(7-3)代入到式(7-2)中，可得 $C=1$，则所求曲线方程为:

$$y=x^2+1.$$

例 7.2 设某一物体在重力作用下从空中自由下落，若忽略空气阻力，求该物体下落的路程 S 与时间 t 之间的关系．

解 根据牛顿第二运动定律可知，路程 S 与时间 t 满足如下方程式：

$$\frac{d^2S}{dt^2}=g\ , \tag{7-4}$$

对式(7-4)两端积分，得

$$v=\frac{dS}{dt}=\int g\,dt=gt+C_1\ , \tag{7-5}$$

对式(7-5)两端积分，可得

$$S=\int v\,dt=\int (gt+C_1)\,dt=\frac{1}{2}gt^2+C_1t+C_2\ . \tag{7-6}$$

其中 C_1 和 C_2 均为任意常数．设运动开始时，初始速度为 0，初始位移为 0，即 $v|_{t=0}=0$，$S|_{t=0}=0$，易求得，$C_1=0$，$C_2=0$.

于是可得路程 S 与时间 t 之间的关系：$S=\frac{1}{2}gt^2$.

二、微分方程的基本概念

我们把含有未知函数的导数或微分的方程称为**微分方程**(differential equation)．未知函数是一元函数的叫做**常微分方程**(ordinary differential equation)．未知函数是多元函数的叫做**偏微分方程**(partial differential equation)．

上述例子中式(7-1)、式(7-4)都是含有未知函数的导数的方程，并且它们都是常微分方程，而形如 $\frac{\partial^2 u}{\partial x^2}+\frac{\partial^2 u}{\partial x\partial y}+\frac{\partial^2 u}{\partial^2 y}=1$(其中 u 是 x、y 的二元函数)的方程是偏微分方程．本章只讨论常微分方程，为了方便我们将本章中的常微分方程简称为微分方程或方程．

微分方程中出现的未知函数导数或微分的最高阶数称为**微分方程的阶**(order)．例如方程(7-1)是一阶微分方程；方程(7-4)是二阶微分方程．

一般地，n 阶微分方程的一般形式是 $F(x,y,y',\cdots,y^{(n)})=0$. 在这个方程中 $y^{(n)}$ 是必须出现的，而 $x,y,y',\cdots,y^{(n-1)}$ 则可以不出现．

如果把某个(或某些)函数代入微分方程能使该微分方程成为恒等式，则称此(或这些)函数为**微分方程的解**(solution)．可以验证 $y=x^2+C$ 是方程(7-1)的解；$S=\frac{1}{2}gt^2+C_1t+C_2$ 是方程(7-4)的解．如果微分方程的解中含有任意常数，且所含独立任意常数的个数与微分方程的阶数相同，这样的解称为微分方程的**通解**(general solution)．式(7-2)是一阶微分方程(7-1)的通解；而式(7-6)中含有两个独立任意常数 C_1 和 C_2，是二阶微分方程(7-4)的通解．所谓独立任意常数，是指它们不能合并起来用较少的任意常数来代替，如式(7-6)中的 C_1 与 C_2 不能合并，则称 C_1 与 C_2 为独立任意常数；显然，C_1x+C_2x 中的 C_1 与 C_2 就不是独立的，因为 C_1 与 C_2 能够合并，可用一个任意常数 $C_3(C_3=C_1+C_2)$ 来代替．用于确定通解中任意常数的条件称为**初始条件**(initial condition)．

例 7.1 中的条件(7-3)；例 7.2 中的条件 $S|_{t=0}=0$，$v|_{t=0}=\left.\frac{dS}{dt}\right|_{t=0}=0$ 均为对应问题的初始条件．对于一阶微分方程初始条件常写成

$$x=x_0 \text{ 时 } y=y_0\ ,\text{或 } y|_{x=x_0}=y_0\ ,$$

式中，x_0、y_0 都是给定的值；对于二阶微分方程，用来确定任意常数的条件可表示为：

$$x=x_0 \text{ 时 } y=y_0\ ,\ y'=y'_0\ ,$$

或写成

$$y|_{x=x_0}=y_0\ ,\ y'|_{x=x_0}=y'_0\ ,$$

式中，x_0、y_0、y'_0 都是给定的值．

确定了通解中的任意常数之后，得到的解称为微分方程的**特解**(particular solution)．例如根据初始条件(7-3)中 $x=1$ 时 $y=2$ 可以确定方程(7-1)的通解式(7-2)中的任意常数 $C=1$，从而得到微分方程(7-1)的特解为 $y=x^2+1$.

求微分方程 $F(x,y,y')=0$ 满足初始条件 $y|_{x=x_0}=y_0$ 的特解的问题，叫做一阶微分方程的**初值问题**(initial value problem)．记作

$$\begin{cases}F(x,y,y')=0,\\ y|_{x=x_0}=y_0.\end{cases} \tag{7-7}$$

微分方程通解的图形是一族曲线，叫做微分方程的**积分曲线**(integral curves)；初值问题(7-7)的几何意义就是求微分方程通过点 (x_0,y_0) 的那条积分曲线．二阶微分方程的初值问题为

$$\begin{cases}F(x,y,y',y'')=0,\\ y|_{x=x_0}=y_0,y'|_{x=x_0}=y'_0.\end{cases} \tag{7-8}$$

其几何意义是求微分方程通过点 (x_0,y_0) 且在该点处的切线斜率为 y'_0 的那条积分曲线．

第二节　可分离变量的微分方程

一、可分离变量的微分方程

如果一阶微分方程 $F(x,y,y')=0$ 能写成

$$g(y)\mathrm{d}y=f(x)\mathrm{d}x \tag{7-9}$$

的形式，也就是说，能把一个一阶微分方程写成一端只含有 y 的函数和 $\mathrm{d}y$，另一端只含有 x 的函数和 $\mathrm{d}x$，则原方程就称为**可分离变量的微分方程**(variable separable differential equation).

对微分方程(7-9)的两端积分，有

$$\int g(y)\mathrm{d}y=\int f(x)\mathrm{d}x,$$

设 $g(y)$，$f(x)$ 的原函数分别为 $G(y)$、$F(x)$，于是有

$$G(y)=F(x)+C.$$

由上式所确定的隐函数 $y=y(x)$ 就是微分方程(7-9)的通解．

例 7.3　求微分方程 $\dfrac{\mathrm{d}y}{\mathrm{d}x}-2xy=0$ 的通解．

解　分离变量，得

$$\frac{\mathrm{d}y}{y}=2x\mathrm{d}x,$$

两边积分，得

$$\ln|y|=x^2+C_1,$$

其中 C_1 是任意常数，于是

$$y=Ce^{x^2},$$

这里 $C=\pm e^{C_1}\neq 0$. 显然．当 $C=0$ 时，$y=0$ 也是方程的解，从而上式通解中的 C 可以为任意常数，则原方程的通解可写为

$$y=Ce^{x^2}, \quad (C\text{ 为任意常数}).$$

一般地，为了运算方便，我们可以将上述等式 $\ln|y|=x^2+C_1$ 中的 $\ln|y|$ 形式上记为 $\ln y$，而将 C 形式上记为 $\ln C$，则有 $\ln y=x^2+\ln C$，故也可得 $y=Ce^{x^2}$（要注意此处的 C 为任意常数）．可见此形式解与上述所得的最终结果是一致的．因此以后凡是遇到此类情况，均可按照此方法处理．

例 7.4 求微分方程 $\frac{dy}{dx}=1+x+y^2+xy^2$ 满足初始条件 $y|_{x=0}=1$ 的特解.

解 方程可化为

$$\frac{dy}{dx}=(1+x)(1+y^2),$$

分离变量,得

$$\frac{dy}{1+y^2}=(1+x)dx,$$

两边积分,得

$$\int\frac{dy}{1+y^2}=\int(1+x)dx,$$

即

$$\arctan y=x+\frac{1}{2}x^2+C.$$

将初始条件 $y|_{x=0}=1$ 代入上式,可得 $C=\frac{\pi}{4}$.

故所求方程的特解为 $\arctan y=\frac{1}{2}x^2+x+\frac{\pi}{4}$.

例 7.5 (案例 7-1 解答)

在本章开始的案例中,我们建立了微分方程

$$\frac{dT}{dt}=k(T-E),$$

而发现死者时,尸体温度为 26℃,气温为 15℃,并设定 $T|_{t=0}=37$℃,比例系数为 −2/ 小时,要求根据条件判定死者的死亡时间.

解 根据题意,可得该问题的微分方程

$$\frac{dT}{dt}=-2(T-15),$$

原方程分离变量,得

$$\frac{dT}{T-15}=-2dt,$$

两边积分,得

$$\int\frac{dT}{T-15}=\int-2d\mathrm{t},$$

则有

$$\ln(T-15)=-2t+\ln C,$$

于是,原方程的通解为

$$T=Ce^{-2t}+15,(C\text{ 为任意常数}).$$

由 $T|_{t=0}=37$,可得常数 $C=22$.

于是,原方程的特解为 $T=22e^{-2t}+15$.

由于已知发现死者时,尸体温度为 26℃,故

$$26=22e^{-2t}+15\Rightarrow t=\frac{\ln 2}{2}.$$

故发现此死者时,他已经死亡 $\frac{\ln 2}{2}\approx 0.35$ 小时.

二、可化为可分离变量的微分方程

1. 齐次方程

形如

$$\frac{dy}{dx}=f\left(\frac{y}{x}\right) \tag{7-10}$$

的一阶微分方程称为**齐次方程**(homogeneous equation).

齐次方程通过变量替换,可化为可分离变量的微分方程.

即令

$$u=\frac{y}{x} \text{ 或 } y=ux,$$

其中,$u=u(x)$ 是新的未知函数,由于 $y=ux$,故

$$\frac{dy}{dx}=x\frac{du}{dx}+u,$$

代入原方程,可化为

$$x\frac{du}{dx}+u=f(u),$$

$$x\frac{du}{dx}=f(u)-u,$$

分离变量,得

$$\frac{du}{f(u)-u}=\frac{dx}{x},$$

两边积分

$$\int\frac{du}{f(u)-u}=\int\frac{dx}{x}.$$

求出积分后再以 $\frac{y}{x}$ 代替 u,便得原齐次方程的通解.

例 7.6 求方程 $\frac{dy}{dx}=\frac{y}{x}+\tan\frac{y}{x}$ 满足初始条件 $y|_{x=1}=\frac{\pi}{6}$ 的特解.

解 令 $u=\frac{y}{x}$,则 $\frac{dy}{dx}=x\frac{du}{dx}+u$,原方程可化为

$$x\frac{du}{dx}+u=u+\tan u,$$

分离变量,得

$$\frac{du}{\tan u}=\frac{dx}{x},$$

两边积分,得

$$\int\frac{du}{\tan u}=\int\frac{dx}{x},$$

$$\int\cot u\,du=\ln x,$$

$$\ln\sin u=\ln x+\ln C,$$

即 $\sin u=Cx$,将 $u=\frac{y}{x}$ 回代,则得到原方程的通解

$$\sin\frac{y}{x}=Cx,\ (C\text{ 为任意常数}).$$

利用初始条件 $y|_{x=1}=\frac{\pi}{6}$,可得 $C=\frac{1}{2}$.从而原方程的特解为

$$\sin\frac{y}{x}=\frac{1}{2}x.$$

2*. 线性函数型微分方程

形如

$$y' = f(ax + by + c)\ , \tag{7-11}$$

其中 a, b, c 为常数的一阶微分方程,称为**线性函数型微分方程**. 即令

线性函数型微分方程通过变量替换,可化为可分离变量的微分方程.

$$z = ax + by + c\ ,$$

则

$$\frac{dz}{dx} = a + b\frac{dy}{dx}\ ,$$

从而有

$$\frac{dz}{dx} = a + bf(z)\ ,$$

即可将原方程化为可分离变量的微分方程

$$\frac{dz}{a + bf(z)} = dx\ .$$

两边同时积分,可求得该方程的通解.

例 7.7 求微分方程 $\frac{dy}{dx} = (x + y)^2$ 的通解.

解 令 $z = x + y$,则有

$$\frac{dz}{dx} = 1 + \frac{dy}{dx} = 1 + z^2\ ,$$

分离变量,得

$$\frac{dz}{1 + z^2} = dx\ ,$$

两边积分,得

$$\arctan z = x + C\ ,$$

将 $z = x + y$ 代入上式,得原方程的通解为

$$\arctan(x + y) = x + C\ .$$

第三节 一阶线性微分方程

一、一阶线性微分方程

形如

$$y' + P(x)y = Q(x) \tag{7-12}$$

其中 $P(x)$、$Q(x)$ 都是 x 的已知函数,方程中所出现的 y 及 y' 都是一次幂,这样的微分方程叫**一阶线性微分方程**(first order linear differential equation).

若 $Q(x) \equiv 0$,方程化为

$$y' + P(x)y = 0\ . \tag{7-13}$$

此时称为**一阶线性齐次微分方程**. 若 $Q(x) \neq 0$ 时,称为**一阶线性非齐次微分方程**.

先来讨论齐次方程(7-13)的通解. 这是一个可分离变量的微分方程. 分离变量,得

$$\frac{dy}{y} = -P(x)dx\ ,$$

两边积分,得

$$\ln y = -\int P(x)dx + \ln C\ ,$$

故得齐次方程(7-13)的通解为

$$y=Ce^{-\int P(x)\mathrm{d}x}. \tag{7-14}$$

为求得非齐次方程的通解，参照齐次方程(7-13)的解法，我们将方程(7-12)化为

$$\frac{\mathrm{d}y}{y}=\frac{Q(x)}{y}\mathrm{d}x-P(x)\mathrm{d}x,$$

两边积分，得

$$\ln|y|=\int\frac{Q(x)}{y}\mathrm{d}x-\int P(x)\mathrm{d}x,$$

于是

$$y=\pm e^{\int\frac{Q(x)}{y}\mathrm{d}x}\cdot e^{-\int P(x)\mathrm{d}x}. \tag{7-15}$$

若能计算出上式右端的积分 $\int\frac{Q(x)}{y}\mathrm{d}x$，则可以求得非齐次方程(7-12)的通解．但实际上 $\int\frac{Q(x)}{y}\mathrm{d}x$ 中，由于 y 是 x 的未知函数，这个积分还算不出来，但我们知道 y 是 x 的函数，所以 $\frac{Q(x)}{y}$ 也是 x 的函数，从而 $\int\frac{Q(x)}{y}\mathrm{d}x$ 也是 x 的函数，不妨设

$$\int\frac{Q(x)}{y}\mathrm{d}x=u(x),$$

于是式(7-15)化为

$$y=\pm e^{u(x)}\cdot e^{-\int P(x)\mathrm{d}x},$$

令 $C(x)=\pm e^{u(x)}$，于是非齐次方程(7-12)的解可表示为

$$y=C(x)\cdot e^{-\int P(x)\mathrm{d}x}. \tag{7-16}$$

其中 $C(x)$ 为 x 的待定函数．若能确定出 $C(x)$ 的表达式，根据上述过程可知式(7-16)便是非齐次方程(7-12)的解．至此我们并未真正求出(7-12)的通解，但找到了(7-12)的解具有的形式．

比较式(7-16)与式(7-14)，发现只需将齐次方程的通解式(7-14)中的任意常数改变为 x 的待定函数便得到非齐次方程(7-12)的解的形式．

下面确定 $C(x)$．将 $y=C(x)\cdot e^{-\int P(x)\mathrm{d}x}$ 及其导数代入非齐次方程(7-12)，应有

$$C'(x)\cdot e^{-\int P(x)\mathrm{d}x}+C(x)\cdot e^{-\int P(x)\mathrm{d}x}\cdot[-P(x)]+P(x)\cdot C(x)\cdot e^{-\int P(x)\mathrm{d}x}=Q(x),$$

化简得

$$C'(x)\cdot e^{-\int P(x)\mathrm{d}x}=Q(x),$$

从而

$$C(x)=\int Q(x)\cdot e^{\int P(x)\mathrm{d}x}\mathrm{d}x+C,$$

于是得到非齐次方程(7-12)的通解为

$$y=e^{-\int P(x)\mathrm{d}x}\left(\int Q(x)\cdot e^{\int P(x)\mathrm{d}x}\mathrm{d}x+C\right), \tag{7-17}$$

或

$$y=Ce^{-\int P(x)\mathrm{d}x}+e^{-\int P(x)\mathrm{d}x}\int Q(x)\cdot e^{\int P(x)\mathrm{d}x}\mathrm{d}x. \tag{7-18}$$

从式(7-18)中可以看出，非齐次方程(7-12)的通解由两部分组成：右端第一项是对应齐次方程的通解，第二项是非齐次方程(7-12)的一个特解[在通解(7-18)中令 $C=0$ 便得到这个特解]．

由此可知，一阶线性非齐次方程的通解等于对应的齐次方程的通解与非齐次方程的一个特解之和．求解一阶线性非齐次方程，可以直接用通解公式(7-17)，也可以按照如下几个步骤求解：

(1) 求出对应于(7-12)的齐次方程(7-13)的通解

$$y=Ce^{-\int P(x)\mathrm{d}x};$$

(2) 将上述通解式中的任意常数 C 变易为 x 的待定函数 $C(x)$；

(3) 将 $y=C(x)e^{-\int P(x)\mathrm{d}x}$ 代入非齐次方程(7-12)，确定出 $C(x)$，写出通解.

这种把相应的齐次方程的通解中的任意常数变易为 x 的待定函数，进而获得非齐次方程的通解的方法称为**常数变易法**.

例 7.8 求微分方程 $\frac{\mathrm{d}y}{\mathrm{d}x}-\frac{2y}{x+1}=(x+1)^{\frac{5}{2}}$ 的通解.

这是一阶线性非齐次微分方程.

解法 1(常数变易法)

先求出对应的齐次线性方程 $\frac{\mathrm{d}y}{\mathrm{d}x}-\frac{2y}{x+1}=0$ 的通解，

分离变量，得

$$\frac{\mathrm{d}y}{y}=\frac{2\mathrm{d}x}{x+1},$$

两边积分，得

$$\int\frac{\mathrm{d}y}{y}=\int\frac{2\mathrm{d}x}{x+1},$$

即

$$\ln y=2\ln(1+x)+\ln C,$$

齐次线性方程的通解为

$$y=C(x+1)^2.$$

用常数变易法，令上式中的 $C=C(x)$，得

$$y=C(x)(x+1)^2, \qquad ①$$

对①式求导，得

$$y'=C'(x)(x+1)^2+2C(x)(x+1), \qquad ②$$

将①、②式代入原题中所给的非齐次线性方程，得

$$C'(x)(x+1)^2+2C(x)(x+1)-\frac{2}{x+1}C(x)(x+1)^2=(x+1)^{\frac{5}{2}},$$

化简得

$$C'(x)=(x+1)^{\frac{1}{2}},$$

两边积分，得

$$C(x)=\frac{2}{3}(x+1)^{\frac{3}{2}}+C.$$

把上式代入①式，即得原方程所求通解为

$$y=(x+1)^2\left(\frac{2}{3}(x+1)^{\frac{3}{2}}+C\right),(C\text{ 为任意常数}).$$

解法 2(公式法)

易知 $P(x)=-\frac{2}{x+1}$，$Q(x)=(1+x)^{\frac{5}{2}}$.

从而由通解公式 $y=e^{-\int P(x)\mathrm{d}x}\left(\int Q(x)\cdot e^{\int P(x)\mathrm{d}x}\mathrm{d}x+C\right)$，得通解为

$$\begin{aligned}y&=e^{-\int P(x)\mathrm{d}x}\left(\int Q(x)\cdot e^{\int P(x)\mathrm{d}x}\mathrm{d}x+C\right)\\&=e^{\int\frac{2}{1+x}\mathrm{d}x}\left(\int(1+x)^{\frac{5}{2}}\cdot e^{-\int\frac{2}{1+x}\mathrm{d}x}\mathrm{d}x+C\right)\\&=e^{2\ln(1+x)}\left(\int(1+x)^{\frac{5}{2}}\cdot e^{-2\ln(1+x)}\mathrm{d}x+C\right)\end{aligned}$$

$$=(1+x)^2\left(\int(1+x)^{\frac{5}{2}}\cdot\frac{1}{(1+x)^2}\mathrm{d}x+C\right)$$
$$=(1+x)^2\left(\int(1+x)^{\frac{1}{2}}\mathrm{d}x+C\right)$$
$$=(1+x)^2\left[\frac{2}{3}(1+x)^{\frac{3}{2}}+C\right]，(C\text{ 为任意常数}).$$

例 7.9 静脉输入葡萄糖是一种重要的医疗方法．设葡萄糖以 k 克/分钟的固定速率输入到血液中．与此同时，血液中的葡萄糖还会转化为其他物质或转运到其他部位，其速率与血液中的葡萄糖含量成正比．假设一开始即 $t=0$ 时，血液中葡萄糖的含量 $G(0)=M$，求经过 1 小时后，血液中的葡萄糖含量为多少？经过相当长的时间后，血液中的葡萄糖含量会怎样变化？

解 根据题意，我们设 t 时刻血液中的葡萄糖含量为 $G(t)$．因为血液中葡萄糖含量的变化率 $\frac{\mathrm{d}G}{\mathrm{d}t}$ 等于增加速率与减少速率之差，而增加速率为常数 k，减少速率(即转化为其他物质或转移到其他地方的速率)为 αG (其中 α 为比例常数)，于是有

$$\frac{\mathrm{d}G}{\mathrm{d}t}=k-\alpha G，\text{或 }\frac{\mathrm{d}G}{\mathrm{d}t}+\alpha G=k.$$

这是一个一阶线性非齐次方程，由式(7-14)，对应的齐次方程通解为

$$G=Ce^{-\alpha t}.$$

用常数变易法，令 $C=C(t)$，得

$$G=C(t)e^{-\alpha t}, \tag{①}$$

对①式求导，得

$$G'=C'(t)e^{-\alpha t}+C(t)e^{-\alpha t}\cdot(-\alpha), \tag{②}$$

将①、②式代入原方程，得

$$C'(t)e^{-\alpha t}+C(t)e^{-\alpha t}\cdot(-\alpha)+\alpha C(t)e^{-\alpha t}=k,$$

化简得

$$C'(t)=ke^{\alpha t},$$

两边积分，得

$$C(t)=\frac{k}{\alpha}e^{\alpha t}+C,$$

于是，原方程的通解为

$$G(t)=\left(\frac{k}{\alpha}e^{\alpha t}+C\right)e^{-\alpha t}=\frac{k}{\alpha}+Ce^{-\alpha t}.$$

将初始条件 $G(t)\big|_{t=0}=M$ 代入通解式中确定出 $C=M-\frac{k}{\alpha}$．于是该初值问题的解为

$$G(t)=\frac{k}{\alpha}+\left(M-\frac{k}{\alpha}\right)e^{-\alpha t}，(C\text{ 为任意常数}).$$

这就是静脉滴注血液中葡萄糖含量 G 随时间 t 变化的函数关系，这是一条递减的指数曲线．经过 1 小时后血液中葡萄糖含量为 $G(60)=\frac{k}{\alpha}+\left(M-\frac{k}{\alpha}\right)e^{-60\alpha}$ 克．当 $t\to+\infty$ 时，$G(t)\to\frac{k}{\alpha}$，即经过相当长时间后血液中葡萄糖的含量达到平衡，平衡值为 $\frac{k}{\alpha}$．

二、贝努利(Bernoulli)方程

形如

$$y'+P(x)y=Q(x)y^n，(n\neq 0,1). \tag{7-19}$$

的方程称为 n **阶贝努利方程**.

为求(7-19)的通解,可通过变量替换,将其化为一阶线性方程. 事实上,以 y^n 除方程(7-19)的两端,得

$$y^{-n}\frac{\mathrm{d}y}{\mathrm{d}x}+P(x)y^{1-n}=Q(x). \tag{7-20}$$

令 $z=y^{1-n}$,那么

$$\frac{\mathrm{d}z}{\mathrm{d}x}=(1-n)y^{-n}\frac{\mathrm{d}y}{\mathrm{d}x},$$

从而

$$y^{-n}\frac{\mathrm{d}y}{\mathrm{d}x}=\frac{1}{1-n}\frac{\mathrm{d}z}{\mathrm{d}x},$$

于是式(7-20)可化为

$$\frac{1}{1-n}\frac{\mathrm{d}z}{\mathrm{d}x}+P(x)z=Q(x),$$

两端同乘以 $1-n$,得

$$\frac{\mathrm{d}z}{\mathrm{d}x}+(1-n)P(x)z=(1-n)Q(x).$$

求出这个一阶线性非齐次方程的通解后,再将 $z=y^{1-n}$ 代回便得到贝努利方程的通解.

例 7.10 求方程 $y'+\frac{y}{x}=(a\ln x)y^2$ 的通解.

解 这是 $n=2$ 的贝努利方程. 方程两边同除以 y^2,得

$$y^{-2}y'+\frac{1}{x}y^{-1}=a\ln x,$$

即

$$-\frac{\mathrm{d}(y^{-1})}{\mathrm{d}x}+\frac{1}{x}y^{-1}=a\ln x,$$

令 $z=y^{-1}$,则上述方程变为

$$\frac{\mathrm{d}z}{\mathrm{d}x}-\frac{1}{x}z=-a\ln x,$$

解此线性微分方程,得

$$z=x\left[C-\frac{a}{2}(\ln x)^2\right],$$

将 $z=y^{-1}$ 回代,于是原方程的通解为

$$yx\left[C-\frac{a}{2}(\ln x)^2\right]=1,(C\text{ 为任意常数}).$$

第四节 几种可降阶的二阶微分方程

本节讨论三种特殊形式的二阶微分方程,它们有的可以通过积分求得,有的需要经过变量替换降为一阶微分方程,在一阶微分方程求出之后,再将变量回代,从而求得二阶微分方程.

一、$y''=f(x)$ 型的微分方程

对于这种微分方程,求解方法是逐次积分,即对方程

$$y''=f(x) \tag{7-21}$$

两端积分,得

$$y'=\int f(x)\mathrm{d}x+C_1,$$

再次积分,得

$$y=\int\left[\int f(x)\mathrm{d}x+C_1\right]\mathrm{d}x+C_2 .$$

由上可见,这种类型方程的求解方法,可推广到 n 阶微分方程

$$y^{(n)}=f(x).$$

方法是对方程依次连续积分 n 次,便得到上面方程的含有 n 个独立任意常数的通解.

例 7.11 求微分方程 $y''=e^{2x}-\cos x$ 满足 $y(0)=0, y'(0)=0$ 的特解.

解 方程两端积分,得

$$y'=\frac{1}{2}e^{2x}-\sin x+C_1 , \qquad ①$$

上式两端积分,得

$$y=\frac{1}{4}e^{2x}+\cos x+C_1x+C_2 ,(C_1,C_2\text{ 为任意常数}). \qquad ②$$

在①式中代入条件 $y'(0)=0$,得 $C_1=-\frac{1}{2}$;在②式中代入条件 $y(0)=0$,得 $C_2=-\frac{5}{4}$,则原微分方程的特解为

$$y=\frac{1}{4}e^{2x}+\cos x-\frac{1}{2}x-\frac{5}{4}.$$

二、$y''=f(x,y')$ 型的微分方程

这种微分方程中不显含未知函数 y,求解方法是进行变量替换.

$$y''=f(x,y') \qquad (7\text{-}22)$$

在方程中,令 $y'=p(x)=p$,则

$$y''=\frac{\mathrm{d}y'}{\mathrm{d}x}=\frac{\mathrm{d}p}{\mathrm{d}x},$$

于是方程(7-22)化为

$$\frac{\mathrm{d}p}{\mathrm{d}x}=f(x,p),$$

这是一个关于变量 x、p 的一阶微分方程,设其通解为

$$p=\varphi(x,C_1),$$

于是有

$$\frac{\mathrm{d}y}{\mathrm{d}x}=\varphi(x,C_1),$$

对上式两端积分,便得到所求二阶方程(7-22)的通解

$$y=\int\varphi(x,C_1)\mathrm{d}x+C_2 .$$

例 7.12 求微分方程 $(1+x^2)y''=2xy'$ 满足初始条件 $y|_{x=0}=1, y'|_{x=0}=3$ 的特解.

解 令 $y'=p(x)$,则 $y''=p'(x)$,于是原方程化为

$$\frac{\mathrm{d}p}{\mathrm{d}x}=\frac{2x}{1+x^2}p,$$

分离变量,得

$$\frac{\mathrm{d}p}{p}=\frac{2x}{1+x^2}\mathrm{d}x,$$

两端积分,得

$$\ln p=\ln(1+x^2)+\ln C_1,$$

$$p=C_1(1+x^2),$$

即

$$y'=C_1(1+x^2).$$

由条件 $y'|_{x=0}=3$ 得，$C_1=3$.

所以

$$y'=3(1+x^2),$$

两端再积分，得

$$y=x^3+3x+C_2.$$

又由条件 $y|_{x=0}=1$，得 $C_2=1$.

故原微分方程的特解为

$$y=x^3+3x+1.$$

三、$y''=f(y,y')$ 型的微分方程

微分方程

$$y''=f(y,y') \tag{7-23}$$

中不显含自变量 x，求解方法是作变量替换 $y'=p(y)=p$，把 p 看做是 y 的函数，又 y 是 x 的函数，因而 p 是 x 的复合函数，y 是中间变量，于是由复合函数求导法则，得

$$y''=\frac{d^2y}{dx^2}=\frac{d}{dx}\left(\frac{dy}{dx}\right)=\frac{dp}{dx}=\frac{dp}{dy}\cdot\frac{dy}{dx}=p\frac{dp}{dy},$$

这样方程(7-23)化为

$$p\frac{dp}{dy}=f(y,p),$$

这是一个关于变量 y、p 的一阶微分方程，设其通解为

$$p=\varphi(y,C_1),$$

又 $p=y'$，上式可写为

$$y'=\varphi(y,C_1),$$

对上式分离变量并积分，得方程(7-23)的通解为

$$\int\frac{dy}{\varphi(y,C_1)}=x+C_2.$$

例 7.13 求微分方程 $yy''-(y')^2=0$ 的通解.

解 这是不显含自变量 x 的二阶微分方程，令 $y'=p(y)$，则 $y''=p\frac{dp}{dy}$，原方程可化为

$$yp\frac{dp}{dy}-p^2=0,$$

即

$$p\left(y\frac{dp}{dy}-p\right)=0.$$

当 $p\neq 0$ 时，约去 p 并上式分离变量，得

$$\frac{dp}{p}=\frac{dy}{y},$$

两端积分，得

$$\ln p=\ln y+\ln C_1,$$

于是

$$p=C_1y,$$

即

$$y'=C_1y,$$

分离变量,得

$$\frac{dy}{y}=C_1dx,$$

两边积分,得

$$\ln y=C_1x+\ln C_2,$$

则原方程的通解为

$$y=C_2e^{C_1x},(C_1,C_2\text{ 为任意常数}). \tag{7-24}$$

当 $p=0$ 时,有 $y=C_3$,该解包含在通解(7-24)中.

需要注意的是,求解第二、三两种类型的方程时,所用代换

$$y'=p(x)\text{ 和 }y'=p(y)$$

是不一样的. 前者直接令一阶导数 y' 是自变量 x 函数,故有 $y''=(y'_x)'_x=p'_x$;而后者令一阶导数 y' 首先是 y 的函数,因而是自变量 x 的复合函数,y 在这里是中间变量,因此,

$$y''=\frac{dp}{dx}=\frac{dp}{dy}\cdot\frac{dy}{dx}=\frac{dp}{dy}\cdot p.$$

第五节 二阶常系数线性齐次微分方程

形如

$$y''+p(x)y'+q(x)y=f(x) \tag{7-25}$$

的微分方程,其中 $p(x)$、$q(x)$、$f(x)$ 为 x 的已知函数,称为**二阶线性微分方程**(second-order linear differential equation). 若 $f(x)\equiv 0$,则称方程

$$y''+p(x)y'+q(x)y=0 \tag{7-26}$$

为**二阶线性齐次微分方程**(homogeneous second-order linear equation). 否则,称为**二阶线性非齐次微分方程**(nonhomogeneous second-order linear equation). 若式(7-26)中的 $p(x)$、$q(x)$ 为常数,则称方程

$$y''+py'+qy=0 \tag{7-27}$$

为**二阶常系数线性齐次微分方程**(其中 p、q 为常数). 本节主要讨论二阶常系数线性齐次微分方程(7-27)的解法. 为此,先讨论二阶线性微分方程解的结构.

一、二阶线性齐次微分方程解的性质

定理 7.1 设 $y_1(x)$ 与 $y_2(x)$ 是方程(7-26)的两个解,那么

$$y=C_1y_1(x)+C_2y_2(x)$$

也是方程(7-26)的解,其中 C_1、C_2 是任意常数.

证明 将 $y=C_1y_1(x)+C_2y_2(x)$ 代入方程(7-26)的左端,注意到 $y_1(x)$ 与 $y_2(x)$ 都是方程(7-26)的解,即有

$$y''_1+p(x)y'_1+q(x)y_1=0\text{ 及 }y''_2+p(x)y'_2+q(x)y_2=0$$

于是有

$$\begin{aligned}&(C_1y_1+C_2y_2)''+p(x)(C_1y_1+C_2y_2)'+q(x)(C_1y_1+C_2y_2)\\&=C_1[y''_1+p(x)y'_1+q(x)y_1]+C_2[y''_2+p(x)y'_2+q(x)y_2]\\&=C_1\cdot 0+C_2\cdot 0=0.\end{aligned}$$

此式表明 $y=C_1y_1(x)+C_2y_2(x)$ 仍是方程(7-26)的解.

齐次方程解的这个性质称为**叠加原理**(principle of superposition),这是齐次方程所特有的,叠加后

的解中含有两个任意常数，是否成为齐次方程(7-26)的通解呢？不一定！例如，设 $y_1(x)$ 是(7-26)的一个解，则 $y_2(x)=2y_1(x)$ 也是(7-26)的解．但因为 $y=(C_1+2C_2)y_1(x)=Cy_1(x)$（其中 $C=C_1+2C_2$）中只含一个任意常数，显然不是(7-26)的通解，只有当 C_1 与 C_2 是两个独立任意常数时，y 才是(7-26)的通解．为此我们引入线性无关与线性相关的概念．

设函数 $y_1(x)$ 及 $y_2(x)$ 满足 $\dfrac{y_1(x)}{y_2(x)}\neq C$（常数），称函数 $y_1(x)$ 与 $y_2(x)$ 是**线性无关的**(linearly independent)，否则，称它们**线性相关**(linearly dependent)．例如，函数 e^{-2x} 与 e^x 是线性无关的，而 e^x 与 $2e^x$ 则为线性相关的．

定理 7.2 设 $y_1(x)$ 与 $y_2(x)$ 是齐次方程(7-26)的两个线性无关的解，则

$$y=C_1y_1(x)+C_2y_2(x)$$

是方程(7-26)的通解，其中 C_1、C_2 是任意常数．

据此定理，若能找到齐次方程的两个线性无关的特解，那么齐次方程的通解就找到了．

例如，容易验证 $y_1(x)=e^{-2x}$ 与 $y_2(x)=e^x$ 是二阶齐次方程 $y''+y'-2y=0$ 的两个特解，且 $\dfrac{y_1(x)}{y_2(x)}=\dfrac{e^{-2x}}{e^x}=e^{-3x}\neq$ 常数，即它们是线性无关的，因此该方程的通解为 $y=C_1e^{-2x}+C_2e^x$．

二、二阶常系数线性齐次方程的解法

由定理 7.2 可知，要找二阶常系数线性齐次方程(7-27)的通解，只需找到它的两个线性无关的特解．

观察方程(7-27)的左边各项，由于指数函数 $y=e^{\lambda x}$ 及各阶导数只相差一个常数因子，故可猜想齐次方程(7-27)具有 $y=e^{\lambda x}$ 形式的解．若能确定具体的 λ 值，则方程(7-27)的特解便找到了．

为此，将 $y=e^{\lambda x}$，$y'=\lambda e^{\lambda x}$，$y''=\lambda^2e^{\lambda x}$ 代入方程(7-27)，得

$$(\lambda^2+p\lambda+q)e^{\lambda x}=0,$$

由于 $e^{\lambda x}\neq 0$，所以有

$$\lambda^2+p\lambda+q=0. \tag{7-28}$$

因此，只要 λ 满足代数方程(7-28)，则函数 $e^{\lambda x}$ 就是微分方程(7-27)的解．我们把代数方程(7-28)叫做微分方程(7-27)的**特征方程**(characteristic equation)．

特征方程(7-28)是一个二次代数方程，其二次项系数、一次项系数及常数项恰好对应齐次方程中 y''、y' 及 y 的系数．

特征方程(7-28)的根称为齐次方程(7-27)的**特征根**(characteristic root)．由一元二次方程根的知识可知，齐次方程(7-27)的特征根有如下三种情形：

(1) 当 $p^2-4q>0$ 时，特征方程有两个不相等的实根 λ_1、λ_2：

$$\lambda_1=\frac{-p+\sqrt{p^2-4q}}{2},\ \lambda_2=\frac{-p-\sqrt{p^2-4q}}{2}.$$

这时 $y_1=e^{\lambda_1x}$ 和 $y=e^{\lambda_2x}$ 是方程(7-27)的两个特解．且 $\dfrac{y_1}{y_2}=e^{(\lambda_1-\lambda_2)x}\neq$ 常数，所以 y_1 与 y_2 线性无关．故齐次方程(7-27)的通解为

$$y=C_1e^{\lambda_1x}+C_2e^{\lambda_2x}.$$

(2) 当 $p^2-4q=0$ 时，特征方程有两个相等的实根 $\lambda_1=\lambda_2=\lambda$，此时只能找到齐次方程(7-27)的一个特解 $y_1=e^{\lambda x}$，为求得它的通解，还需找到它的另一个特解 y_2，且与 y_1 线性无关，即 $\dfrac{y_1(x)}{y_2(x)}\neq$ 常数．

现在求另一个与 y_1 线性无关的特解，不妨设 $\dfrac{y_2}{y_1}=u(x)\neq$ 常数，此时有 $y_2=e^{\lambda x}u(x)$．下面求 $u(x)$，由于

$$y'_2=e^{\lambda x}(u'+\lambda u),$$
$$y''_2=e^{\lambda x}(u''+2\lambda u'+\lambda^2u),$$

将 y_2、y'_2 及 y''_2 代入微分方程(7-27),得

$$e^{\lambda x}[(u''+2\lambda u'+\lambda^2 u)+p(u'+\lambda u)+qu]=0,$$

因为 $e^{\lambda x}\neq 0$,于是有

$$u''+(p+2\lambda)u'+(\lambda^2+p\lambda+q)u=0,$$

注意到 $p+2\lambda=0$ 及 $\lambda^2+p\lambda+q=0$ 于是有

$$u''=0.$$

因为我们的目的是找一个不为常数的 $u(x)$,所以不妨选取 $u=x$,从而得到微分方程(7-27)的另一个特解

$$y=xe^{\lambda x},$$

微分方程(7-27)的通解为

$$y=C_1e^{\lambda x}+C_2xe^{\lambda x}\text{ 或 }y=(C_1+C_2x)e^{\lambda x}.$$

(3) 当 $p^2-4q<0$ 时,特征方程有一对共轭复根 $\lambda_{1,2}=\alpha\pm i\beta(\beta\neq 0)$. 此时 $y_1=e^{(\alpha+i\beta)x}$、$y_2=e^{(\alpha-i\beta)x}$ 是方程(7-27)的两个复数解,在实际应用中不方便,现把它改写为实值解形式. 利用欧拉公式 $e^{i\theta}=\cos\theta+i\sin\theta$ 有

$$y_1=e^{(\alpha+i\beta)x}=e^{\alpha x}\cdot e^{i\beta x}=e^{\alpha x}(\cos\beta x+i\sin\beta x),$$
$$y_2=e^{(\alpha-i\beta)x}=e^{\alpha x}\cdot e^{-i\beta x}=e^{\alpha x}(\cos\beta x-i\sin\beta x).$$

根据方程解的叠加原理(定理 7.1),下面的两个实值函数

$$\overline{y}_1=\frac{1}{2}y_1+\frac{1}{2}y_2=e^{\alpha x}\cos\beta x,$$

$$\overline{y}_2=\frac{1}{2i}y_1-\frac{1}{2i}y_2=e^{\alpha x}\sin\beta x.$$

仍为齐次方程(7-27)的解,且 $\dfrac{\overline{y}_1}{\overline{y}_2}=\cot\beta x\neq$ 常数,即 $\overline{y}_1$ 与 $\overline{y}_2$ 线性无关,据定理 7.2 便得到齐次方程(7-27)的通解为

$$y=e^{\alpha x}(C_1\cos\beta x+C_2\sin\beta x).$$

综上所述,可归纳出求解二阶常系数线性齐次方程(7-27)的通解的一般步骤:

第一步,写出方程(7-27)所对应的特征方程(7-28);

第二步,求特征根;

第三步,根据特征根的情况,依照表 7.1 写出方程的通解.

表 7.1 方程的通解

特征方程 $\lambda^2+p\lambda+q=0$ 的根	微分方程 $y''+py'+qy=0$ 的通解
不相等的实根 λ_1、λ_2	$y=C_1e^{\lambda_1 x}+C_2e^{\lambda_2 x}$
相等的实根 $\lambda_1=\lambda_2=\lambda$	$y=(C_1+C_2x)e^{\lambda x}$
共轭复根 $\lambda_{1,2}=\alpha\pm i\beta(\beta\neq 0)$	$y=e^{\alpha x}(C_1\cos\beta x+C_2\sin\beta x)$

例 7.14 求微分方程 $y''+2y'-3y=0$ 的满足初始条件 $y(0)=0$, $y'(0)=8$ 的特解.

解 特征方程为

$$\lambda^2+2\lambda-3=0.$$

特征方程有不相等的实根

$$\lambda_1=1,\lambda_2=-3.$$

所求微分方程的通解为

$$y=C_1e^x+C_2e^{-3x}.$$

将 $y(0)=0$, $y'(0)=8$ 代入上述通解中,得

$$\begin{cases}0=C_1+C_2,\\8=C_1-3C_2.\end{cases}$$

解得

$$C_1=2, C_2=-2.$$

故所求特解为

$$y=2(e^x-e^{-3x}).$$

例 7.15 求微分方程 $y''-2\sqrt{2}y'+2y=0$ 的通解.

解 特征方程为

$$\lambda^2-2\sqrt{2}\lambda+2=0,$$

特征方程有两个相等的实根 $\lambda_1=\lambda_2=\sqrt{2}$.

所求微分方程的通解为

$$y=(C_1+C_2x)e^{\sqrt{2}x}.$$

例 7.16 求微分方程 $y''-6y'+13y=0$ 满足初始条件 $y(0)=1$, $y'(0)=3$ 的特解.

解 特征方程为

$$\lambda^2-6\lambda+13=0,$$

特征方程有一对共轭复根 $\lambda_{1,2}=3\pm 2i$,

因此所求微分方程的通解为

$$y=e^{3x}(C_1\cos 2x+C_2\sin 2x).$$

将 $y(0)=1$, $y'(0)=3$ 代入上述通解中,得

$$\begin{cases}1=C_1,\\3=3C_1+2C_2.\end{cases}$$

解得

$$C_1=1, C_2=0.$$

故所求特解为

$$y=e^{3x}\cos 2x.$$

第六节 微分方程模型应用简介

在生物医学中,有时需要明确变量之间的函数关系,但实际问题提供的信息又比较有限,人们无法使用初等数学的方法直接得到函数关系.不过可以根据问题的信息建立相关变量及其导数或微分的关系式,然后再求解出所需要的函数关系,也即构建微分方程模型,通过变量间的间接关系确定变量间的直接关系.本章将简单介绍几种常微分方程在生物医学领域中的应用.

一、药物动力学模型

在药物动力学中,常用简化的“室模型”来研究药物在体内的吸收、分布、代谢和排泄的过程.“室模型”方法是药物动力学中常用的理论分析方法,即将机体视为一个系统,按动力学特征把系统分成若干个“室”,药物的吸收、分布、代谢及排泄过程都在室内或室间进行,并假设药物在室内的分布是均匀的.最简单的室模型是把机体看作一个同质单元的室模型,以 $x(t)$ 表示在时刻 t 的室内药量,则在某一时刻室内药量的变化率 $\frac{dx}{dt}$ 的大小,取决于药物由室外向室内渗透的速率 $Q_1(t)$,以及药物由室内向室外排除的速率 $Q_2(t)$,且有

$$\frac{dx}{dt}=Q_1-Q_2.$$

一般来说,$Q_1(t)$ 的值与给药方式有关,并假定 $Q_2(t)$ 满足一级速率过程,即 $Q_2(t)=kx$,其中 k 为

一级消除速率常数．于是可以得到一室模型如下

$$\frac{dx}{dt}=Q_1-kx. \tag{7-29}$$

接下来讨论模型(7-29)的几种特殊情况．

1. 多次快速静脉注射

假设每隔 τ 时间长度，对患者快速静脉注射一单位剂量的药物 D，图 7.1 表示此情况下的一室模型，其中 $x_n(t)$ 表示第 n 次静脉注射结束即开始计时，在时刻 t 处的室内药量，k 为一级消除速率常数．

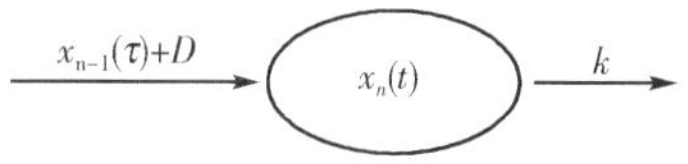

图 7.1

由于快速静脉注射时间短，注射结束后，药物立即进入室内(即血液循环系统)，若以注射结束即开始计时的话，则 $Q_1=0$，此时方程(7-29)变为

$$\frac{dx_n}{dt}=-kx_n,(n=1,2,3\cdots).$$

第一次注射时，初始条件是 $Q_1=0$，由此可得

$$x_1(t)=De^{-kt}. \tag{7-30}$$

而当 $n\geqslant 2$ 时，除了静脉注射一个单位的药物外，室内尚有上次注射所留下的残余药物，故初始条件是

$$x_n(0)=x_{n-1}(\tau)+D.$$

由此可得

$$x_n(t)=[D+x_{n-1}(\tau)]e^{-kt}, \quad (n=2,3,\cdots).$$

由上式和(7-30)，依次求得

$$x_2(t)=D(1+e^{-k\tau})e^{-kt}.$$

$$\cdots\cdots$$

$$\begin{aligned}x_n(t)&=D(1+e^{-k\tau}+e^{-2k\tau}+\cdots+e^{-(n-1)k\tau})e^{-kt}\\&=D\cdot\frac{1-e^{-nk\tau}}{1-e^{-k\tau}}e^{-kt}.\end{aligned} \tag{7-31}$$

由于在机体内的药量 $x_n(t)$ 无法测定，因此常常用相应时间的血药浓度 $C_n(t)$ 来代替，即

$$C_n(t)=\frac{x_n(t)}{V}$$

其中 V 为室的理论容积，称作表观分布容积．则式(7-31)可改写为如下数学模型：

$$C_n(t)=C_0\cdot\frac{1-e^{-nk\tau}}{1-e^{-k\tau}}e^{-kt}, \quad (n=1,2,\cdots).$$

其中 $C_0=\frac{D}{V}$ 是初始血药浓度，当 $n\to\infty$ 时，由上式可知

$$C_n(t)\to\frac{C_0e^{-kt}}{1-e^{-k\tau}}=C(t), \quad (0<t<\tau).$$

上式中的 $C(t)$ 称为稳态血液浓度，$C(t)$ 在一个给药间隔时间 $[0,\tau]$ 内的平均值为平均稳态血药浓度，其值为

$$\overline{C}=\frac{1}{\tau}\int_0^\tau\frac{C_0e^{-kt}}{1-e^{-k\tau}}dt=\frac{C_0}{k\tau}.$$

上面介绍的多次快速静脉注射属于复杂的微分方程模型，求解过程需较高的知识要求．下面我们介绍一个简单的快速静脉注射的例子．

例 7.17 用某种药物进行静脉注射，其血药浓度下降是一级速率过程，第一次注射后，经过 1 小时浓度降至初始浓度的 $\frac{\sqrt{2}}{2}$，如果要使血药浓度不低于初始浓度的一半，问要经过多长时间进行第二次注射？

解 设 t 时刻血药浓度为 $C=C(t)$，$C|_{t=0}=C_0$，则由题意有

$$\frac{dC}{dt}=-kC,$$

k 为一级消除速率，可知

$$C(t)=C_0e^{-kt},$$

将已知条件

$$C|_{t=1}=\frac{\sqrt{2}}{2}C_0,$$

代入，可得

$$k=\ln\sqrt{2},$$

从而有

$$C=C_0\left(\frac{\sqrt{2}}{2}\right)^t.$$

由题意知，若 $C=\frac{C_0}{2}$ 时，$t=2$. 即经过 2 小时要进行第二次注射，才不会发生血药浓度低于初始浓度一半的情况.

2. 静脉滴注

图 7.2 表示以恒定速率 k_0 用某种药物进行静脉滴注的一室模型，如以 D 表示在注射期间的室内药量，则方程是

$$\frac{dx}{dt}=k_0-kx_1. \tag{7-32}$$

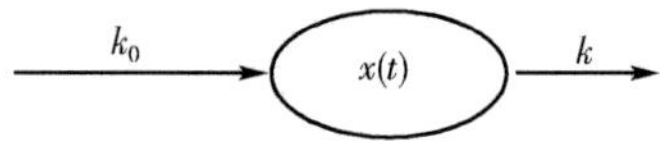

图 7.2

而初始条件是 $x_1(0)=0$.
解得

$$x(t)=\frac{k_0}{k}(1-e^{-kt}).$$

若假设该药物的表观分布容积，即室的理论容积为 V，则血药浓度为

$$C(t)=\frac{x}{V}=\frac{k_0}{Vk}(1-e^{-kt}),$$

如果将剂量为 D 的药物在时间 T 内滴注完毕，则输入药量的速率 k_0 为

$$k_0=\frac{D}{T},$$

体内血药浓度为

$$C(t)=\frac{D}{VkT}(1-e^{-kt}),$$

其稳态血药浓度为

$$C_\infty=\lim_{t\to\infty}C(t)=\frac{D}{VkT}=\frac{k_0}{Vk}.$$

二、人口增长模型

1. Malthus 人口增长模型

18 世纪末，英国人 Malthus 在研究了百余年的人口统计资料后认为，在人口自然增长的过程中，净相对增长率(出生率减去死亡率为净增长率)是常数. 并且，Malthus 认为人口总数的变化率与人口的总数 N 成正比. 例如，假设人口净增长率 b 和净死亡率 d 均为常数，则净相对增长率 $r=b-d$ 也是一个常数. 于是可建立 Malthus 人口增长模型

$$\begin{cases}\dfrac{dN}{dt}=rN,\\N(t_0)=N_0.\end{cases} \tag{7-33}$$

则方程的解为

$$N(t)=N_0e^{r(t-t_0)}.$$

假若净增长率 $r>0$，人口的预测值将以 2 为公比按几何级数无限增长．人们发现 19 世纪以前欧洲某些地区人口情况与 Malthus 人口增长模型比较相符，但此后的发展情况则相差很大．原因是模型假设过于简单．因此，我们将对指数模型关于净相对增长率是常数的基本假设进行修改．实际上，随着人口不断增长，环境资源所能承受的人口容量的限制，以及人口中年龄和性别结构等都会对出生和死亡产生影响，因此，只能在极小的时间段内才可以把人口净增长率 r 近似地看做一个常数．

2. Logistic 模型

1845 年荷兰生物数学家 Verhulst 对 Malthus 模型进行了修正，他引入常数 N_m 表示自然资源和环境条件所能承载的最大人口数．并设人口净增长率 r' 为人口数 $N(t)$ 的减函数，即

$$r'=r\left(1-\frac{N(t)}{N_m}\right),$$

可见当人口趋于饱和时，净增长率趋于零．

于是修改后的 Malthus 人口增长模型为

$$\frac{dN}{dt}=r\left(1-\frac{N}{N_m}\right)N. \tag{7-34}$$

可知该方程属于贝努利方程，解得

$$N(t)=\frac{N_m}{1+CN_me^{-rt}}.$$

由 $N(t_0)=N_0$，可得 $C=\left(\dfrac{1}{N_0}-\dfrac{1}{N_m}\right)e^{rt_0}$，

即 $$N(t)=\frac{N_m}{1+\left(\dfrac{N_m}{N}-1\right)e^{-r(t-t_0)}}.$$

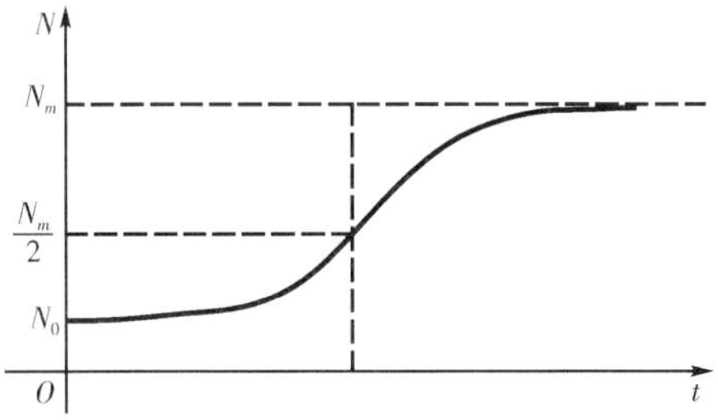

图 7.3

而当 $t\to+\infty$ 时 $N(t)\to N_m$，即无论人口初值如何，人口总数趋于极限值 N_m（图 7.3）．即人口总数随着时间的增长而趋于稳定，方程的解所对应的曲线呈 S 形，称为 logistic 曲线．

而当 $0<N<N_m$ 时，$\dfrac{dN}{dt}=r\left(1-\dfrac{N}{N_m}\right)N>0$，所以 $N(t)$ 是 t 的单调递增函数．另外可知

$$\frac{d^2N}{dt^2}=r\left(1-\frac{N}{N_m}\right)\left(1-\frac{2N}{N_m}\right)N,$$

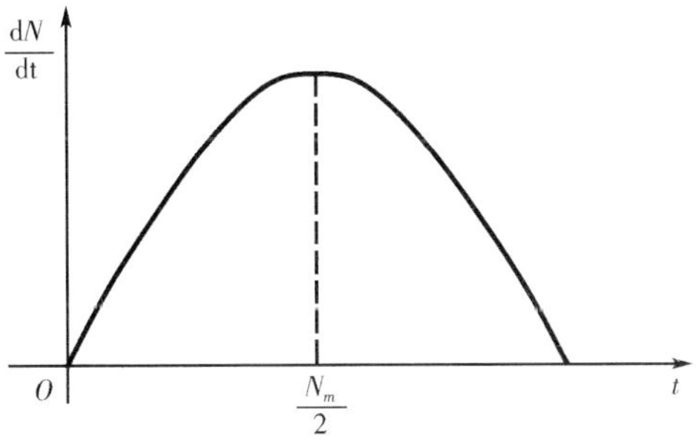

图 7.4

从上式中可以看出，当 $N<\dfrac{N_m}{2}$ 时，$\dfrac{d^2N}{dt^2}>0$，对应曲线为凹曲线；当 $N>\dfrac{N_m}{2}$ 时，$\dfrac{d^2N}{dt^2}<0$，对应曲线为凸曲线（图 7.4）．

从上面两图中的曲线可看出，人口增长率 $\dfrac{dN}{dt}$ 由增变减，在 $\dfrac{N_m}{2}$ 达到最大，即在人口总数达到极限值一半以前是加速生长期，经过这一点以后，生长的速率逐渐变小，并且在达到人口极限时变为零，这时是减速生长期．

三、细菌的繁殖模型

细菌繁殖的速度与当时细菌的数目成正比，假设 $t=0$ 时，细菌数为 N_0，试建立细菌数目 N 与时间 t 的函数关系 $N=N(t)$.

由于繁殖速率是细菌数 $N(t)$ 对时间 t 的导数，于是有

$$\frac{\mathrm{d}N}{\mathrm{d}t}=kN(t)\ , \tag{7-35}$$

其中 $k>0$ 是比例系数.

方程(7-35)是一阶可分离变量的微分方程. 分离变量，得

$$\frac{\mathrm{d}N}{N}=k\,\mathrm{d}t\ ,$$

两边积分，得

$$\ln N=kt+\ln C\ ,$$

故方程(7-35)的通解为

$$N=Ce^{kt}\ .$$

将初始条件 $N(0)=N_0$ 代入上式，得 $C=N_0$，从而所求 N 与时间 t 的函数关系为

$$N=N_0e^{kt}\ . \tag{7-36}$$

可见，细菌数随时间的增加而按指数规律增长(图 7.5).

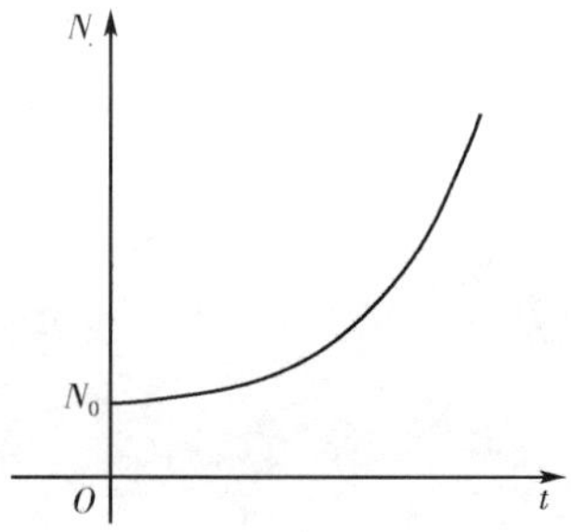

图 7.5

其他生物种群的增长也符合此模型，但这是理想环境下的增长，按照这一模型，当时间 $t\to+\infty$ 时，细菌数 $N\to+\infty$.

四、肿瘤生长的数学模型

设 $V(t)$ 是肿瘤体积. 免疫系统非常脆弱时，V 呈指数式增长，但肿瘤长大到一定程度后，因获取的营养不足使其增长受限制. 描述 V 的一种数学模型是

$$\frac{\mathrm{d}V}{\mathrm{d}t}=aV\ln\frac{\overline{V}}{V}\ ,\ V(0)=V_0\ ,\ (a>0)\ . \tag{7-37}$$

其中 $a>0$ 为常数，$\overline{V}=V_0e^{k/a}$ 是肿瘤可能长到的最大体积，试确定肿瘤生长规律.

解 分离变量，得

$$\frac{\mathrm{d}V}{V(\ln\overline{V}-\ln V)}=a\,\mathrm{d}t\ ,$$

两边积分

$$\int\frac{\mathrm{d}V}{V(\ln\overline{V}-\ln V)}=\int a\,\mathrm{d}t\ ,$$

$$\ln(\ln\overline{V}-\ln V)=-at+\ln C\ .$$

由初始条件 $V(0)=V_0$，可得

$$C=\ln\frac{\overline{V}}{V_0}=\frac{k}{a}\ ,$$

故特解为

$$V=\frac{\overline{V}}{e^{\frac{k}{a}e^{-at}}}\ ,$$

即

$$V=V_0e^{k(1-e^{-at})/a}\ .$$

上面这个函数称为 Gompertz 函数. 由上式可知，当 t 很小时，通过近似公式 $e^{-at}\approx1-at$，可得 $V\approx V_0e^{kt}$，这时肿瘤呈现指数生长特征，而当 $t\to\infty$ 时，有 $V\to V_0e^{\frac{k}{a}}$，即随着时间的推移，肿瘤的增大将逐渐减慢，最后趋于极限体积 $\overline{V}=V_0e^{\frac{k}{a}}$.

习 题 七

1. 试说出下列方程的阶数：

(1) $x(y')^2-2x^2y'+y^3=0$；

(2) $y''-8y=4x^2+1$；

(3) $x^2y'''-2y''-xy=0$；

(4) $(x^2-y^2)\mathrm{d}x^4+(x^2+y^2)\mathrm{d}^4y=0$.

2. 判断下列函数是否为所给微分方程的解：

(1) $xy'=3y$，$y=x^3$；

(2) $y''+y=0$，$y=2\sin x+3\cos x$；

(3) $y'-y^2=1$，$y=\tan(x+c)$；

(4) $y''-2y'+y=0$，$y=x^2e^x$；

(5) $4y'+(y'')^2=4xy''$，$y=\dfrac{1}{2}x^3$；

(6) $y''+\lambda^2y=0$，$y=C_1\cos\lambda x+C_2\sin\lambda x$.

3. 求下列微分方程的通解：

(1) $xy'-y\ln y=0$；

(2) $\sqrt{1-x^2}\,y'=\sqrt{1-y^2}$；

(3) $\sec^2x\tan y\mathrm{d}y+\sec^2y\tan x\mathrm{d}x=0$；

(4) $\dfrac{\mathrm{d}y}{\mathrm{d}x}=e^{x+y}$；

(5) $(xy-y^2)\mathrm{d}x-(x^2-2xy)\mathrm{d}y=0$；

(6) $(e^{x+y}-e^x)\mathrm{d}x+(e^{x+y}+e^y)\mathrm{d}y=0$；

(7) $x\dfrac{\mathrm{d}y}{\mathrm{d}x}=y\ln\dfrac{y}{x}$；

(8) $(x^2+y^2)\mathrm{d}x-xy\mathrm{d}y=0$.

4. 求解下列方程：

(1) $(x^2-1)y'+2xy-\cos x=0$；

(2) $y\mathrm{d}x+(x-y^3)\mathrm{d}y=0$；

(3) $y'-y\tan x=\sec x$；

(4) $(x-2)\dfrac{\mathrm{d}y}{\mathrm{d}x}=y+2(x-2)^3$；

(5) $\dfrac{\mathrm{d}y}{\mathrm{d}x}+\dfrac{y}{x}=\dfrac{\sin x}{x}$，$y|_{x=\pi}=1$；

(6) $\dfrac{\mathrm{d}y}{\mathrm{d}x}+\dfrac{2-3x^2}{x^3}y=1$，$y|_{x=1}=0$；

(7) $\dfrac{\mathrm{d}y}{\mathrm{d}x}-y=xy^5$；

(8) $x\mathrm{d}y-[y+xy^3(1+\ln x)]\mathrm{d}x=0$.

5. 求下列方程的通解或特解：

(1) $y''=xe^x$；

(2) $y'''=\sin x$；

(3) $y''=y'+x$；

(4) $xy''-y'=0$；

(5) $y''=2yy'$，$y|_{x=0}=1$，$y'|_{x=0}=2$；

(6) $y''=e^{2y}$，$y|_{x=0}=0$，$y'|_{x=0}=0$.

6. 求以下二阶常系数线性齐次方程的通解或特解：

(1) $y''+2y'-3y=0$；

(2) $y''+2y'=0$；

(3) $y''+2y=0$；

(4) $3y''+5y'+3y=0$；

(5) $y''+25y=0$，$y|_{x=0}=0$，$y'|_{x=0}=5$；

(6) $y''-4y'+13y=0$，$y|_{x=0}=0$，$y'|_{x=0}=3$.

7. 无移除的流行病模型(SI 模型). 设某种流行病感染通过一易感性相同的封闭性团体内 n 个成员之间的接触而传播，并假定任何个体一旦被染上此病，便在整个过程中保持传染性而不被消除，由于个体间的频繁接触致使疾病传播开来．假设开始时有一个感染者进入该团体，即 $t=0$ 时 $y=1$，设 t 时刻感染者的个体数为 $y=y(t)$，则易感者的个体数为 $n+1-y$．被感染疾病的个体增加的速度 $\dfrac{\mathrm{d}y}{\mathrm{d}t}$ 与感染者及易感者的个体数的乘积成正比(比例系数设为 $k>0$，即感染率). 试建立描述这一过程的微分方程，并确定 y 与 t 的函数关系．

8. 静脉注射后，某药物在体内的浓度衰减的速率和当时的药物浓度成正比，求体内药物浓度的变化规律．

第八章 线性代数初步
Basic of Linear Algebra

线性代数在数学和物理学的发展过程中起着重要的作用．当今，在计算机科学、社会科学、商业科学，尤其是医药科学的研究和管理中也起着日益重要的作用．

第一节 行 列 式

一、二阶和三阶行列式

行列式是解线性方程组的有力武器，我们先从求解二元线性方程组着手，引进二阶行列式，再把二阶行列式推广到 n 阶行列式．

对于二元线性方程组

$$\begin{cases} a_{11}x_1 + a_{12}x_2 = b_1, \\ a_{21}x_1 + a_{22}x_2 = b_2. \end{cases} \tag{8-1}$$

若 $a_{11}a_{22} - a_{12}a_{21} \neq 0$，用加减消元法可得

$$x_1 = \frac{b_1a_{22} - a_{12}b_2}{a_{11}a_{22} - a_{12}a_{21}}; \quad x_2 = \frac{a_{11}b_2 - b_1a_{21}}{a_{11}a_{22} - a_{12}a_{21}}. \tag{8-2}$$

在式(8-2)中，我们把 $a_{11}a_{22} - a_{12}a_{21}$ 记为 $\begin{vmatrix} a_{11} & a_{12} \\ a_{21} & a_{22} \end{vmatrix}$，并称之为二阶行列式．即

$$\begin{vmatrix} a_{11} & a_{12} \\ a_{21} & a_{22} \end{vmatrix} = a_{11}a_{22} - a_{12}a_{21}. \tag{8-3}$$

二阶行列式由二行、二列四个元素构成，横为行，竖为列．第 i 行第 j 列的元素记为 a_{ij}，式(8-3)称为二阶行列式的展开式．

规定：二阶行列式等于它主对角线(左上角到右下角的连线)上两元素之积与次对角线(右上角到左下角的连线)上两元素乘积之差．这样的运算法则称为对角线法则．

依照上述二阶行列式的定义，式(8-2)中 x_1、x_2 的分子可分别表示为

$$\begin{vmatrix} b_1 & a_{12} \\ b_2 & a_{22} \end{vmatrix}, \quad \begin{vmatrix} a_{11} & b_1 \\ a_{21} & b_2 \end{vmatrix}.$$

令

$$D = \begin{vmatrix} a_{11} & a_{12} \\ a_{21} & a_{22} \end{vmatrix}, D_1 = \begin{vmatrix} b_1 & a_{12} \\ b_2 & a_{22} \end{vmatrix}, D_2 = \begin{vmatrix} a_{11} & b_1 \\ a_{21} & b_2 \end{vmatrix}.$$

则当 $D \neq 0$ 时，方程组(8-1)的解可表示为

$$x_1 = \frac{D_1}{D}, \quad x_2 = \frac{D_2}{D}. \tag{8-4}$$

式(8-4)中的分母 D 是由方程组(8-1)中的系数所确定的二阶行列式(称为系数行列式)，x_1 的分子 D_1 是由常数项 b_1、b_2 代替 D 中 x_1 的系数 a_{11}、a_{21} 所得的二阶行列式，x_2 的分子 D_2 是由常数项 b_1、b_2 代替 D 中 x_2 的系数 a_{12}、a_{22} 所得的二阶行列式．

对于三行三列共九个数，我们令

$$\begin{vmatrix} a_{11} & a_{12} & a_{13} \\ a_{21} & a_{22} & a_{23} \\ a_{31} & a_{32} & a_{33} \end{vmatrix} = a_{11}a_{22}a_{33} + a_{12}a_{23}a_{31} + a_{13}a_{21}a_{32} - a_{11}a_{23}a_{32} - a_{12}a_{21}a_{33} - a_{13}a_{22}a_{31}. \tag{8-5}$$

则 $\begin{vmatrix} a_{11} & a_{12} & a_{13} \\ a_{21} & a_{22} & a_{23} \\ a_{31} & a_{32} & a_{33} \end{vmatrix}$ 称为三阶行列式．式(8-5)的右端共有6项，称为三阶行列式的展开式，它可由图8.1所示的对角线法则得到，每条实线上三元素的积取正号，每条虚线上三元素的积取负号，所得6项的代数和即三阶行列式的大小．

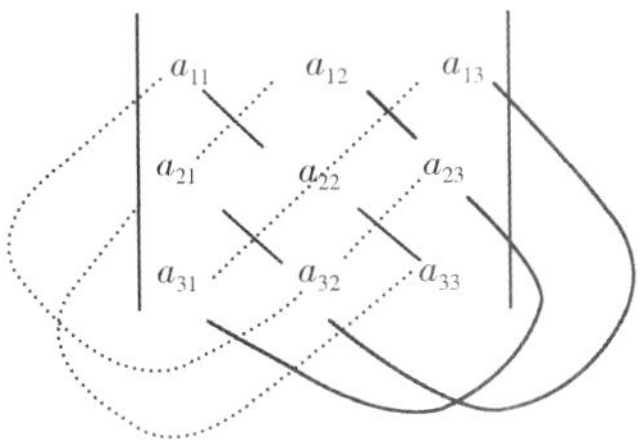

图8.1

例8.1　用对角线法则求 $D=\begin{vmatrix} 1 & 2 & 0 \\ 3 & 2 & 1 \\ 0 & 4 & 2 \end{vmatrix}$．

解　$D=1\times2\times2+2\times1\times0+3\times4\times0-0\times2\times0-2\times3\times2-1\times4\times1=-12.$

二、n 阶行列式的定义

1. 逆序与逆序数

把 n 个不同的元素排成一列共有 $n!$ 种排列方式，其中每一种排列方式叫做这 n 个元素的一个全排列．对于一个全排列，如果规定一个标准次序，则当两元素的先后次序与标准次序不符时，则形成一个**逆序**．对于由 n 个元素的全排列 $p_1p_2\cdots p_n$，若令由小到大为标准次序，考察某一元素 p_i，如果它的前面比它大的元素有 t_i 个，则定义 p_i 的逆序数为 t_i，一个排列中全体元素的逆序数的和，叫这个排列的**逆序数**．

例8.2　求排列32514的逆序数．

解　规定由小到大为标准次序，则各元素对应的逆序数如下：

p_i	3	2	5	1	4
t_i	0	1	0	3	1

所以排列32514的逆序数为

$$t=0+1+0+3+1=5.$$

由式(8-5)定义的三阶行列式可见，其展开式共有6项，每一项都是由既不同行，又不同列的三元素之积构成，当我们把每一项的三元素按行标的自然顺序排列时，各项的正负号恰好等于 $(-1)^t$，t 为三元素列标排列的逆序数．比如(8-5)右边第二项 $a_{12}a_{23}a_{31}$，若取由小到大为标准次序其列标排列231的逆序数为2，$(-1)^2=1$，故 $a_{12}a_{23}a_{31}$ 取正号．

2. n 阶行列式

定义8.1　设有 n^2 个数 a_{ij}，$(i,j=1,2,\cdots,n)$，由这些数作出的所有下列形式的乘积 $(-1)^t a_{1p_1}a_{2p_2}\cdots a_{np_n}$ 其中的 $p_1p_2\cdots p_n$ 表示列标的全排列，t 为 $p_1p_2\cdots p_n$ 的逆序数，由于列标的全排列共有 $n!$ 项，且每一项都是既不同行，又不同列的 n 个元素之积，将这 $n!$ 个乘积相加称为 **n 阶行列式**(determinants)．记为：

$$\begin{vmatrix} a_{11} & a_{12} & \cdots & a_{1n} \\ a_{21} & a_{22} & \cdots & a_{2n} \\ \vdots & \vdots & & \vdots \\ a_{n1} & a_{n2} & \cdots & a_{nn} \end{vmatrix}=\sum(-1)^t a_{1p_1}a_{2p_2}\cdots a_{np_n}. \tag{8-6}$$

三、行列式的展开法则

1. 余子式、代数余子式

把 n 阶行列式中元素 a_{ij} 所在的第 i 行以及第 j 列的元素划去后，留下的 $n-1$ 阶行列式叫做 a_{ij} 的**余子**

式(compleminant),记为 M_{ij} . 并令 $A_{ij}=(-1)^{i+j}M_{ij}$,称 A_{ij} 为 a_{ij} 的**代数余子式**(algebraic compleminant).

2. *n* 阶行列式 *D* 的展开式

n 阶行列式 D 既可以其某一行展开,也能以其某一列展开 . 其展开法则为: n 阶行列式等于它的某一行(列)的每一个元素与该元素的代数余子式乘积的和 . 即

$$D=a_{i1}A_{i1}+a_{i2}A_{i2}+\cdots+a_{in}A_{in}\ (i=1,2,\cdots,n). \tag{8-7}$$

$$D=a_{1j}A_{1j}+a_{2j}A_{2j}+\cdots+a_{nj}A_{nj}\ (j=1,2,\cdots,n). \tag{8-8}$$

式(8-7)是按行列式 D 的第 i 行展开,式(8-8)是按行列式 D 的第 j 列展开 .

例 8.3 计算四阶行列式

$$D=\begin{vmatrix}1 & 3 & 0 & -1\\ 3 & 0 & 1 & 4\\ 1 & 1 & 2 & 1\\ 0 & 1 & 1 & 0\end{vmatrix}.$$

解 $D=a_{11}A_{11}+a_{12}A_{12}+a_{13}A_{13}+a_{14}A_{14}$.

$$A_{11}=(-1)^{1+1}\begin{vmatrix}0 & 1 & 4\\ 1 & 2 & 1\\ 1 & 1 & 0\end{vmatrix}=-3, A_{12}=(-1)^{1+2}\begin{vmatrix}3 & 1 & 4\\ 1 & 2 & 1\\ 0 & 1 & 0\end{vmatrix}=-1,$$

$$A_{13}=(-1)^{1+3}\begin{vmatrix}3 & 0 & 4\\ 1 & 1 & 1\\ 0 & 1 & 0\end{vmatrix}=1, A_{14}=(-1)^{1+4}\begin{vmatrix}3 & 0 & 1\\ 1 & 1 & 2\\ 0 & 1 & 1\end{vmatrix}=2.$$

所以 $D=1\times(-3)+3\times(-1)+0\times1+(-1)\times2=-8$.

四、行列式的性质

为了简化行列式的计算,下面介绍行列式的性质 .

性质 1 行列式与其转置行列式相等 .

设行列式为

$$D=\begin{vmatrix}a_{11} & a_{12} & \cdots & a_{1n}\\ a_{21} & a_{22} & \cdots & a_{2n}\\ \vdots & \vdots & & \vdots\\ a_{n1} & a_{n2} & \cdots & a_{nn}\end{vmatrix},$$

将行列式的行变成相应的列,即将其行列互换后得到的行列式称为原行列式的转置行列式,并记作 D^T 或 D' .

$$D^T=\begin{vmatrix}a_{11} & a_{21} & \cdots & a_{n1}\\ a_{12} & a_{22} & \cdots & a_{n2}\\ \vdots & \vdots & & \vdots\\ a_{1n} & a_{2n} & \cdots & a_{nn}\end{vmatrix}.$$

则性质 1 也可表示为

$$D=D^T.$$

由性质 1 知:行列式中的行与列处于对称的地位,关于行成立的性质对于列也成立,故以下各性质的叙述中仅涉及行 .

性质 2 对换行列式任意两行,行列式变号 .

推论 若行列式中有两行对应元素相同,则行列式等于零 .

事实上若行列式中有两行对应元素相同,将该两行互换位置,行列式本身并未改变,由性质 2 知 $D=-D$,因此 $D=0$.

性质 3 把行列式的某行各元素都乘以常数 $k(k\neq0)$,等于用 k 乘该行列式 . 即

$$\begin{vmatrix} a_{11} & a_{12} & \cdots & a_{1n} \\ \vdots & \vdots & & \vdots \\ ka_{i1} & ka_{i2} & \cdots & ka_{in} \\ \vdots & \vdots & & \vdots \\ a_{n1} & a_{n2} & \cdots & a_{nn} \end{vmatrix} = k\begin{vmatrix} a_{11} & a_{12} & \cdots & a_{1n} \\ \vdots & \vdots & & \vdots \\ a_{i1} & a_{i2} & \cdots & a_{in} \\ \vdots & \vdots & & \vdots \\ a_{n1} & a_{n2} & \cdots & a_{nn} \end{vmatrix}.$$

性质 4　若行列式某行的各元素都是两项之和，则此行列式等于两个行列式的和．即

$$\begin{vmatrix} a_{11} & a_{12} & \cdots & a_{1n} \\ \vdots & \vdots & & \vdots \\ a_{i1}+b_{i1} & a_{i2}+b_{i2} & \cdots & a_{in}+b_{in} \\ \vdots & \vdots & & \vdots \\ a_{n1} & a_{n2} & \cdots & a_{nn} \end{vmatrix}$$

$$=\begin{vmatrix} a_{11} & a_{12} & \cdots & a_{1n} \\ \vdots & \vdots & & \vdots \\ a_{i1} & a_{i2} & \cdots & a_{in} \\ \vdots & \vdots & & \vdots \\ a_{n1} & a_{n2} & \cdots & a_{nn} \end{vmatrix} + \begin{vmatrix} a_{11} & a_{12} & \cdots & a_{1n} \\ \vdots & \vdots & & \vdots \\ b_{i1} & b_{i2} & \cdots & b_{in} \\ \vdots & \vdots & & \vdots \\ a_{n1} & a_{n2} & \cdots & a_{nn} \end{vmatrix}.$$

性质 5　若行列式某两行元素对应成比例，则此行列式等于零．

证明　设行列式的第 i 行的各元素是第 j 行各对应元素的 k 倍，由性质 3 知可把 k 提到行列式符号的前面，则行列式第 i 行与第 j 行已经相同，再由性质 2 的推论知该行列式等于零．

性质 6　将行列式的某一行各元素同乘以一个常数 k 后加到另一行的对应元素上面去，行列式不变．

证明　设将行列式第 j 行同乘以 k 加到第 i 行上去，由性质 4 和性质 5，有

$$\begin{vmatrix} a_{11} & a_{12} & \cdots & a_{1n} \\ \vdots & \vdots & & \vdots \\ a_{i1}+ka_{j1} & a_{i2}+ka_{j2} & \cdots & a_{in}+ka_{jn} \\ \vdots & \vdots & & \vdots \\ a_{j1} & a_{j2} & \cdots & a_{jn} \\ \vdots & \vdots & & \vdots \\ a_{n1} & a_{n2} & \cdots & a_{nn} \end{vmatrix}$$

$$=\begin{vmatrix} a_{11} & a_{12} & \cdots & a_{1n} \\ \vdots & \vdots & & \vdots \\ a_{i1} & a_{i2} & \cdots & a_{in} \\ \vdots & \vdots & & \vdots \\ a_{j1} & a_{j2} & \cdots & a_{jn} \\ \vdots & \vdots & & \vdots \\ a_{n1} & a_{n2} & \cdots & a_{nn} \end{vmatrix} + \begin{vmatrix} a_{11} & a_{12} & \cdots & a_{1n} \\ \vdots & \vdots & & \vdots \\ ka_{j1} & ka_{j2} & \cdots & ka_{jn} \\ \vdots & \vdots & & \vdots \\ a_{j1} & a_{j2} & \cdots & a_{jn} \\ \vdots & \vdots & & \vdots \\ a_{n1} & a_{n2} & \cdots & a_{nn} \end{vmatrix} = \begin{vmatrix} a_{11} & a_{12} & \cdots & a_{1n} \\ \vdots & \vdots & & \vdots \\ a_{i1} & a_{i2} & \cdots & a_{in} \\ \vdots & \vdots & & \vdots \\ a_{j1} & a_{j2} & \cdots & a_{jn} \\ \vdots & \vdots & & \vdots \\ a_{n1} & a_{n2} & \cdots & a_{nn} \end{vmatrix}.$$

例 8.4　计算行列式 $D=\begin{vmatrix} 1 & 0 & 1 & 3 \\ 1 & -1 & 4 & 2 \\ -1 & -1 & 2 & 3 \\ 3 & 3 & 1 & 1 \end{vmatrix}$.

解　$D=\begin{vmatrix} 1 & 0 & 1 & 3 \\ 1 & -1 & 4 & 2 \\ -1 & -1 & 2 & 3 \\ 3 & 3 & 1 & 1 \end{vmatrix} \xlongequal[\substack{r_3+r_1 \\ r_4-3r_1}]{r_2-r_1} \begin{vmatrix} 1 & 0 & 1 & 3 \\ 0 & -1 & 3 & -1 \\ 0 & -1 & 3 & 6 \\ 0 & 3 & -2 & -8 \end{vmatrix} = 1\times(-1)^{1+1}\begin{vmatrix} -1 & 3 & -1 \\ -1 & 3 & 6 \\ 3 & -2 & -8 \end{vmatrix}$

$$=\begin{vmatrix}-1&3&-1\\-1&3&6\\3&-2&-8\end{vmatrix}\xlongequal{r2-r1}\begin{vmatrix}-1&3&-1\\0&0&7\\3&-2&-8\end{vmatrix}=7\times(-1)^{2+3}\begin{vmatrix}-1&3\\3&-2\end{vmatrix}=49.$$

上式中 r_i 表示第 i 行，r_i+r_j 表示把 r_j 的各元素加到 r_i 的对应元素上去．同样若令 c_i 表示第 i 列，c_i+c_j 表示把第 j 列的各元素加到第 i 列的对应元素上去，在行列式计算中还用 $r_i\leftrightarrow r_j$ 表示第 i 行和第 j 行互换，$c_i\leftrightarrow c_j$ 表示第 i 列和第 j 列互换．

例 8.5 证明上三角行列式 $D=\begin{vmatrix}a_{11}&a_{12}&\cdots&a_{1n}\\&a_{22}&\cdots&a_{2n}\\&&\ddots&\vdots\\0&&&a_{nn}\end{vmatrix}=a_{11}a_{22}\cdots a_{nn}$.

证明 用数学归纳法来证明．

当 $n=2$ 时，$\begin{vmatrix}a_{11}&a_{12}\\0&a_{22}\end{vmatrix}=a_{11}a_{22}$，结论成立．设 $n=k-1$ 时结论成立，则 $n=k$ 时，将行列式按第一列展开

$$\begin{vmatrix}a_{11}&a_{12}&\cdots&a_{1k}\\&a_{22}&\cdots&a_{2k}\\&&\ddots&\vdots\\0&&&a_{kk}\end{vmatrix}=a_{11}A_{11}+0\times A_{21}+\cdots+0\times A_{k1}=a_{11}A_{11}.$$

注意到

$$A_{11}=\begin{vmatrix}a_{22}&a_{23}&\cdots&a_{2k}\\&a_{33}&\cdots&a_{3k}\\&&\ddots&\\0&&&a_{kk}\end{vmatrix}$$

是一个 $k-1$ 阶上三角行列式，依 $n=k-1$ 时结论成立的假设得到

$$A_{11}=a_{22}\cdots a_{kk}.$$

从而有

$$\begin{vmatrix}a_{11}&a_{12}&\cdots&a_{1k}\\&a_{22}&\cdots&a_{2k}\\&&\ddots&\\0&&&a_{kk}\end{vmatrix}=a_{11}a_{22}\cdots a_{kk}.$$

说明 $n=k$ 时结论也成立．于是结论对一切 $n\geqslant 2$ 时成立．

同理可证下三角行列式

$$D=\begin{vmatrix}a_{11}&&&0\\a_{21}&a_{22}&&\\\vdots&\vdots&\ddots&\\a_{n1}&a_{n2}&\cdots&a_{nn}\end{vmatrix}=a_{11}a_{22}\cdots a_{nn}.$$

特殊地对角行列式

$$D=\begin{vmatrix}\lambda_1&&&\\&\lambda_2&&\\&&\ddots&\\&&&\lambda_n\end{vmatrix}=\lambda_1\lambda_2\cdots\lambda_n.$$

例 8.6 计算四阶行列式 $D=\begin{vmatrix}0&1&1&a\\1&0&1&b\\1&1&0&c\\a&b&c&d\end{vmatrix}$.

解

$$D=\begin{vmatrix}0&1&1&a\\1&0&1&b\\1&1&0&c\\a&b&c&d\end{vmatrix}\xlongequal[r4-ar2]{r3-r2}\begin{vmatrix}0&1&1&a\\1&0&1&b\\0&1&-1&c-b\\0&b&c-a&d-ab\end{vmatrix}=-\begin{vmatrix}1&1&a\\1&-1&c-b\\b&c-a&d-ab\end{vmatrix}$$

$$\xlongequal[r3-br1]{r2-r1}-\begin{vmatrix}1&1&a\\0&-2&c-a-b\\0&c-a-b&d-2ab\end{vmatrix}=-\begin{vmatrix}-2&c-a-b\\c-a-b&d-2ab\end{vmatrix}$$

$$=a^2+b^2+c^2-2ab-2ac-2bc+2d.$$

五、克莱姆(Cramer)法则

定理 8.1 如果线性方程组

$$\begin{cases}a_{11}x_1+a_{12}x_2+\cdots+a_{1n}x_n=b_1,\\a_{21}x_1+a_{22}x_2+\cdots+a_{2n}x_n=b_2,\\\cdots\\a_{n1}x_1+a_{n2}x_2+\cdots+a_{nn}x_n=b_n.\end{cases}\tag{8-9}$$

的系数行列式

$$D=\begin{vmatrix}a_{11}&a_{12}&\cdots&a_{1n}\\a_{21}&a_{22}&\cdots&a_{2n}\\\vdots&\vdots&&\vdots\\a_{n1}&a_{n2}&\cdots&a_{nn}\end{vmatrix}\neq 0,$$

并令

$$D_j=\begin{vmatrix}a_{11}&\cdots&a_{1,j-1}&b_1&a_{1,j+1}&\cdots&a_{1n}\\a_{21}&\cdots&a_{2,j-1}&b_2&a_{2,j+1}&\cdots&a_{2n}\\\vdots&&\vdots&\vdots&\vdots&&\vdots\\a_{1n}&\cdots&a_{n,j-1}&b_n&a_{n,j+1}&\cdots&a_{nn}\end{vmatrix},$$

$D_j(j=1,2,\cdots,n)$ 是把系数行列式中第 j 列的元素换成方程组右端的常数项后得到的．则方程组(8-9)有唯一解，且为

$$x_1=\frac{D_1}{D},x_2=\frac{D_2}{D},\cdots,x_n=\frac{D_n}{D}.\tag{8-10}$$

这就是所谓的**克莱姆法则**．

例 8.7 解方程组 $\begin{cases}2x_1+x_2-5x_3+x_4=8,\\x_1-3x_2-6x_4=9,\\2x_2-x_3+2x_4=-5,\\x_1+4x_4-7x_3+6x_4=0.\end{cases}$

解

$$D=\begin{vmatrix}2&1&-5&1\\1&-3&0&-6\\0&2&-1&2\\1&4&-7&6\end{vmatrix}=27;\ D_1=\begin{vmatrix}8&1&-5&1\\9&-3&0&-6\\-5&2&-1&2\\0&4&-7&6\end{vmatrix}-81;$$

$$D_2=\begin{vmatrix}2 & 8 & -5 & 1\\1 & 9 & 0 & -6\\0 & -5 & -1 & 2\\1 & 0 & -7 & 6\end{vmatrix}=-108\text{；}D_3=\begin{vmatrix}2 & 1 & 8 & 1\\1 & -3 & 9 & -6\\0 & 2 & -5 & 2\\1 & 4 & 0 & 6\end{vmatrix}=-27\text{；}$$

$$D_4=\begin{vmatrix}2 & 1 & -5 & 8\\1 & -3 & 0 & 9\\0 & 2 & -1 & -5\\1 & 4 & 7 & 0\end{vmatrix}=27.$$

所以 $x_1=3,x_2=-4,x_3=-1,x_4=1.$

第二节 矩阵及其运算

矩阵理论在二十世纪得到飞速发展，成为在物理学、生物学、经济学中有大量应用的数学分支．矩阵理论是线性代数的主要内容，也是应用广泛的一种数学工具．

一、矩阵的概念

定义 8.2 由 $m\times n$ 个数排成 m 行 n 列的数表

$$\begin{bmatrix}a_{11} & a_{12} & \cdots & a_{1n}\\a_{21} & a_{22} & \cdots & a_{2n}\\\vdots & \vdots & & \vdots\\a_{m1} & a_{m2} & \cdots & a_{mn}\end{bmatrix}$$

称为 $m\times n$ **矩阵**(matrix)．其中数 a_{ij} 为矩阵的第 i 行，第 j 列元素．矩阵通常用大写的英文字母 $\boldsymbol{A}$、$\boldsymbol{B}$ 等表示．矩阵可以用方括弧，也可以用圆括弧表示．在不需要将矩阵元素一一写出时，还可以将矩阵简单表示为 $\boldsymbol{A}=(a_{ij})_{m\times n}$.

两个矩阵如果它们的行数、列数对应相等，则称它们是**同型矩阵**．对于两个同型矩阵 $\boldsymbol{A}=(a_{ij})$ 与 $\boldsymbol{B}=(b_{ij})$，若对应元素相等，即 $a_{ij}=b_{ij}$，则称这两矩阵相等，记作 $\boldsymbol{A}=\boldsymbol{B}$.

下面是几种常见的特殊形式的矩阵：

1. 行矩阵和列矩阵

只有一行的矩阵

$$(a_{11},a_{12},\cdots,a_{1n})$$

称为行矩阵或行向量．

仅有一列的矩阵

$$\begin{bmatrix}b_{11}\\b_{21}\\\vdots\\b_{m1}\end{bmatrix}$$

称为列矩阵或列向量．

2. 零矩阵

所有元素均为 0 的矩阵

$$\begin{bmatrix}0 & 0 & \cdots & 0\\0 & 0 & \cdots & 0\\\vdots & \vdots & & \vdots\\0 & 0 & \cdots & 0\end{bmatrix}$$

称为零矩阵，记为 O．

3. 方阵

行数与列数相等的矩阵

$$A=\begin{bmatrix} a_{11} & a_{12} & \cdots & a_{1n} \\ a_{21} & a_{22} & \cdots & a_{2n} \\ \vdots & \vdots & & \vdots \\ a_{n1} & a_{n2} & \cdots & a_{nn} \end{bmatrix}$$

称为方阵．n 行 n 列的矩阵称为 n 阶方阵，可记作 A_n．方阵左上角 a_{11} 到右下角 a_{nn} 的直线段叫方阵的主对角线．

4. 单位矩阵

主对角线上的元素都为 1，其他元素都为 0 的方阵叫单位矩阵，简称**单位阵**，单位矩阵常用 E 或 I 表示．即

$$E=I=\begin{bmatrix} 1 & 0 & \cdots & 0 \\ 0 & 1 & \cdots & 0 \\ \vdots & \vdots & & \vdots \\ 0 & 0 & \cdots & 1 \end{bmatrix}.$$

5. 对角矩阵

主对角线上、下方的元素都为 0，主对角线上的元素不全为 0，则这样的方阵称为对角矩阵，如

$$A=\begin{bmatrix} \lambda_1 & 0 & \cdots & 0 \\ 0 & \lambda_2 & \cdots & 0 \\ \vdots & \vdots & & \vdots \\ 0 & 0 & \cdots & \lambda_n \end{bmatrix}.$$

显然单位矩阵也是一个对角矩阵，简称**对角阵**．

6. 上三角阵、下三角阵

形如

$$\begin{bmatrix} a_{11} & a_{12} & \cdots & a_{1n} \\ 0 & a_{22} & \cdots & a_{2n} \\ \vdots & \vdots & \ddots & \vdots \\ 0 & 0 & \cdots & a_{nn} \end{bmatrix} \text{和} \begin{bmatrix} a_{11} & 0 & \cdots & 0 \\ a_{21} & a_{22} & \cdots & 0 \\ \vdots & \vdots & & \vdots \\ a_{n1} & a_{n2} & \cdots & a_{nn} \end{bmatrix},$$

的方阵分别称为上三角形矩阵和下三角形矩阵．

二、矩阵的运算

定义 8.3　对于两个同型矩阵 $A=(a_{ij})_{m\times n}$ 与 $B=(b_{ij})_{m\times n}$，A、B 的和记作 $A+B$，规定

$$A+B=\begin{bmatrix} a_{11}+b_{11} & a_{12}+b_{12} & \cdots & a_{1n}+b_{1n} \\ a_{21}+b_{21} & a_{22}+b_{22} & \cdots & a_{2n}+b_{2n} \\ \vdots & \vdots & & \vdots \\ a_{m1}+b_{m1} & a_{m2}+b_{m2} & \cdots & a_{mn}+b_{mn} \end{bmatrix}.$$

将矩阵 A 的所有元素都乘以(-1)得到的新矩阵叫 A 的负矩阵，显然有：

$$A+(-A)=O.$$

规定

$$A-B=A+(-B).$$

矩阵的加法运算满足如下的运算律：

(1) $A+B=B+A$；

(2) $(A+B)+C=A+(B+C)$.

定义 8.4　数 λ 与矩阵 A 的乘积记作 λA 或 $A\lambda$，规定

$$\lambda\boldsymbol{A}=\boldsymbol{A}\lambda=\begin{bmatrix}\lambda a_{11} & \lambda a_{12} & \cdots & \lambda a_{1n}\\ \lambda a_{21} & \lambda a_{22} & \cdots & \lambda a_{2n}\\ \vdots & \vdots & & \vdots\\ \lambda a_{n1} & \lambda a_{n2} & \cdots & \lambda a_{mn}\end{bmatrix}.$$

数乘矩阵满足如下的运算律：

(1) $(\lambda\mu)\boldsymbol{A}=\lambda(\mu\boldsymbol{A})$；

(2) $(\lambda+\mu)\boldsymbol{A}=\lambda\boldsymbol{A}+\mu\boldsymbol{A}$；

(3) $\lambda(\boldsymbol{A}+\boldsymbol{B})=\lambda\boldsymbol{A}+\lambda\boldsymbol{B}$.

定义 8.5 设 $\boldsymbol{A}=(a_{ij})_{m\times s}$ ，$\boldsymbol{B}=(b_{ij})_{s\times n}$ 规定 $\boldsymbol{A}$ 与 $\boldsymbol{B}$ 的乘积是 $m\times n$ 的矩阵 $\boldsymbol{C}$，即 $\boldsymbol{C}=\boldsymbol{AB}=(c_{ij})_{m\times n}$. 且

$$c_{ij}=a_{i1}b_{1j}+a_{i2}b_{2j}+\cdots+a_{is}b_{sj}=\sum_{k=1}^{s}a_{ik}b_{kj}\ ,(i=1,2,\cdots,m;j=1,2,\cdots,n).$$

注意 在做矩阵乘法时，左乘矩阵的列数等于右乘矩阵的行数.

例 8.8 $\boldsymbol{A}=(a,b,c)$，$\boldsymbol{B}=\begin{bmatrix}a\\ b\\ c\end{bmatrix}$，求 $\boldsymbol{AB}$ 和 $\boldsymbol{BA}$.

解 $\boldsymbol{AB}=(a,b,c)\begin{bmatrix}a\\ b\\ c\end{bmatrix}=a^2+b^2+c^2$.

$$\boldsymbol{BA}=\begin{bmatrix}a\\ b\\ c\end{bmatrix}(a\quad b\quad c)=\begin{bmatrix}a^2 & ab & ac\\ ba & b^2 & bc\\ ca & cb & c^2\end{bmatrix}.$$

例 8.9 $\boldsymbol{A}=\begin{bmatrix}-2 & 4\\ 1 & -2\end{bmatrix}$，$\boldsymbol{B}=\begin{bmatrix}2 & 4\\ -3 & -6\end{bmatrix}$，求 $\boldsymbol{AB}$ 和 $\boldsymbol{BA}$.

解
$$\begin{aligned}\boldsymbol{AB}&=\begin{bmatrix}-2 & 4\\ 1 & -2\end{bmatrix}\begin{bmatrix}2 & 4\\ -3 & -6\end{bmatrix}\\ &=\begin{bmatrix}-2\times2+4\times(-3) & -2\times4+4\times(-6)\\ 1\times2+(-2)\times(-3) & 1\times4+(-2)\times(-6)\end{bmatrix}=\begin{bmatrix}-16 & -32\\ 8 & 16\end{bmatrix}.\end{aligned}$$

$$\boldsymbol{BA}=\begin{bmatrix}2 & 4\\ -3 & -6\end{bmatrix}\begin{bmatrix}-2 & 4\\ 1 & -2\end{bmatrix}=\begin{bmatrix}0 & 0\\ 0 & 0\end{bmatrix}.$$

由本例可见，矩阵乘法运算不满足交换律，同时当 $\boldsymbol{AB}=0$ 时，不一定有 $\boldsymbol{A}=0$ 或 $\boldsymbol{B}=0$. 矩阵乘法运算满足如下的运算律：

(1) $(\boldsymbol{AB})\boldsymbol{C}=\boldsymbol{A}(\boldsymbol{BC})$；

(2) $(\boldsymbol{A}+\boldsymbol{B})\boldsymbol{C}=\boldsymbol{AC}+\boldsymbol{BC}$；

(3) $\lambda(\boldsymbol{AB})=(\lambda\boldsymbol{A})\boldsymbol{B}=\boldsymbol{A}(\lambda\boldsymbol{B})$；

(4) $\boldsymbol{AE}=\boldsymbol{A}$，$\boldsymbol{EB}=\boldsymbol{B}$.

上述运算律中假定矩阵乘法运算都是可以进行的.

定义 8.6 把矩阵 $\boldsymbol{A}$ 的行依次换成列得到的矩阵，叫 $\boldsymbol{A}$ 的**转置矩阵**，记为 $\boldsymbol{A}^T$ 或 $\boldsymbol{A}'$. 即若

$$\boldsymbol{A}=\begin{bmatrix}a_{11} & a_{12} & \cdots & a_{1n}\\ a_{21} & a_{22} & \cdots & a_{2n}\\ \vdots & \vdots & & \vdots\\ a_{m1} & a_{m2} & \cdots & a_{mn}\end{bmatrix},$$

则

$$A^T=\begin{bmatrix} a_{11} & a_{21} & \cdots & a_{m1} \\ a_{12} & a_{22} & \cdots & a_{m2} \\ \vdots & \vdots & & \vdots \\ a_{1n} & a_{2n} & \cdots & a_{mn} \end{bmatrix}.$$

对于 n 阶方阵 $\boldsymbol{A}$，如果 $\boldsymbol{A}=\boldsymbol{A}^T$，称 $\boldsymbol{A}$ 为**对称矩阵**(symmetric matrices)，关于对称矩阵显然有 $a_{ij}=a_{ji}$.

矩阵的转置满足如下的运算律：

(1) $(\boldsymbol{A}^T)^T=\boldsymbol{A}$；

(2) $(\boldsymbol{A}+\boldsymbol{B})^T=\boldsymbol{A}^T+\boldsymbol{B}^T$；

(3) $(\lambda\boldsymbol{A})^T=\lambda\boldsymbol{A}^T$；

(4) $(\boldsymbol{AB})^T=\boldsymbol{B}^T\boldsymbol{A}^T$.

例 8.10 已知 $\boldsymbol{A}=\begin{bmatrix} 2 & 4 \\ 1 & -1 \\ 3 & 1 \end{bmatrix}$，$\boldsymbol{B}=\begin{bmatrix} 2 & 3 & 1 \\ 2 & 1 & 0 \end{bmatrix}$ 求 $(\boldsymbol{AB})^T$.

解法 1

$$\boldsymbol{AB}=\begin{bmatrix} 2 & 4 \\ 1 & -1 \\ 3 & 1 \end{bmatrix}\begin{bmatrix} 2 & 3 & 1 \\ 2 & 1 & 0 \end{bmatrix}=\begin{bmatrix} 12 & 10 & 2 \\ 0 & 2 & 1 \\ 8 & 10 & 3 \end{bmatrix}, (\boldsymbol{AB})^T=\begin{bmatrix} 12 & 0 & 8 \\ 10 & 2 & 10 \\ 2 & 1 & 3 \end{bmatrix}.$$

解法 2

$$(\boldsymbol{AB})^T=\boldsymbol{B}^T\boldsymbol{A}^T=\begin{bmatrix} 2 & 2 \\ 3 & 1 \\ 1 & 0 \end{bmatrix}\begin{bmatrix} 2 & 1 & 3 \\ 4 & -1 & 1 \end{bmatrix}=\begin{bmatrix} 12 & 0 & 8 \\ 10 & 2 & 10 \\ 2 & 1 & 3 \end{bmatrix}.$$

定义 8.7 由 n 阶方阵 $\boldsymbol{A}$ 的各元素所构成的行列式(各元素的位置不变)叫做**方阵 $\boldsymbol{A}$ 的行列式**，记为 $|\boldsymbol{A}|$ 或 $\det\boldsymbol{A}$. 对于 n 阶方阵，一般来说，$\boldsymbol{AB}\neq\boldsymbol{BA}$，但总有 $|\boldsymbol{AB}|=|\boldsymbol{BA}|$. 方阵的行列式满足如下的运算律：

(1) $|\boldsymbol{A}^T|=|\boldsymbol{A}|$；

(2) $|\lambda\boldsymbol{A}|=\lambda^n|\boldsymbol{A}|$；

(3) $|\boldsymbol{AB}|=|\boldsymbol{A}||\boldsymbol{B}|$.

例 8.11 $\boldsymbol{A}=\begin{bmatrix} 1 & 3 \\ 2 & -2 \end{bmatrix}$，$\boldsymbol{B}=\begin{bmatrix} 2 & 5 \\ 3 & 4 \end{bmatrix}$，求 $|\boldsymbol{AB}|$.

解

$$|\boldsymbol{AB}|=|\boldsymbol{A}||\boldsymbol{B}|=\begin{vmatrix} 1 & 3 \\ 2 & -2 \end{vmatrix}\begin{vmatrix} 2 & 5 \\ 3 & 4 \end{vmatrix}=(-8)\times(-7)=56.$$

例 8.12 $\boldsymbol{A}$，$\boldsymbol{B}$ 是三阶方阵，$|\boldsymbol{A}|=3$，$|\boldsymbol{B}|=2$，求 $|-\boldsymbol{A}|$、$|3\boldsymbol{B}|$、$|2\boldsymbol{AB}|$.

解

$$|-\boldsymbol{A}|=(-1)^3|\boldsymbol{A}|=-3;$$

$$|3\boldsymbol{B}|=3^3\times|\boldsymbol{B}|=27\times2=54;$$

$$|2\boldsymbol{AB}|=2^3|\boldsymbol{AB}|=8|\boldsymbol{A}||\boldsymbol{B}|=8\times3\times2=48.$$

三、线性方程组的矩阵形式

利用矩阵乘法运算，可以把线性方程组改写成矩阵的形式．设线性方程组为

$$\begin{cases} a_{11}x_1 + a_{12}x_2 + \cdots + a_{1n}x_n = b_1, \\ a_{21}x_1 + a_{22}x_2 + \cdots + a_{2n}x_n = b_2, \\ \cdots \\ a_{m1}x_1 + a_{m2}x_2 + \cdots + a_{mn}x_n = b_m. \end{cases} \tag{8-11}$$

记

$$\boldsymbol{A} = \begin{bmatrix} a_{11} & a_{12} & \cdots & a_{1n} \\ a_{21} & a_{22} & \cdots & a_{2n} \\ \vdots & \vdots & & \vdots \\ a_{m1} & a_{m2} & \cdots & a_{mn} \end{bmatrix}, x = \begin{bmatrix} x_1 \\ x_2 \\ \vdots \\ x_n \end{bmatrix}, b = \begin{bmatrix} b_1 \\ b_2 \\ \vdots \\ b_m \end{bmatrix},$$

$$\boldsymbol{B} = [\boldsymbol{A} \quad b] = \begin{bmatrix} a_{11} & a_{12} & \cdots & a_{1n} & b_1 \\ a_{21} & a_{22} & \cdots & a_{2n} & b_2 \\ \vdots & \vdots & & \vdots & \vdots \\ a_{m1} & a_{m2} & \cdots & a_{mn} & b_m \end{bmatrix}.$$

上式中 $\boldsymbol{A}$ 称为方程组的系数矩阵，x 为未知数向量，b 为常数项向量，$\boldsymbol{B}$ 为其增广矩阵．

按矩阵的乘法运算有

$$\boldsymbol{A}x = \begin{bmatrix} a_{11}x_1 + a_{12}x_2 + \cdots + a_{1n}x_n \\ a_{21}x_1 + a_{22}x_2 + \cdots + a_{2n}x_n \\ \cdots\cdots\cdots\cdots\cdots\cdots \\ a_{m1}x_1 + a_{m2}x_2 + \cdots + a_{mn}x_n \end{bmatrix} = \begin{bmatrix} b_1 \\ b_2 \\ \vdots \\ b_m \end{bmatrix} = b.$$

即线性方程组(8-11)可表示为 $\boldsymbol{A}x = b$.

四、逆 矩 阵

对于 n 阶方阵 $\boldsymbol{A}$，若存在 n 阶方阵 $\boldsymbol{B}$，使 $\boldsymbol{AB} = \boldsymbol{BA} = \boldsymbol{E}$，则称方阵 $\boldsymbol{A}$ 是可逆的，并称 $\boldsymbol{B}$ 是 $\boldsymbol{A}$ 的**逆矩阵**(inverse matrix)，用 $\boldsymbol{A}^{-1}$ 表示 $\boldsymbol{A}$ 的逆矩阵，则 $\boldsymbol{A}^{-1} = \boldsymbol{B}$.方阵 $\boldsymbol{A}$ 的逆矩阵存在又叫 $\boldsymbol{A}$ 可逆．

定理 8.2 方阵 $\boldsymbol{A}$ 可逆的充要条件是方阵 $\boldsymbol{A}$ 的行列式 $|\boldsymbol{A}| \neq 0$，且

$$\boldsymbol{A}^{-1} = \frac{1}{|\boldsymbol{A}|}\boldsymbol{A}^*. \tag{8-12}$$

上式中 $\boldsymbol{A}^*$ 称为 $\boldsymbol{A}$ 的伴随方阵，它是行列式 $|\boldsymbol{A}|$ 的各个元素的代数余子式 $\boldsymbol{A}_{ij}$ 所构成的如下矩阵

$$\boldsymbol{A}^* = \begin{bmatrix} A_{11} & A_{21} & \cdots & A_{n1} \\ A_{12} & A_{22} & \cdots & A_{n2} \\ \vdots & \vdots & & \vdots \\ A_{1n} & A_{2n} & \cdots & A_{nn} \end{bmatrix}.$$

对于方阵 $\boldsymbol{A}$，有

$$\boldsymbol{AA}^* = \boldsymbol{A}^*\boldsymbol{A} = |\boldsymbol{A}|\boldsymbol{E}.$$

定理 8.3 若 $\boldsymbol{AB} = \boldsymbol{E}$(或 $\boldsymbol{BA} = \boldsymbol{E}$)，则 $\boldsymbol{A}^{-1} = \boldsymbol{B}$.

证 因为 $\boldsymbol{AB} = \boldsymbol{E}$，$|\boldsymbol{AB}| = |\boldsymbol{A}||\boldsymbol{B}| = 1$，$|\boldsymbol{A}| \neq 0$，所以 $\boldsymbol{A}$ 可逆．
又 $\boldsymbol{B} = \boldsymbol{EB} = (\boldsymbol{A}^{-1}\boldsymbol{A})\boldsymbol{B} = \boldsymbol{A}^{-1}(\boldsymbol{AB}) = \boldsymbol{A}^{-1}\boldsymbol{E} = \boldsymbol{A}^{-1}$. 得证．

方阵的逆阵满足如下运算律：

(1) 若 $\boldsymbol{A}$ 可逆，则 $\boldsymbol{A}^{-1}$ 也可逆，且 $(\boldsymbol{A}^{-1})^{-1} = \boldsymbol{A}$；

(2) 若 $\boldsymbol{A}$ 可逆，数 $\lambda \neq 0$，则 $\lambda\boldsymbol{A}$ 也可逆，且 $(\lambda\boldsymbol{A})^{-1} = \frac{1}{\lambda}\boldsymbol{A}^{-1}$；

(3) 若 $\boldsymbol{A}$、$\boldsymbol{B}$ 同阶且均可逆，则 $\boldsymbol{AB}$ 也可逆，且 $(\boldsymbol{AB})^{-1} = \boldsymbol{B}^{-1}\boldsymbol{A}^{-1}$；

(4) 若 $\boldsymbol{A}$ 可逆，则 $\boldsymbol{A}^T$ 也可逆，且 $(\boldsymbol{A}^T)^{-1} = (\boldsymbol{A}^{-1})^T$.

证 (4) $\boldsymbol{A}^T(\boldsymbol{A}^{-1})^T = (\boldsymbol{A}^{-1}\boldsymbol{A})^T = \boldsymbol{E}^T = \boldsymbol{E}$. $\therefore (\boldsymbol{A}^T)^{-1} = (\boldsymbol{A}^{-1})^T$

例 8.13　求$\boldsymbol{A}=\begin{pmatrix}1&0&1\\2&1&0\\1&1&1\end{pmatrix}$的逆矩阵.

解　因为$|\boldsymbol{A}|=\begin{vmatrix}1&0&1\\2&1&0\\1&1&1\end{vmatrix}=2\neq0$，故$\boldsymbol{A}$可逆.

又
$$\boldsymbol{A}_{11}=(-1)^{1+1}\begin{vmatrix}1&0\\1&1\end{vmatrix}=1,\boldsymbol{A}_{12}=(-1)^{1+2}\begin{vmatrix}2&0\\1&1\end{vmatrix}=-2,\boldsymbol{A}_{13}=1,$$
$$\boldsymbol{A}_{21}=1,\boldsymbol{A}_{22}=0,\boldsymbol{A}_{23}=-1,\boldsymbol{A}_{31}=-1,\boldsymbol{A}_{32}=2,\boldsymbol{A}_{33}=1.$$
$$\boldsymbol{A}^*=\begin{bmatrix}\boldsymbol{A}_{11}&\boldsymbol{A}_{21}&\boldsymbol{A}_{31}\\\boldsymbol{A}_{12}&\boldsymbol{A}_{22}&\boldsymbol{A}_{32}\\\boldsymbol{A}_{13}&\boldsymbol{A}_{23}&\boldsymbol{A}_{33}\end{bmatrix}=\begin{bmatrix}1&1&-1\\-2&0&2\\1&-1&1\end{bmatrix}.$$
$$\boldsymbol{A}^{-1}=\frac{\boldsymbol{A}^*}{|\boldsymbol{A}|}=\frac{1}{2}\begin{bmatrix}1&1&-1\\-2&0&2\\1&-1&1\end{bmatrix}=\begin{bmatrix}\frac{1}{2}&\frac{1}{2}&-\frac{1}{2}\\-1&0&1\\\frac{1}{2}&-\frac{1}{2}&\frac{1}{2}\end{bmatrix}.$$

第三节　矩阵的初等变换与线性方程组

矩阵的初等变换是矩阵的一种十分重要的运算，它在解线性方程组、求逆矩阵及矩阵理论的研究中起着重要的作用.

一、矩阵的初等变换

在用消元法解线性方程组$Ax=b$的过程中，经过下列变换时，方程组的解不变.①调换某两个方程的顺序；②用一非零的数同乘某个方程的两端；③用一个数乘某一方程后加到另一方程上.在进行这三种变换时，参与运算的仅是未知数的系数和方程右端的常数项，未知数本身并没有参与运算.这三种变换的实质是对方程组的增广矩阵$\boldsymbol{B}$的行作相应的变换.

定义 8.8　对矩阵$\boldsymbol{A}$的行(列)作下述三种变换，称为$\boldsymbol{A}$的行(列)**初等变换**：

(1) 对调$\boldsymbol{A}$的任两行(列)，($r_i\leftrightarrow r_j$或$c_i\leftrightarrow c_j$)；

(2) 用一个非零的数同乘$\boldsymbol{A}$的某行(列)，(kr_i或kc_i)；

(3) 用一个数同乘$\boldsymbol{A}$的某行(列)加到$\boldsymbol{A}$的另一行(列)的对应元素上去.(r_i+kr_j)或(c_i+kc_j).

如果矩阵$\boldsymbol{A}$经过有限次初等变换变成矩阵$\boldsymbol{B}$，就称矩阵$\boldsymbol{A}$与矩阵$\boldsymbol{B}$等价，记作$\boldsymbol{A}\sim\boldsymbol{B}$.

定义 8.9　在矩阵$\boldsymbol{A}=(a_{ij})_{m\times n}$中，任取$k$行$k$列，在这些行列交叉处的$k^2$个元素保持相对位置不变而构成的$k$阶行列式叫做$\boldsymbol{A}$的$k$阶子式，矩阵$\boldsymbol{A}$的非零子式的最高阶数，称为矩阵$\boldsymbol{A}$的**秩**(Rank)，记作$R(\boldsymbol{A})$.

对于一个n阶方阵$\boldsymbol{A}$，如果$R(\boldsymbol{A})=n$，称$\boldsymbol{A}$为满秩的；否则，称为$\boldsymbol{A}$为降秩的.

关于矩阵的秩有下列结论：

(1) $R(\boldsymbol{A})-0$当且仅当方阵$\boldsymbol{A}$所有的元素均为零；

(2) 若$\boldsymbol{A}$为$m\times n$阵，则$R(\boldsymbol{A})\leqslant\min(m,n)$；

(3) 若方阵$\boldsymbol{A}$满秩，则$|\boldsymbol{A}|\neq0$.

例 8.14　求矩阵$\boldsymbol{A}=\begin{bmatrix}3&2&1&1\\1&2&-3&2\\2&0&4&-1\end{bmatrix}$的秩.

解 $\boldsymbol{A}$ 有4个三阶子式,容易算出这4个三阶子式均为0,即

$$\begin{vmatrix}3&2&1\\1&2&-3\\2&0&4\end{vmatrix}=\begin{vmatrix}3&2&1\\1&2&2\\2&0&-1\end{vmatrix}=\begin{vmatrix}3&1&1\\1&-3&2\\2&4&-1\end{vmatrix}=\begin{vmatrix}2&1&1\\2&-3&2\\0&4&-1\end{vmatrix}=0.$$

而它的一个二阶子式 $\begin{vmatrix}3&2\\1&2\end{vmatrix}=4\neq0$,故 $R(\boldsymbol{A})=2$.

用矩阵的秩的定义求矩阵的秩太烦,因为 $\boldsymbol{A}=(a_{ij})_{m\times n}$ 的 k 阶子式,共有 $C_m^k C_n^k$ 个,但阶梯形矩阵的秩却可容易算出来．阶梯形矩阵的特点是每行的第一个非零元素出现在上一行第一个非零元素的右边.如

$$\begin{bmatrix}2&13&1&15\\0&4&7&8\\0&0&6&9\\0&0&0&0\end{bmatrix}$$

从上面的阶梯形矩阵可以看出,阶梯形矩阵的秩等于其非零行的个数．

矩阵的初等变换不改变矩阵的秩．即若 $\boldsymbol{A}\sim\boldsymbol{B}$,则 $R(\boldsymbol{A})=R(\boldsymbol{B})$.所以在求矩阵的秩时可通过矩阵的初等变换,将矩阵化作阶梯形矩阵,数阶梯形矩阵的非零行的行数即可．

例 8.15 用矩阵的初等行变换求矩阵 $\boldsymbol{B}$ 的秩．

$$\boldsymbol{B}=\begin{bmatrix}3&2&0&5&0\\3&-2&3&6&-1\\2&0&1&5&-3\\1&6&-4&-1&4\end{bmatrix}$$

解

$$\boldsymbol{B}=\begin{bmatrix}3&2&0&5&0\\3&-2&3&6&-1\\2&0&1&5&-3\\1&6&-4&-1&4\end{bmatrix}\overset{\substack{r1\leftrightarrow r4\\ r2-r4}}{\underset{\substack{r3-2r1\\ r4-3r1}}{\sim}}\begin{bmatrix}1&6&-4&-1&4\\0&-4&3&1&-1\\0&-12&9&7&-11\\0&-16&12&8&-12\end{bmatrix}$$

$$\overset{r3-3r2}{\underset{r4-4r2}{\sim}}\begin{bmatrix}1&6&-4&-1&4\\0&-4&3&1&-1\\0&0&0&4&-8\\0&0&0&4&-8\end{bmatrix}\overset{r4-r3}{\sim}\begin{bmatrix}1&6&-4&-1&4\\0&-4&3&1&-1\\0&0&0&4&-8\\0&0&0&0&0\end{bmatrix}.$$

因为行阶梯形矩阵有3个非零行,故 $R(\boldsymbol{B})=3$.

二、利用初等变换求逆矩阵

前面介绍了用方阵的伴随矩阵求逆阵的方法,但可以看出这样的方法有点繁琐,因为伴随矩阵求逆阵的方法要计算 n 阶方阵的 n^2 个代数余子式,若方阵的阶数较高,则计算量会很大,下面介绍利用初等变换求逆矩阵的方法．

用矩阵的初等变换求可逆矩阵的逆矩阵方法是:在所求的可逆矩阵 $\boldsymbol{A}$ 的右侧添置一个与 $\boldsymbol{A}$ 同阶的单位矩阵 $\boldsymbol{E}$,构成一个新的矩阵 $[\boldsymbol{A}\quad\boldsymbol{E}]$,对此矩阵施行初等行变换,当将它的左半部分即 $\boldsymbol{A}$ 化成单位矩阵 $\boldsymbol{E}$ 的同时,就把它右侧的单位矩阵 $\boldsymbol{E}$ 化成了 $\boldsymbol{A}$ 的逆矩阵 $\boldsymbol{A}^{-1}$. 即

$$[\boldsymbol{A}\quad\boldsymbol{E}]\overset{\text{经初等行变换}}{\sim}[\boldsymbol{E}\quad\boldsymbol{A}^{-1}].$$

当然也可以用初等列变换，做法是在可逆矩阵 $\boldsymbol{A}$ 的下方添置一个与 $\boldsymbol{A}$ 同阶的单位矩阵 $\boldsymbol{E}$，构成一个新的矩阵 $\begin{bmatrix}\boldsymbol{A}\\\boldsymbol{E}\end{bmatrix}$，对该矩阵进行初等列变换，在把其上方的 $\boldsymbol{A}$ 变成单位矩阵 $\boldsymbol{E}$ 的同时，就把其下方的 $\boldsymbol{E}$ 化成 $\boldsymbol{A}$ 的逆矩阵 $\boldsymbol{A}^{-1}$. 即

$$\begin{bmatrix}\boldsymbol{A}\\\boldsymbol{E}\end{bmatrix}\overset{\text{经初等列变换}}{\sim}\begin{bmatrix}\boldsymbol{E}\\\boldsymbol{A}^{-1}\end{bmatrix}.$$

例 8.16　求方阵 $\boldsymbol{A}=\begin{bmatrix}0&-2&1\\3&0&-2\\-2&3&0\end{bmatrix}$ 的逆矩阵 $\boldsymbol{A}^{-1}$.

解

$$[\boldsymbol{A}\quad\boldsymbol{E}]=\begin{bmatrix}0&-2&1&1&0&0\\3&0&-2&0&1&0\\-2&3&0&0&0&1\end{bmatrix}$$

$$\underset{r_1\leftrightarrow r_2}{\overset{\substack{r_3\times3\\r_3+2r_2}}{\sim}}\begin{bmatrix}3&0&-2&0&1&0\\0&-2&1&1&0&0\\0&9&-4&0&2&3\end{bmatrix}\underset{r_3+9r_2}{\overset{r_3\times2}{\sim}}\begin{bmatrix}3&0&-2&0&1&0\\0&-2&1&1&0&0\\0&0&1&9&4&6\end{bmatrix}$$

$$\underset{r_2-r_3}{\overset{r_1+2r_3}{\sim}}\begin{bmatrix}3&0&0&18&9&12\\0&-2&0&-8&-4&-6\\0&0&1&9&4&6\end{bmatrix}\underset{r_2\div(-2)}{\overset{r_1\div3}{\sim}}\begin{bmatrix}1&0&0&6&3&4\\0&1&0&4&2&3\\0&0&1&9&4&6\end{bmatrix}.$$

$$\boldsymbol{A}^{-1}=\begin{bmatrix}6&3&4\\4&2&3\\9&4&6\end{bmatrix}.$$

用初等变换求逆矩阵时，不必事先考虑逆矩阵的存在与否，只要在变换过程中发现矩阵 不是满秩矩阵时，变换便不必再进行下去，即 $\boldsymbol{A}^{-1}$ 不存在．

注意　在用初等变换求逆矩阵时，矩阵的初等行变换与初等列变换不能混用．

三、利用初等行变换解线性方程组

1. 线性方程组解的存在性判别定理

对于任一有 n 个未知数，m 个方程的 n 元线性方程组：$\boldsymbol{A}x=b$.

当 $b\neq0$ 时，称为非齐次线性方程组；当 $b=0$ 时，称为齐次线性方程组．在矩阵的初等变换和矩阵的秩的基础上，我们可以利用矩阵的初等行变换解线性方程组．我们将不加证明地给出如下定理．

定理 8.4　(1) n 元线性方程组有解的充要条件是系数矩阵的秩等于增广矩阵的秩，即 $R(\boldsymbol{A})=R(\boldsymbol{B})$；

(2) 当 $R(\boldsymbol{A})=R(\boldsymbol{B})=n$ 时方程组有唯一解；

(3) 当 $R(\boldsymbol{A})=R(\boldsymbol{B})=r<n$ 时方程组有无穷解．

由上面的定理可见，对于齐次线性方程组，恒有解，且当 $R(\boldsymbol{A})=n$ 时，只有零解；$R(\boldsymbol{A})=r<n$ 时，有非零解．

2. 初等行变换解线性方程组的步骤

(1) 对于非齐次线性方程组，把其增广矩阵 $\boldsymbol{B}$ 化为行阶梯矩阵，从 $\boldsymbol{B}$ 的行阶梯矩阵可同时看出 $R(\boldsymbol{A})$ 和 $R(\boldsymbol{B})$. 若 $R(\boldsymbol{A})<R(\boldsymbol{B})$ 则方程无解．

(2) 若 $R(\boldsymbol{A})=R(\boldsymbol{B})$，则进一步将每一非零行的非零首元化为 1(这时的行阶梯矩阵称为行最简形)，而对于齐次线性方程组，则把系数矩阵化为行最简形．

(3) 设 $R(\boldsymbol{A})=R(\boldsymbol{B})=r$，把行最简形中 r 个非零首元所对应的未知数取作非自由未知数，其余的 $n-r$ 个未知数取为自由未知数，并令自由未知数分别等于 c_1、c_2、…、c_{n-r}，由 $\boldsymbol{B}$ 或 $\boldsymbol{A}$ 的行最简形即可写出含 $n-r$ 个未知数的通解．

例 8.17 求解齐次线性方程组 $\begin{cases} x_1+2x_2+2x_3+x_4=0, \\ 2x_1+x_2-2x_3-2x_4=0, \\ x_1-x_2-4x_3-3x_4=0. \end{cases}$

解 对于系数矩阵 **A** 进行初等行变换变为行最简形：

$$\begin{bmatrix} 1 & 2 & 2 & 1 \\ 2 & 1 & -2 & -2 \\ 1 & -1 & -4 & -3 \end{bmatrix} \overset{r_2-2r_1}{\underset{r_3-r_1}{\sim}} \begin{bmatrix} 1 & 2 & 2 & 1 \\ 0 & -3 & -6 & -4 \\ 0 & -3 & -6 & -4 \end{bmatrix}$$

$$\overset{r_3-r_2}{\underset{r_2\div(-3)}{\sim}} \begin{bmatrix} 1 & 2 & 2 & 1 \\ 0 & 1 & 2 & \frac{4}{3} \\ 0 & 0 & 0 & 0 \end{bmatrix} \overset{r_1-2r_2}{\sim} \begin{bmatrix} 1 & 0 & -2 & -\frac{5}{3} \\ 0 & 1 & 2 & \frac{4}{3} \\ 0 & 0 & 0 & 0 \end{bmatrix}.$$

即得与原方程组同解的方程

$$\begin{cases} x_1-2x_3-\frac{5}{3}x_4=0, \\ x_2+2x_3+\frac{4}{3}x_4=0. \end{cases}$$

即

$$\begin{cases} x_1=2x_3+\frac{5}{3}x_4, \\ x_2=-2x_3-\frac{4}{3}x_4. \end{cases}$$

令 $x_3=c_1$、$x_4=c_2$ 得

$$\begin{cases} x_1=2c_1+\frac{5}{3}c_2, \\ x_2=-2c_1-\frac{4}{3}c_2, \\ x_3=c_1, \\ x_4=c_2, \end{cases} \quad (c_1、c_2 \in R).$$

例 8.18 求解非齐次线性方程组 $\begin{cases} x_1+x_2-3x_3-x_4=1, \\ 3x_1-x_2-3x_3+4x_4=4, \\ x_1+5x_2-9x_3-8x_4=0. \end{cases}$

解

$$\boldsymbol{B}=\begin{bmatrix} 1 & 1 & -3 & -1 & 1 \\ 3 & -1 & -3 & 4 & 4 \\ 1 & 5 & -9 & -8 & 0 \end{bmatrix} \overset{r_2-3r_3}{\underset{r_3-r_1}{\sim}} \begin{bmatrix} 1 & 1 & -3 & -1 & 1 \\ 0 & -4 & 6 & 7 & 1 \\ 0 & 4 & -6 & -7 & -1 \end{bmatrix}$$

$$\overset{r_3+r_2}{\underset{r_2\div(-4)}{\sim}} \begin{bmatrix} 1 & 1 & -3 & -1 & 1 \\ 0 & 1 & -\frac{3}{2} & -\frac{7}{4} & -\frac{1}{4} \\ 0 & 0 & 0 & 0 & 0 \end{bmatrix} \overset{r_1-r_2}{\sim} \begin{bmatrix} 1 & 0 & -\frac{3}{2} & \frac{3}{4} & \frac{5}{4} \\ 0 & 1 & -\frac{3}{2} & -\frac{7}{4} & -\frac{1}{4} \\ 0 & 0 & 0 & 0 & 0 \end{bmatrix}.$$

即得

$$\begin{cases} x_1=\dfrac{3}{2}x_3-\dfrac{3}{4}x_4+\dfrac{5}{4}, \\ x_2=\dfrac{3}{2}x_3+\dfrac{7}{4}x_4-\dfrac{1}{4}, \\ x_3=x_3, \\ x_4=x_4. \end{cases}$$

也可将方程组的通解写成向量的形式

$$\begin{bmatrix} x_1 \\ x_2 \\ x_3 \\ x_4 \end{bmatrix}=c_1\begin{bmatrix} \dfrac{3}{2} \\ \dfrac{3}{2} \\ 1 \\ 0 \end{bmatrix}+c_2\begin{bmatrix} -\dfrac{3}{4} \\ \dfrac{7}{4} \\ 0 \\ 1 \end{bmatrix}+\begin{bmatrix} \dfrac{5}{4} \\ -\dfrac{1}{4} \\ 0 \\ 0 \end{bmatrix},(c_1,c_2\in R).$$

第四节　向量的线性相关性及线性方程组解的结构

一、向量的线性相关性

定义 8.10　n 个有次序的数 $a_1,a_2,\cdots,a_n$ 所组成的数组称为 **n 维向量**(vector). 其中，a_i 称为第 i 个分量．向量可以写成一列，也可以写成一行，分别称为**列向量**(column vector)和**行向量**(row vector)，也就是行矩阵和列矩阵，规定行向量和列向量都按矩阵的运算规则进行运算．我们把 n 维列向量 $\alpha=\begin{bmatrix} a_1 \\ a_2 \\ \vdots \\ a_n \end{bmatrix}$ 和 n 维行向量 $\alpha^T=(a_1,a_2,\cdots,a_n)$ 看作两个不同的向量．若干个同维列向量或同维行向量所组成的集合叫**向量组**．向量组与矩阵可相对应，比如一个 $m\times n$ 的矩阵可看做 m 个 n 维行向量，也可看做 n 个 m 维的列向量．

1. 向量组的线性组合

定义 8.11　给定向量组 $\mathbf{A}$：$a_1,a_2,\cdots,a_n$，对于任何一组实数 $k_1,k_2,\cdots,k_n$，表达式

$$k_1a_1+k_2a_2+\cdots+k_na_n$$

称为给定向量组 $\mathbf{A}$ 的一个**线性组合**(combination)，$k_1,k_2,\cdots,k_n$ 称为这个线性组合的系数．

给定向量组 $\mathbf{A}$：$a_1,a_2,\cdots,a_n$ 和向量 b，如果存在一组数 $k_1,k_2,\cdots,k_n$，使

$$b=k_1a_1+k_2a_2+\cdots+k_na_n$$

成立，则称 b 能由向量组 $\mathbf{A}$ **线性表示**(linear expression). 显然若记 $\mathbf{A}=[a_1,a_2,\cdots,a_n]$，$\mathbf{X}^T=[x_1,x_2,\cdots,x_n]$，$b$ 能由向量组 $\mathbf{A}$ 线性表示相当于 n 元线性方程组 $\mathbf{A}x=b$ 有解，而 $\mathbf{A}x=b$ 有解的充要条件是 $R(\mathbf{A})-R(\mathbf{A}\quad b)$，所以 b 能由向量组 $\mathbf{A}$ 线性表示的充要条件是矩阵 $\mathbf{A}=[a_1,a_2,\cdots,a_n]$的秩等于矩阵 $\boldsymbol{B}=[a_1,a_2,\cdots,a_n,b]$的秩．

2. 向量组的线性相关和线性无关

定义 8.12　给定向量组 $\mathbf{A}$：$a_1,a_2,\cdots,a_n$，如果存在一组不全为零的数 $k_1,k_2,\cdots,k_n$ 使

$$k_1a_1+k_2a_2+\cdots+k_na_n=0$$

成立，则称向量组 $\mathbf{A}$ **线性相关**(linear dependence)，否则称向量组 $\mathbf{A}$ **线性无关**(linear independence). 可以看出向量组 $\mathbf{A}$：$a_1,a_2,\cdots,a_n$ 线性相关相当于齐次线性方程组 $\mathbf{A}x=\mathbf{0}$ 有非零解，向量组 $\mathbf{A}$ 线性无关相当于 $\mathbf{A}x=\mathbf{0}$ 只有零解．故向量组 $\mathbf{A}$ 线性相关的充分必要条件是矩阵 $\mathbf{A}=[a_1,a_2,\cdots,a_n]$的秩小于向量组 $\mathbf{A}$：$a_1,a_2,\cdots,a_n$ 中向量的个数．向量组 $\mathbf{A}$ 线性无关的充分必要条件是矩阵 $\mathbf{A}=[a_1,a_2,\cdots,a_n]$的秩等于向量组 $\mathbf{A}$：$a_1,a_2,\cdots,a_n$ 中向量的个数 n．

例 8.19 设 a_1,a_2,a_3 线性无关，$b_1=a_1$，$b_2=a_1+a_2$，$b_3=a_1+a_2+a_3$，试证 b_1,b_2,b_3 也线性无关.

证明 令
$$x_1b_1+x_2b_2+x_3b_3=0,$$
将 $b_1=a_1$，$b_2=a_1+a_2$，$b_3=a_1+a_2+a_3$ 代入上式并化简得
$$(x_1+x_2+x_3)a_1+(x_2+x_3)a_2+x_3a_3=0.$$
由于 a_1,a_2,a_3 线性无关，所以
$$\begin{cases}x_1+x_2+x_3=0,\\x_2+x_3=0,\\x_3=0.\end{cases}$$
即 $x_1=x_2=x_3=0$，得证.

二、线性方程组解的结构

1. 齐次线性方程组解的结构

对于齐次线性方程组
$$\begin{cases}a_{11}x_1+a_{12}x_2+\cdots+a_{1n}x_n=0,\\a_{21}x_1+a_{22}x_2+\cdots+a_{2n}x_n=0,\\\cdots\\a_{m1}x_1+a_{m2}x_2+\cdots+a_{mn}x_n=0.\end{cases}\tag{8-13}$$
记
$$\mathbf{A}=\begin{bmatrix}a_{11}&a_{12}&\cdots&a_{1n}\\a_{21}&a_{22}&\cdots&a_{2n}\\\vdots&\vdots&&\vdots\\a_{m1}&a_{m2}&\cdots&a_{mn}\end{bmatrix},\ x=\begin{bmatrix}x_1\\x_2\\\vdots\\x_n\end{bmatrix},$$
则式(8-13)可写成向量方程
$$\mathbf{A}x=\mathbf{0}.\tag{8-14}$$
若 $x_1=\xi_{11},x_2=\xi_{21},\cdots,x_n=\xi_{n1}$ 为式(8-13)的解，则
$$x=\xi_1=\begin{bmatrix}\xi_{11}\\\xi_{21}\\\vdots\\\xi_{n1}\end{bmatrix}$$
称为方程组(8-13)的解向量，它也就是向量方程(8-14)的解.

向量方程 $\mathbf{A}x=\mathbf{0}$ 的解的性质.

对于向量方程 $\mathbf{A}x=\mathbf{0}$，很容易验证它的解向量具有下列性质：

(1) 若 $x=\xi_1,x=\xi_2$ 为方程(8-14)的解，则 $x=\xi_1+\xi_2$ 也是方程(8-14)的解.

(2) 若 $x=\xi_1$ 为方程(8-14)的解，则 $x=k\xi_1$（k 为任意实数）也是方程(8-14)的解.

把方程(8-14)的解的全体记为 S，如果在 S 中能找到向量 $\xi_1,\xi_2,\cdots,\xi_t$，使 $\xi_1,\xi_2,\cdots,\xi_t$ 线性无关，且 S 中的任一解都能由 $\xi_1,\xi_2,\cdots,\xi_t$ 线性表示，则称 $\xi_1,\xi_2,\cdots,\xi_t$ 为方程(8-14)的基础解系.

由方程(8-14)的解的性质知 $\xi_1,\xi_2,\cdots,\xi_t$ 的任何线性组合 $x=k_1\xi_1+k_2\xi_2+\cdots+k_t\xi_t$ 都是齐次线性方程组的解. 故要求齐次线性方程组的通解，只需求出它的基础解系.

对于 n 元齐次线性方程组(8-13)，如果其系数矩阵的秩 $R(\mathbf{A})=n$，则其只有零解，没有基础解系. 当 $R(\mathbf{A})=r<n$ 时，则其有无穷多个基础解系，每个基础解系中有 $n-r$ 个解向量.

2. n 元非齐次线性方程组解的结构

设有非齐次线性方程组

$$\begin{cases} a_{11}x_1+a_{12}x_2+\cdots+a_{1n}x_n=b_1, \\ a_{21}x_1+a_{22}x_2+\cdots+a_{2n}x_n=b_2, \\ \cdots \\ a_{m1}x_1+a_{m2}x_2+\cdots+a_{mn}x_n=b_m. \end{cases} \tag{8-15}$$

它也可写作向量方程

$$\boldsymbol{A}x=b. \tag{8-16}$$

向量方程(8-16)的解也就是方程组(8-15)的解，它具有下列性质：

(1) 若 $x=\eta_1, x=\eta_2$ 都是(8-16)的解，则 $x=\eta_2-\eta_1$ 是对应的齐次线性方程组 $\boldsymbol{A}x=\boldsymbol{0}$ 的解.

(2) 若 $x=\eta^*$ 是(8-16)的一个特解，$x=\xi$ 是(8-16)对应的齐次线性方程组 $\boldsymbol{A}x=\boldsymbol{0}$ 的通解，则(8-16)的通解为 $x=\xi+\eta^*$.

即非齐次线性方程组的通解等于它本身的一个特解与它对应的齐次线性方程组的通解的和，这就是非齐次线性方程组解的结构.

例 8.20 解方程组

$$\begin{cases} x_1-x_2-x_3+x_4=0, \\ x_1-x_2+x_3-3x_4=1, \\ x_1-x_2-2x_3+3x_4=-\dfrac{1}{2}. \end{cases}$$

解 $\boldsymbol{B}=\begin{bmatrix} 1 & -1 & -1 & 1 & 0 \\ 1 & -1 & 1 & -3 & 1 \\ 1 & -1 & -2 & 3 & -\frac{1}{2} \end{bmatrix} \underset{r3-r1}{\overset{r2-r1}{\sim}} \begin{bmatrix} 1 & -1 & -1 & 1 & 0 \\ 0 & 0 & 2 & -4 & 1 \\ 0 & 0 & -1 & 2 & -\frac{1}{2} \end{bmatrix}$

$$\underset{\substack{r2\div 2 \\ r3+r2}}{\overset{r1-r3}{\sim}} \begin{bmatrix} 1 & -1 & 0 & -1 & \frac{1}{2} \\ 0 & 0 & 1 & -2 & \frac{1}{2} \\ 0 & 0 & 0 & 0 & 0 \end{bmatrix}.$$

可见 $R(\boldsymbol{A})=R(\boldsymbol{B})=2$，方程组有解，且有

$$\begin{cases} x_1=x_2+x_4+\dfrac{1}{2}, \\ x_2=x_2, \\ x_3=2x_4+\dfrac{1}{2}, \\ x_4=x_4. \end{cases}$$

取

$$\xi_1=\begin{bmatrix} 1 \\ 1 \\ 0 \\ 0 \end{bmatrix}, \xi_2=\begin{bmatrix} 1 \\ 0 \\ 2 \\ 1 \end{bmatrix}, \eta^*=\begin{bmatrix} \frac{1}{2} \\ 0 \\ \frac{1}{2} \\ 0 \end{bmatrix}.$$

其中 ξ_1, ξ_2 是对应的齐次线性方程组的基础解系，η^* 是原方程组的特解，则原方程组的通解为：

$$x=c_1\xi_1+c_2\xi_2+\eta^*, (c_1, c_2\in R).$$

第五节 方阵的特征值和特征向量

方阵的特征值和特征向量在理论研究和实际应用中都有重要意义，如医学中的莱斯利人口模型，医学统计学中的多变量分析等，都要用到方阵的特征值和特征向量．下面给出方阵的特征值和特征向量的概念．

定义 8.13 设有 n 阶方阵 $\boldsymbol{A}$，如果存在数 λ 和 n 维非零向量 x 使关系式

$$\boldsymbol{A}x=\lambda x \tag{8-17}$$

成立，那么，这样的数 λ 称为方阵 $\boldsymbol{A}$ 的**特征值**(eigenvalue)，非零向量 x 称为 $\boldsymbol{A}$ 的对应于特征值 λ 的**特征向量**(eigenvector).

式(8-17)可改写为

$$(\boldsymbol{A}-\lambda\boldsymbol{E})x=0. \tag{8-18}$$

这是 n 个未知数，n 个方程的齐次线性方程组，它有非零解的充要条件是系数行列式

$$|\boldsymbol{A}-\lambda\boldsymbol{E}|=0. \tag{8-19}$$

即

$$\begin{vmatrix} a_{11}-\lambda & a_{12} & \cdots & a_{1n} \\ a_{21} & a_{22}-\lambda & \cdots & a_{2n} \\ \vdots & \vdots & & \vdots \\ a_{n1} & a_{n2} & \cdots & a_{nn}-\lambda \end{vmatrix}=0.$$

上式是以 λ 为未知数的一元 n 次方程，称为方阵 $\boldsymbol{A}$ 的特征方程(eigenequation)，其左端 $|\boldsymbol{A}-\lambda\boldsymbol{E}|$ 是关于 λ 的 n 次多项式，称为 $\boldsymbol{A}$ 的特征多项式(eigenpolynomial)．显然 $\boldsymbol{A}$ 的特征值就是其特征方程的解．

设 λ_i 为方阵 $\boldsymbol{A}$ 的一个特征值，则由方程

$$(\boldsymbol{A}-\lambda_i\boldsymbol{E})x=0,$$

可求得非零解 $x=p_i$，那么 p_i 便是 $\boldsymbol{A}$ 的对应于 λ_i 的特征向量．

例 8.21 求方阵

$$\boldsymbol{A}=\begin{bmatrix} 1 & 2 & 2 \\ 2 & 1 & 2 \\ 2 & 2 & 1 \end{bmatrix}$$

的特征值和特征向量．

解 (1) 求特征多项式

$$|\boldsymbol{A}-\lambda\boldsymbol{E}|=\begin{vmatrix} 1-\lambda & 2 & 2 \\ 2 & 1-\lambda & 2 \\ 2 & 2 & 1-\lambda \end{vmatrix}=(\lambda+1)^2(\lambda-5).$$

(2) 求特征方程的特征根，由

$$(\lambda+1)^2(\lambda-5)=0 \text{ 得 } \lambda_1=\lambda_2=-1；\lambda_3=5.$$

(3) 求特征向量，当 $\lambda_1=\lambda_2=-1$ 时，解方程 $(\boldsymbol{A}+\boldsymbol{E})x=0$，由

$$\boldsymbol{A}+\boldsymbol{E}=\begin{bmatrix} 2 & 2 & 2 \\ 2 & 2 & 2 \\ 2 & 2 & 2 \end{bmatrix}\overset{r}{\sim}\begin{bmatrix} 1 & 1 & 1 \\ 0 & 0 & 0 \\ 0 & 0 & 0 \end{bmatrix}.$$

得基础解系

$$x_1=\begin{bmatrix} -1 \\ 1 \\ 0 \end{bmatrix},x_2=\begin{bmatrix} -1 \\ 0 \\ 1 \end{bmatrix}.$$

所以对应于 $\lambda_1=\lambda_2=-1$ 的全部特征向量为 $c_1x_1+c_2x_2$，(c_1、c_2 不同时为 0).

当 $\lambda_3=5$ 时，解方程 $(\boldsymbol{A}-5\boldsymbol{E})x=0$，由

$$A-5E=\begin{bmatrix}-4&2&2\\2&-4&2\\2&2&-4\end{bmatrix}\overset{r}{\sim}\begin{bmatrix}1&0&-1\\0&1&-1\\0&0&0\end{bmatrix}.$$

得基础解系

$$x_3=\begin{bmatrix}1\\1\\1\end{bmatrix}.$$

所以对应于 $\lambda_3=5$ 的全部特征向量为 c_3x_3,($c_3\neq 0$).

第六节 线性代数在生物学中的应用

一、人口增长问题

在较高级生物群体中,一定的时间内较老的个体通常比较年轻的个体死亡率要高,且不同年龄组的雌性群体有不同的繁殖率.体现这些思想的一个群体生长模型可用矩阵来建立.在建立矩阵模型时,时间被视为有序的离散区间,所谓"个体"其含义是:若生物体是雌雄同体的,则个体是指群体中的任一成员;若物种是两性的,则个体是指雌性成员,并假定两性数量的比是常数且死亡率相同.在此假定下,在时刻 t 总成员数表示为列向量

$$n_t=\begin{bmatrix}n_{0t}\\n_{1t}\\n_{2t}\\\vdots\\n_{mt}\end{bmatrix},$$

其中,每个元素有两个下标,第一个下标表示个体的年龄,第二个下标 t 对应于该微量的时刻.因此,n_{0t} 表示群体在时刻 t,年龄在 $0\sim1$ 岁的个体数;n_{1t} 表示群体中在时刻 t 时年龄在 $1\sim2$ 岁的个体数;其余类推,所有元素之和就是群体中个体的总数,即

$$n_t=\sum_{i=1}^{m}n_{it}.$$

在假设个体最多能活到 m 岁的条件下,n_t 中只有 $m+1$ 个元素.现在,工作要求列向量 n_{t+1} 的每一个元素,即在下一个单位时间区间中每个年龄的个体数.

令 f_x 表示一个 x 岁的雌性个体存活到下一个时间单位时所生下的雌性子代的个体数;子代具有年龄0岁,并且在时刻 t 已存活到下一年龄组.当然,量 f_x 是一个平均值.另外,用 P_x 表示一个年龄 x 岁的个体将存活到下一时间区间的概率.若记矩阵 $\boldsymbol{P}$ 为:

$$\boldsymbol{P}=\begin{bmatrix}f_0&f_1&f_2&\cdots&f_{m-1}&f_m\\p_0&0&0&\cdots&0&0\\0&p_1&0&\cdots&0&0\\\vdots&\vdots&\vdots&&\vdots&\vdots\\0&0&0&\cdots&p_{m-1}&0\end{bmatrix},$$

则

$$n_{t+1}-\boldsymbol{P}n_t.$$

由于

$$\begin{bmatrix}f_0&f_1&f_2&\cdots&f_{m-1}&f_m\\p_0&0&0&\cdots&0&0\\0&p_1&0&\cdots&0&0\\\vdots&\vdots&\vdots&&\vdots&\vdots\\0&0&0&\cdots&p_{m-1}&0\end{bmatrix}\begin{bmatrix}n_{0t}\\n_{1t}\\n_{2t}\\\vdots\\n_{mt}\end{bmatrix}=\begin{bmatrix}f_0n_{0t}+f_1n_{1t}+\cdots+f_mn_{mt}\\p_0n_{0t}\\p_1n_{1t}\\\vdots\\p_{m-1}n_{(m-1)t}\end{bmatrix}.$$

故等式右端即为 n_{t+1}．矩阵 $\boldsymbol{P}$ 称为转移矩阵．

对于以后时间单位的群体结构，首先有

$$n_{t+2}=\boldsymbol{P}n_{t+1}=\boldsymbol{PP}n_t=\boldsymbol{P}^2n_t.$$

因此可以推出 s 个时间单位以后

$$n_{t+s}=\boldsymbol{P}^s n_t.$$

当群体是初次被观察时，从时刻 t 往回推算也是可能的．因矩阵 $\boldsymbol{P}$ 是方阵且可逆，其逆阵为 $\boldsymbol{P}^{-1}$，则

$$\boldsymbol{P}^{-1}n_{t+1}=\boldsymbol{P}^{-1}\boldsymbol{P}n_t.$$

即

$$n_t=\boldsymbol{P}^{-1}n_{t+1}.$$

所以从时刻 t 开始推算：

$$n_{t-1}=\boldsymbol{P}^{-1}n_t,$$

$$n_{t-2}=\boldsymbol{P}^{-1}n_{t-1}=(\boldsymbol{P}^{-1})^2n_t.$$

因此在前 s 个时间单位有

$$n_{t-s}=(\boldsymbol{P}^{-1})^S n_t.$$

转移矩阵 $\boldsymbol{P}$ 的元素之值，可由观测和所涉及的物种的实验获得，或者取理论值．反之，一个实际群体可以用它的年龄结构与理论模型产生的列向量作比较来评估．

二、一个生态系统中各种族交互作用问题

生态系统中各种族交互作用在数字处理上与上述人口增长问题是相似的．考虑一个生态系统中共存有 m 个种族，在时刻 t 每种种族的现有量可用一个列向量来表示：

$$n_t=\begin{bmatrix}n_{1t}\\n_{2t}\\\vdots\\n_{mt}\end{bmatrix}.$$

定义一个 m 阶的转移矩阵 $\boldsymbol{P}$，使后一时间单位各种族的数量列向量由

$$n_{t+1}=\boldsymbol{P}n_t$$

给出．为说明 $\boldsymbol{P}$ 的意义，考虑一个生态系统有三个种族的例子．令

$$\boldsymbol{P}=\begin{bmatrix}1+\dfrac{t}{20}&0&0\\0&1&\dfrac{t}{20}\\0&0&1-\dfrac{t}{10}\end{bmatrix}\begin{bmatrix}n_{1t}\\n_{2t}\\n_{3t}\end{bmatrix}=\begin{bmatrix}n_{1t}\left(1+\dfrac{t}{20}\right)\\n_{2t}+n_{3t}\dfrac{t}{20}\\n_{3t}\left(1-\dfrac{t}{10}\right)\end{bmatrix}.$$

可以看出：种族 1 在数量上独立于其他两个种族呈增长；种族 3 在数量上独立于其他两个种族呈减少；而种族 2 的增长率依赖于种族 3 的现有数量，若 $\boldsymbol{P}$ 保持不变，最终种族 3 将灭绝而种族 2 数量将稳定. 种族 1 将无限增长．

$\boldsymbol{P}$ 的生物学解释是：若 $\boldsymbol{P}$ 是对一个对角矩阵，则每一种族将独立变化；显然，若对角外尚有非零元素，则它表明种族间存在交互作用；若 $\boldsymbol{P}$ 是一个单位矩阵，则种族组成将不会改变．在本例中种族 2 的数量只因种族 3 而变化；种族 2 只是部分地依赖种族 3，这是由于在种族 3 灭绝之前呈增长，而后将保持不变．

三、线性系统问题

假设两种动物生活在同一环境中并同样都吃 F_1、F_2 两种食物．第一种动物每只每天需要 F_1 两个单位、F_2 三个单位；第二种动物每只每天需要 F_1 两个单位、F_2 一个单位．假设此环境中第一种动物有

x_1 只,第二种动物有 x_2 只. 则两种动物日消耗 F_1 的量为:$2x_1+2x_2$(单位),两种动物日消耗 F_2 的量为:$3x_1+x_2$(单位). 令 $2x_1+2x_2=c_1$,$3x_1+x_2=c_2$,则由矩阵乘法规则可得:

$$\begin{bmatrix}2 & 2\\3 & 1\end{bmatrix}\begin{bmatrix}x_1\\x_2\end{bmatrix}=\begin{bmatrix}c_1\\c_2\end{bmatrix}.$$

若令

$$\boldsymbol{X}=\begin{bmatrix}x_1\\x_2\end{bmatrix},\boldsymbol{A}=\begin{bmatrix}2 & 2\\3 & 1\end{bmatrix},\boldsymbol{C}=\begin{bmatrix}c_1\\c_2\end{bmatrix}$$,则上述方程可用简洁形式给出:

$$\boldsymbol{AX}=\boldsymbol{C},$$

其中 $\boldsymbol{X}$ 称为给定环境的群体向量,它的不同元素表示某种族的容量;矩阵 $\boldsymbol{A}$ 称为消耗矩阵,其元素 a_{ij} 给出第 j 种动物每只消耗第 i 种食物 F_i 的单位数,c_i 则表示该环境中所论各种动物日食第 F_i 种食物的总量.

反过来,假设每天提供食物 F_1 一千个单位、F_2 一千二百个单位;我们还可以求出两种动物群体的容量多大才能正好消耗完所提供的两种食物. 这里令 $c_1=1000$,$c_2=1200$,则有:

$$\begin{pmatrix}2 & 2\\3 & 1\end{pmatrix}\begin{pmatrix}x_1\\x_2\end{pmatrix}=\begin{pmatrix}1000\\1200\end{pmatrix}.$$

方程两边同时左乘 $A^{-1}\left(A^{-1}=-\frac{1}{4}\begin{bmatrix}1 & -2\\-3 & 2\end{bmatrix}\right)$,可得

$$\begin{bmatrix}x_1\\x_2\end{bmatrix}=\begin{bmatrix}350\\150\end{bmatrix}.$$

即当第一种动物容量为 350 只,第二种动物容量为 150 只时,能正好消耗完所提供的两种食物.

习　题　八

1. 利用对角线法则计算下列行列式:

(1) $\begin{vmatrix}2 & 0 & 1\\1 & -4 & -1\\-1 & 8 & 3\end{vmatrix}$;　　(2) $\begin{vmatrix}a & b & c\\b & c & a\\c & a & b\end{vmatrix}$;

(3) $\begin{vmatrix}1 & 1 & 1\\a & b & c\\a^2 & b^2 & c^2\end{vmatrix}$;　　(4) $\begin{vmatrix}x & y & x+y\\y & x+y & x\\x+y & x & y\end{vmatrix}$.

2. 计算下列行列式:

(1) $\begin{vmatrix}4 & 1 & 2 & 4\\1 & 2 & 0 & 2\\10 & 5 & 2 & 0\\0 & 1 & 1 & 7\end{vmatrix}$;　　(2) $\begin{vmatrix}2 & 1 & 4 & 1\\3 & -1 & 2 & 1\\1 & 2 & 3 & 2\\5 & 0 & 6 & 2\end{vmatrix}$;

(3) $\begin{vmatrix}-ab & ac & ae\\bd & -cd & de\\bf & cf & -ef\end{vmatrix}$;　　(4) $\begin{vmatrix}a & 1 & 0 & 0\\-1 & b & 1 & 0\\0 & -1 & c & 1\\0 & 0 & -1 & d\end{vmatrix}$.

3. 用克拉默法则解下列方程组:

(1) $\begin{cases}x_1+x_2+x_3+x_4=5,\\x_1+2x_2-x_3+4x_4=-2,\\2x_1-3x_2-x_3-5x_4=-2,\\3x_1+x_2+2x_3+11x_4=0;\end{cases}$　　(2) $\begin{cases}5x_1+6x_2=1,\\x_1+5x_2+6x_3=0,\\x_2+5x_3+6x_4=0,\\x_3+5x_4+6x_5=0,\\x_4+5x_5=1.\end{cases}$

4. 计算下列矩阵的乘积：

(1) $\begin{bmatrix}4 & 3 & 1\\1 & -2 & 3\\5 & 7 & 0\end{bmatrix}\begin{bmatrix}7\\2\\1\end{bmatrix}$；　　(2) $[1\quad 2\quad 3]\begin{bmatrix}3\\2\\1\end{bmatrix}$；

(3) $\begin{bmatrix}2\\1\\3\end{bmatrix}[-1,2]$；　　(4) $\begin{bmatrix}2 & 1 & 4 & 0\\1 & -1 & 3 & 4\end{bmatrix}\begin{bmatrix}1 & 3 & 1\\0 & -1 & 2\\1 & -3 & 1\\4 & 0 & -2\end{bmatrix}$.

5. 利用伴随矩阵求逆矩阵：

(1) $\begin{bmatrix}1 & 2\\2 & 5\end{bmatrix}$；　　(2) $\begin{bmatrix}\cos\theta & -\sin\theta\\\sin\theta & \cos\theta\end{bmatrix}$；

(3) $\begin{bmatrix}1 & 2 & -1\\3 & 4 & -2\\5 & -4 & 1\end{bmatrix}$；　　(4) $\begin{bmatrix}1 & 2 & 3\\2 & 2 & 1\\3 & 4 & 3\end{bmatrix}$.

6. 用初等行变换求下列矩阵的逆矩阵：

(1) $\begin{bmatrix}3 & 2 & 1\\3 & 1 & 5\\3 & 2 & 3\end{bmatrix}$；　　(2) $\begin{bmatrix}3 & -2 & 0 & -1\\0 & 2 & 2 & 1\\1 & -2 & -3 & -2\\0 & 1 & 2 & 1\end{bmatrix}$；

(3) $\begin{bmatrix}1 & 1 & 1\\3 & 4 & 3\\3 & 3 & 4\end{bmatrix}$；　　(4) $\begin{bmatrix}1 & 1 & 1 & 1\\1 & 1 & -1 & -1\\1 & -1 & 1 & -1\\1 & -1 & -1 & 1\end{bmatrix}$.

7. 用初等行变换解下列线性方程组：

(1) $\begin{cases}x_1+x_2+2x_3-x_4=0,\\2x_1+x_2+x_3-x_4=0,\\2x_1+2x_2+x_3+2x_4=0;\end{cases}$　　(2) $\begin{cases}2x_1+3x_2-x_3+5x_4=0,\\3x_1+x_2+2x_3-7x_4=0,\\4x_1+x_2-3x_3-6x_4=0,\\x_1-2x_2+4x_3-7x_4=0;\end{cases}$

(3) $\begin{cases}4x_1+2x_2-x_3=2,\\3x_1-x_2+2x_3=10,\\11x_1+3x_2=8;\end{cases}$　　(4) $\begin{cases}2x+y-z+w=1,\\4x+2y-2z+w=2,\\2x+y-z-w=1.\end{cases}$

8. λ 取何值时，非齐次线性方程组

$$\begin{cases}\lambda x_1+x_2+x_3=1,\\x_1+\lambda x_2+x_3=\lambda,\\x_1+x_2+\lambda x_3=\lambda^2.\end{cases}$$

(1) 有唯一解；(2) 无解；(3) 有无穷多个解？

9. 判定下列向量组的线性相关性：

(1) $\begin{bmatrix}-1\\3\\1\end{bmatrix},\begin{bmatrix}2\\1\\0\end{bmatrix},\begin{bmatrix}1\\4\\1\end{bmatrix}$；　　(2) $\begin{bmatrix}2\\3\\0\end{bmatrix},\begin{bmatrix}-1\\4\\0\end{bmatrix},\begin{bmatrix}0\\0\\2\end{bmatrix}$.

10. 设 a_1,a_2,a_3 线性无关，证明 a_1+a_2，a_2+a_3，a_3+a_1 也线性无关 .

11. 下列齐次线性方程组的基础解系和通解：

(1) $\begin{cases}2x_1-x_2+3x_3=0,\\3x_1-5x_2+4x_3=0,\\x_1+3x_2+2x_3=0;\end{cases}$　　(2) $\begin{cases}x_1+2x_2-4x_3=0,\\2x_1+4x_2-8x_3=0,\\-3x_1-6x_2+12x_3=0.\end{cases}$

12. 用非齐次线性方程组的一个特解及对应的齐次线性方程组的基础解系表示非齐次线性方程组的通解：

(1) $\begin{cases} x_1+x_2=5, \\ 2x_1+x_2+x_3+2x_4=1, \\ 5x_1+3x_2+2x_3+2x_4=3. \end{cases}$　(2) $\begin{cases} x_1-5x_2+2x_3-3x_4=11, \\ 5x_1+3x_2+6x_3-x_4=-1, \\ 2x_1+4x_2+2x_3+x_4=3. \end{cases}$

13. 求下列方阵的特征值和特征向量：

(1) $\begin{bmatrix} 2 & -1 & 2 \\ 5 & -3 & 3 \\ -1 & 0 & -2 \end{bmatrix}$；　(2) $\begin{bmatrix} 1 & 2 & 3 \\ 2 & 1 & 3 \\ 3 & 3 & 6 \end{bmatrix}$；　(3) $\begin{bmatrix} 0 & 0 & 0 & 1 \\ 0 & 0 & 1 & 0 \\ 0 & 1 & 0 & 0 \\ 1 & 0 & 0 & 0 \end{bmatrix}$.

第九章 概 率 论

Theory of Probability

案例 9-1

在抗生素的生产中，为了提高产量和质量，常需对生产菌种进行诱变处理，使一批菌种发生变异，再对每个变异个体(菌株)进行一定时间的培养后，从中寻找若干优良的个体．由于优良菌株出现的概率一般比较低，而对成千上万个处理过的变异个体都作培养测定是办不到的，因此，只能采取抽一部分菌株培养的方法，从中筛选出优良的菌株，如果某菌株的优良变异率 $P=0.05$.

问题：

从一大批诱变处理过的菌株中，选多少只进行进一步培养，就能以 95%的把握从中至少选到一只优良菌株?

案例 9-2

在一个人数很多的单位中普查某种疾病，N 个人去验血，对这些人的血的化验可以用两种办法进行：①每个人的血分别化验，这时需要化验 N 次；②把 k 个人的血混在一起进行化验，如果结果是阴性的，那么这 k 个人只作一次检验就够了；如果结果是阳性的，那么必须对这 k 个人再逐个分别化验，这时对 k 个人共需作 $k+1$ 次化验．假定对所有人来说，化验是阳性反应的概率都是 p，而且这些人的反应是独立的．

问题：

试说明当 p 较小时，办法②能减少化验的次数．

概率论是研究随机现象数量规律的一个数学分支．它的理论和方法在医药学及其他科学中有着广泛的应用．本章主要介绍概率论的基本理论和基本方法，为今后进一步学习和工作打下初步的理论基础．

第一节 随机事件及其运算

一、随机试验与随机事件

自然界和人类社会中的现象大体分两类，一类是**确定性现象**(deterministic phenomenon)，一类是**随机现象**(random phenomenon).

所谓确定性现象，是指在一定条件下试验结果唯一确定的现象．例如，在标准大气压下，把水加热到100℃，必然会沸腾；圆的面积等于半径的平方乘以 π；两个带正电荷的小球相靠近，必然相互排斥等，都是确定性现象．显然，在一定条件下，这种现象出现的结果可以预知．

所谓随机现象，是指在一定条件下试验结果不唯一并且出现哪种结果事先是不可预知的现象．例如，射击，可能击中目标，也可能击不中；抛掷一枚硬币，可能国徽面朝上，也可能币值面朝上；经过十字路口，遇到交通指挥灯的颜色，可能是绿色，也可能是黄色，也可能是红色；临床上观察某药治疗某病的疗效，可能治愈，也可能有显著效果，也可能有效，也可能无效等，都是随机现象．

试验是我们熟悉的，它包括各种各样的科学实验，甚至对某一事物的某一特征的观察．针对随机现象进行实验或观察称为**随机试验**(random trial)，简称试验．例如，抛掷硬币，观察国徽面、币值面朝上的情况；袋里有编号为 1，2，…，10 的 10 个球，从中任取一球，观察球的号码等都是随机试验．随机试验具有以下三个特性:①在相同条件下可重复进行;②每次试验的可能结果不止一个,并可事先明确知道试验的所有可能结果;③在试验前不能断定出现哪个结果.

随机试验的每一种可能结果或其中某些结果的集合称为**随机事件**(random event)简称事件,通常用大写字母 $A,B,C,\cdots$ 表示. 例如,抛掷硬币出现国徽面朝上;射击击中目标;经过十字路口遇到红色交通指挥灯;观察治疗结果为治愈等都是随机事件.

在一定条件下,必然会发生的事件称为必然事件,记为 Ω. 例如,从 3 件合格品中,任取 1 件是合格品是必然事件. 在一定条件下,必然不会发生的事件称为不可能事件,记为 Φ. 例如,从含有 2 件次品的 10 件产品中任取 3 件,取到的全是次品,显然是不可能事件.

随机事件可分为基本事件和复合事件两类. 基本事件是指随机试验中每一个可能出现的结果. 它是随机试验的最简单的不能再分的随机事件. 例如,抛掷硬币有两个基本事件;十字路口遇到交通指挥灯颜色有三个基本事件;药物疗效有四个基本事件. 复合事件是指由若干个基本事件复合而成的事件.

注意 尽管必然事件和不可能事件没有随机性,为了研究方便,把它们看作特殊的随机事件,是随机事件的两种极端情况.

二、事件间的关系和运算

为了用简单事件表示复杂事件,下面介绍事件间的关系和运算.

1. 事件间的关系

(1) 包含:若事件 A 发生,必然导致事件 B 发生,称事件 B 包含事件 A,或称事件 A 包含于事件 B,记为 $B\supset A$ 或 $A\subset B$. 如图 9.1 所示.

显然,必然事件 Ω 包含任何事件 A,任何事件 A 包含不可能事件 Φ,即 $\Omega\supset A\supset\Phi$.

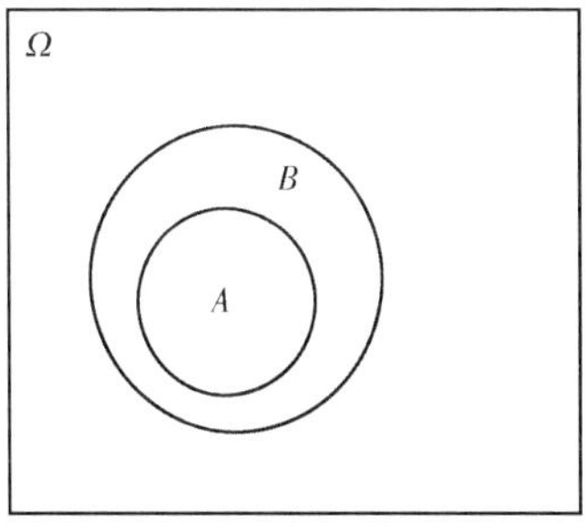

图 9.1

(2) 相等:若事件 A 包含事件 B,同时事件 B 包含事件 A,即 $A\supset B$ 且 $B\supset A$,称事件 A 与事件 B 相等,记为 $A=B$.

(3) 互斥:若在每一次试验中,事件 A 与事件 B 不可能同时发生,称事件 A 与事件 B 互斥,或互不相容. 如图 9.2 所示.

推广 对于 n 个事件 $A_1,A_2,\cdots,A_n$,若它们中的任意两个事件都互斥,称这 n 个事件两两互斥.

(4) 互逆:若在每一次试验中,事件 A 与事件 B 必有一个且仅有一个发生,称事件 A 与事件 B 为互逆事件,或称互补事件,或称对立事件. 把 A 的对立(或逆或补)事件记为$\overline{A}$,即 $B=\overline{A}$,如图 9.3 所示.

注意 若事件 A 与事件 B 互逆,则 A 与 B 一定互斥,反之不然.

2. 事件间的运算

(1) 事件的和:事件 A 与事件 B 中至少有一个发生而构成的事件称为事件 A 与事件 B 的和(或并),记为 $A+B$(或 $A\cup B$). 事件 $A+B$ 通常包括三部分:①A 发生而 B 不发生;②B 发生而 A 不发生;③A,B同时发生(图 9.4).

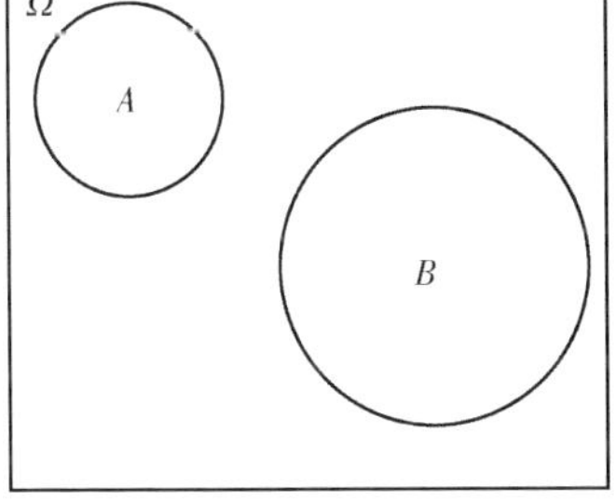

图 9.2

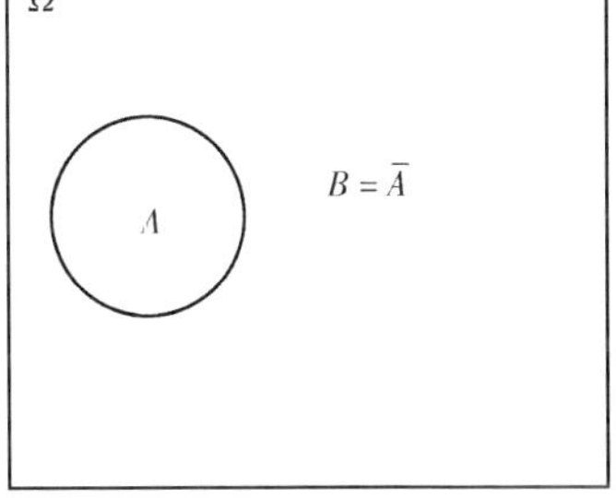

图 9.3

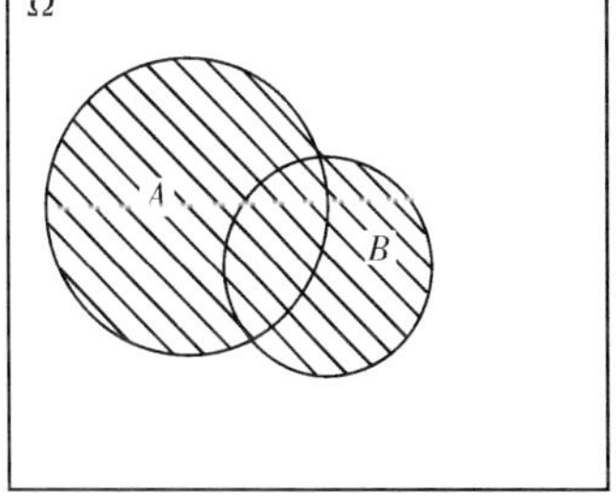

图 9.4

推广 事件 $A_1,A_2,\cdots,A_n$ 中至少有一个发生而构成的事件称 $A_1,A_2,\cdots,A_n$ 的和,记为 A_1+A_2+

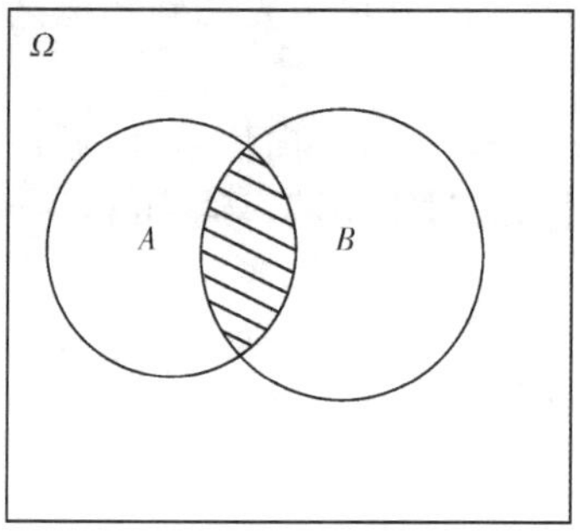

图 9.5

$\cdots+A_n$ 或 $A_1\cup A_2\cup\cdots\cup A_n$.

由图 9.4 可见,和事件即并集.

(2) 事件的积:事件 A 与事件 B 同时发生而构成的事件称为事件 A 与事件 B 的积(或交)记为 AB 或 $A\cap B$ 如图 9.5 所示.

推广 事件 $A_1,A_2,\cdots,A_n$ 同时发生而构成的事件称为 $A_1,A_2,\cdots,A_n$ 的积,记为 $A_1A_2\cdots A_n$ 或 $A_1\cap A_2\cap\cdots\cap A_n$.

由图 9.5 可见,积事件即交集.

(3) 事件的差:事件 A 发生而事件 B 不发生而构成的事件称为事件 A 与事件 B 的差,记为 $A-B$. 如图 9.6 所示,差事件即差集.

注意

(1) 事件 A 不发生 $\Leftrightarrow\overline{A}$ 发生;

(2) 事件 A,B 互斥 $\Leftrightarrow AB=\Phi$;

(3) 事件 A,B 互逆 $\Leftrightarrow AB=\Phi,A+B=\Omega$;

(4) $A-B=A\overline{B}$;

(5) $A+B=A\overline{B}+\overline{A}B+AB$.

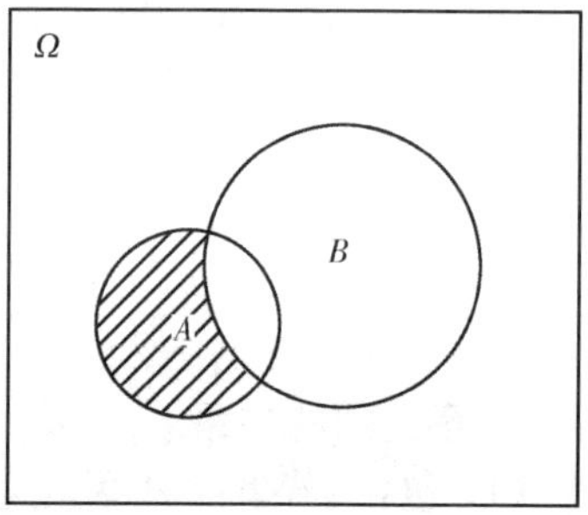

图 9.6

3. 随机事件的运算律

(1) 结合律:$(A+B)+C=A+(B+C),(AB)C=A(BC)$;

(2) 分配律:$A(B+C)=AB+AC,A+BC=(A+B)(A+C)$;

(3) 德·莫根律:$\overline{A+B}=\overline{A}\,\overline{B},\overline{AB}=\overline{A}+\overline{B}$.

例 9.1 设 A,B,C 表示三个事件,则

(1) A 发生而 B,C 都不发生可表示为 $A\overline{B}\,\overline{C}$ 或 $A-B-C$;

(2) A 与 B 都发生而 C 不发生可表示为 $AB\overline{C}$ 或 $AB-C$;

(3) 三个事件都发生可表示为 ABC;

(4) 三个事件都不发生可表示为 $\overline{A}\,\overline{B}\,\overline{C}$ 或 $\overline{A+B+C}$;

(5) 三个事件中恰好有一个发生可表示为 $A\overline{B}\,\overline{C}+\overline{A}B\overline{C}+\overline{A}\,\overline{B}C$;

(6) 三个事件中恰好有二个发生可表示为 $\overline{A}BC+A\overline{B}C+AB\overline{C}$;

(7) 三个事件中至少有一个发生可表示为 $A+B+C$ 或 $\overline{\overline{A}\,\overline{B}\,\overline{C}}$;

(8) 三个事件中至少有二个发生可表示为 $AB+BC+AC$;

(9) 三个事件中至多有二个发生可表示为 $\overline{ABC}$ 或 $\overline{A}+\overline{B}+\overline{C}$.

第二节 随机事件的概率

现在我们讨论反映随机事件发生的可能性大小的量——概率. 本节针对两类不同的实际背景介绍概率的两种定义.

一、概率的统计定义

1. 频率及其稳定性

频率是大家熟知的,假定在重复进行 n 次随机试验中,事件 A 出现 m 次,则

$$f_n(A)=\frac{m}{n},$$

称为事件 A 在 n 次试验中出现的频率.

在医药工作中通常所说的发病率、病死率、治愈率等都是频率,常用百分数表示.

例 9.2 历史上曾有数学家做过成千上万次抛掷硬币试验，记录如下：

表 9.1 抛掷硬币试验结果

实验者	掷硬币次数(n)	正面朝上次数(m)	频率$\left(\frac{m}{n}\right)$
De Morgan	2048	1601	0.518
Buffon	4040	2048	0.5069
Pearson	12000	6019	0.5016
Pearson	24000	12012	0.5005

从表 9.1 可以看出，在大量重复试验中，出现正面朝上的频率在 0.5 附近摆动．实践告诉我们，当试验次数 n 足够大时，频率$\frac{m}{n}$总是在某一数值附近摆动，这就是通常所说的频率的稳定性．频率具有以下性质：

$$0 \leqslant f_n(A) \leqslant 1,$$
$$f_n(\Phi)=0, f_n(\Omega)=1.$$

2. 概率的统计定义

定义 9.1 在大量重复试验中，若事件 A 发生的频率稳定在某一常数 P 附近摆动，则称该常数 P 为事件 A 发生的**概率**(probability)，记为 $P(A)$，即

$$P(A)=p.$$

由于频率介于 0 和 1 之间，因而根据概率的定义可知概率有下列性质：

$$0 \leqslant P(A) \leqslant 1,$$
$$P(\Phi)=0, P(\Omega)=1.$$

注意 概率的统计定义，刻画了事件发生可能性的大小，揭示了统计规律性；当试验次数足够大时，可以把频率作为概率的近似值．

二、概率的古典定义

按概率的统计定义，确定一个随机事件的概率要进行大量的重复试验．但是，在某些情况下，可以直接算出事件的概率．

定义 9.2 对于某一随机试验，如果它的全体基本事件 $E_1, E_2, \cdots, E_n$ 是有限的，且具有等可能性，则事件 A 发生的概率为

$$P(A)=\frac{\text{事件 } A \text{ 包含的基本事件数}(m)}{\text{基本事件总数}(n)}. \tag{9-1}$$

例 9.3 袋中有 9 个乒乓球，其中 5 个红球，4 个白球，从中任取 2 个，求取得 2 个都是白球的概率．

解 设 A 为“取得 2 个都是白球”这一事件，按题意有：

基本事件总数 $n=C_9^2=36$，A 包含基本事件数 $m=C_4^2=6$.

由概率的古典定义得

$$P(A)=\frac{m}{n}=\frac{6}{36}=\frac{1}{6}.$$

例 9.4 假如 100ml 水中有 1 只细菌，现抽出 1ml 水进行检查，问这只细菌落入抽检的这 1ml 水的概率是多少？

解 设 A 表示"这只细菌落入抽检的 1ml 水"这一事件，可以设想把 100ml 水互相隔成 100 个 1ml 的水，像 100 个"盒子"一样，这只细菌落入每个"盒子"的可能性是相等的．所以基本事件总数 $n=100$，A 包含基本事件数 $m=1$.
根据概率的古典定义得

$$P(A)=\frac{1}{100}.$$

上题中把液体设想分隔成一个个"盒子"，这是研究各种微生物溶液浓度中常用的一种"模型"．实践证明，用该模型进行研究得出的结果是比较符合实际的．

例 9.5 从标有 1,2,3,…,9 的 9 张卡片中，每次抽 1 张，记下号码后放回，连抽 3 次，求取得 3 个号码都是奇数的概率．
解 设 A 表示"取得 3 个号码都是奇数"的事件．
由概率的古典定义得

$$P(A)=\frac{5^3}{9^3}=0.1714.$$

第三节 概率的基本运算法则

一、概率的加法公式

定理 9.1 若事件 A,B 互不相容，则

$$P(A+B)=P(A)+P(B). \tag{9-2}$$

证明 设随机试验的基本事件总数为 n，A 包含的基本事件数为 m_1，B 包含的基本事件数为 m_2．因为 A,B 互不相容，所以 $A+B$ 包含的事件数为 m_1+m_2，故

$$P(A+B)=\frac{m_1+m_2}{n}=\frac{m_1}{n}+\frac{m_2}{n}=P(A)+P(B).$$

推论

$$P(A)=1-P(\overline{A}). \tag{9-3}$$

推广 若事件 $A_1,A_2,\cdots,A_n$ 两两相斥，则

$$P(A_1+A_2+\cdots+A_n)=P(A_1)+P(A_2)+\cdots+P(A_n). \tag{9-4}$$

例 9.6 一批产品共 70 件，其中 68 件正品，2 件次品，从这批产品中任取 2 件，求至少有一件次品的概率及两件全是正品的概率．
解 设 A："至少有一件次品"；A_1："恰好有一件次品"；A_2："两件都是次品"．

(1) $A=A_1+A_2$ 且 A_1,A_2 互斥，故

$$P(A)=P(A_1+A_2)=P(A_1)+P(A_2)=\frac{C_2^1C_{68}^1}{C_{70}^2}+\frac{C_2^2}{C_{70}^2}=0.0567.$$

(2) 两件全是正品是 A 的逆事件 $\overline{A}$，故

$$P(\overline{A})=1-P(A)=0.9433.$$

定理 9.2 若 $A\supset B$，则

$$P(A-B)=P(A)-P(B). \tag{9-5}$$

证明 因为 $A\supset B$，故 $A=(A-B)+B$ 且 $A-B$ 与 B 互不相容，由式(9-2)得

$$P(A)=P(A-B)+P(B).$$

因此

$$P(A-B)=P(A)-P(B).$$

定理 9.3 若 A,B 为任意事件，则

$$P(A+B)=P(A)+P(B)-P(AB). \tag{9-6}$$

证明 因为 $A+B=A\overline{B}+\overline{A}B+AB$ 且 $A\overline{B},\overline{A}B,AB$ 互斥，由定理 9.1，得

$$P(A+B)=P(A\overline{B})+P(\overline{A}B)+P(AB). \quad ①$$

又因为 $A\overline{B}=A-AB$ 且 $A\supset AB$，由定理 9.2，得

$$P(A\overline{B})=P(A)-P(AB). \quad ②$$

同理

$$P(\overline{A}B)=P(B)-P(AB). \quad ③$$

将②、③两式代入①式，得

$$P(A+B)=P(A)+P(B)-P(AB).$$

推广 若 A,B,C 是任意三个事件，则

$$P(A+B+C)=P(A)+P(B)+P(C)-P(AB)-P(BC)-P(AC)+P(ABC).$$

例 9.7 一个电路上装有甲、乙两根保险丝，当电流强度超过一定数值时，甲烧断的概率为 0.85，乙烧断的概率为 0.74，两根同时烧断的概率为 0.63，问至少有一根烧断的概率是多少？

解 设 A："甲保险丝烧断"；B："乙保险丝烧断".

因为 A,B 不是互斥，所以两根保险丝至少有一根烧断的概率为

$$\begin{aligned}P(A+B)&=P(A)+P(B)-P(AB).\\&=0.85+0.74-0.63\\&=0.96.\end{aligned}$$

二、条 件 概 率

在讨论事件 A 的概率 $P(A)$ 时，都有随机试验的前提条件，当条件发生变化后，概率往往也发生变化.现在我们来研究在"一个已知事件 B 出现"的条件下，如何求事件 A 发生的概率问题.

定义 9.3 若 A,B 是两个随机事件，$P(B)>0$，称在 B 发生的条件下 A 发生的概率为**条件概率**(condition probability)，记为 $P(A|B)$.

例 9.8 从标有 1,2,3,4 的 4 个球中，等可能地任取一球，设 A："取得标号为 2 的球"；B："取得标号为偶数的球"，求 $P(A),P(A|B)$.

解

$$P(A)=\frac{1}{4},P(A|B)=\frac{1}{2}.$$

定理 9.4 若 $P(B)>0$，则

$$P(A|B)=\frac{P(AB)}{P(B)}. \tag{9-7}$$

证明从略.

同理

$$P(B|A)=\frac{P(AB)}{P(A)}. \tag{9-8}$$

例 9.9 某产品共 10 件，其中有 3 件次品，无放回地任取一件，连取二次，求第一次取得次品后第二次取得次品的概率.

解 设 A："第一次取得次品"；B："第二次取得次品".

由题意，得

$$P(A)=\frac{C_3^1}{C_{10}^1}=\frac{3}{10}, P(AB)=\frac{C_3^2}{C_{10}^2}=\frac{1}{15}.$$

故

$$P(B|A)=\frac{P(AB)}{P(A)}=\frac{\frac{1}{15}}{\frac{3}{10}}=\frac{2}{9}.$$

三、概率的乘法公式与独立事件

定理 9.5 $$P(AB)=P(A)P(B|A)=P(B)P(A|B). \tag{9-9}$$

此结论直接由式(9-7)和式(9-8)推得.

推广 $P(ABC)=P(A)P(B|A)P(C|AB)$;

$$P(A_1A_2\cdots A_n)=P(A_1)P(A_2|A_1)P(A_3|A_1A_2)\cdots P(A_n|A_1A_2\cdots A_{n-1}).$$

例 9.10 100 件产品中有 3 件次品,其余全是正品,无放回地从中连续取 2 件,求下列事件的概率:

(1) 两次都取得正品;

(2) 第二次才取得正品.

解 设 A:"第一次取得正品";B:"第二次取得正品".

(1) 两次都取得正品,即 A,B 同时发生. 因为

$$P(A)=\frac{97}{100}, P(B|A)=\frac{96}{99},$$

由式(9-9),得

$$P(AB)=P(A)P(B|A)=\frac{97}{100}\times\frac{96}{99}=0.94.$$

(2) 第二次才取得正品,表示第一次取得的是次品,第二次取得的才是正品,即$\overline{A},B$ 同时发生,因为

$$P(\overline{A})=\frac{3}{100}, P(B|\overline{A})=\frac{97}{99},$$

所以

$$P(\overline{A}B)=P(\overline{A})P(B|\overline{A})=\frac{3}{100}\times\frac{97}{99}=0.029.$$

例 9.11 某人有 5 把钥匙,但分不清哪一把能打开房间的门,逐把试开. 求下列事件的概率:(1)第三次才打开房门;(2)三次内打开房门.

解 设 A_i:"第 i 次打开房门",$(i=1,2,3,4,5)$.

(1) $$P(\overline{A}_1\overline{A}_2A_3)=P(\overline{A}_1)P(\overline{A}_2|\overline{A}_1)P(A_3|\overline{A}_1\overline{A}_2)=\frac{4}{5}\times\frac{3}{4}\times\frac{1}{3}=0.2.$$

(2) $$P(A_1+\overline{A}_1A_2+\overline{A}_1\overline{A}_2A_3)=P(A_1)+P(\overline{A}_1)P(A_2|\overline{A}_1)+P(\overline{A}_1\overline{A}_2A_3)=\frac{1}{5}+\frac{4}{5}\times\frac{1}{4}+0.2=0.6.$$

在讨论条件概率时,可以看出,一般情况下 $P(B|A)\neq P(B)$. 但也有相等的情况,请看下面例子.

例 9.12 设一袋中有 3 个红球，2 个白球，有放回地取两次球，每次取一个球，求第一次取得红球条件下第二次取得白球的概率.

解 设 A："第一次取得红球"；B："第二次取得白球".

显然
$$P(B|A)=\frac{2}{5}=0.4,$$
且
$$P(B)=\frac{2}{5}=0.4, P(B|A)=P(B).$$

上例说明，事件 A 发生与否并不影响事件 B 发生的概率，此时，我们称事件 B 对事件 A 是独立的.

容易证明，当 B 对 A 是独立时，A 对 B 也是独立的. 事实上，若 $P(B|A)=P(B)$，由式(9-8)得 $\frac{P(AB)}{P(A)}=P(B)$，即 $P(AB)=P(A)P(B)$. 由式(9-7)得 $P(A|B)=\frac{P(AB)}{P(B)}=P(A)$，即 A 对 B 也是独立的. 这说明两个事件的独立性是相互的.

定义 9.4 若两个随机事件 A,B 满足条件 $P(B|A)=P(B)$，则称 A,B 是**相互独立的**.

定理 9.6 若事件 A,B 相互独立，则
$$P(AB)=P(A)P(B). \tag{9-10}$$

定理 9.7 若事件 A,B 相互独立，则 A 与$\overline{B}$；$\overline{A}$与 B；$\overline{A}$与$\overline{B}$也相互独立.

证明从略.

注意 在实际应用中，判断事件间的独立性往往不是根据定义来判断，而是根据问题的实际情况及人们长期积累的经验来判断.

例 9.13 某药厂生产一批药品要经过三道工序，设第一、二、三道工序的次品率分别为 0.02、0.03、0.05，假定各道工序是互不影响的，试求该产品的合格率.

解 设 A："该产品是合格品"；A_i："第 i 道工序为次品".

产品合格要求三道工序全部合格，即
$$A=\overline{A_1}\,\overline{A_2}\,\overline{A_3}$$
所以
$$P(A)=P(\overline{A_1}\,\overline{A_2}\,\overline{A_3})=P(\overline{A_1})P(\overline{A_2})P(\overline{A_3})=0.98\times0.97\times0.95=0.9031.$$

例 9.14 (案例 9-1 解答)

解 设选取 n 只进行培养，A："n 只中至少有一只是优良菌株"；A_i："培养测定后，第 i 只是优良菌株"，$(i=1,2,3,\cdots,n)$.

显然有
$$\overline{A}=\overline{A_1}\,\overline{A_2}\cdots\overline{A_n}.$$

菌株的挑选虽然是不放回抽样，但由于母体较大，故可以作为放回抽样处理，每个菌株是否优良，可以认为是互相独立的，所以
$$P(A)=1-P(\overline{A})=1-P(\overline{A_1}\,\overline{A_2}\cdots\overline{A_n})$$
$$=1-P(\overline{A_1})P(\overline{A_2})\cdots P(\overline{A_n}).$$
即
$$0.95=1-(1-0.05)^n.$$
解方程，得
$$n=58.$$
故至少抽取 58 只以上诱变处理的菌株进行培养测定，才能有 95% 的把握保证至少选到一只优良菌株.

第四节　全概率公式和贝叶斯公式

一、全概率公式

在计算一些比较复杂的事件的概率时，往往要同时用到概率的加法公式和概率的乘法公式．

例 9.15　仓库有甲、乙两厂生产的同类产品，甲厂产品占70%，乙厂产品占30%，甲厂产品中合格品占95%，乙厂产品中合格品占90%，现从仓库中任取一件产品，求取到合格品的概率．

解　设 B："取得合格品"；A_1："取得甲厂产品"；A_2："取得乙厂产品"．

由题意，得

$$P(A_1)=0.7, P(A_2)=0.3,$$
$$P(B|A_1)=0.95, P(B|A_2)=0.9.$$

因为

$$A_1+A_2=\Omega \text{ 且 } A_1, A_2 \text{ 互斥},$$

所以

$$B=B\Omega=B(A_1+A_2)=BA_1+BA_2 \text{ 且 } BA_1 \text{ 与 } BA_2 \text{ 互斥}.$$

故

$$\begin{aligned}P(B)&=P(BA_1+BA_2)=P(BA_1)+P(BA_2)\\&=P(A_1)P(B|A_1)+P(A_2)P(B|A_2)\\&=0.7\times0.95+0.3\times0.9=0.935.\end{aligned}$$

此题把 B 分解为两个互斥的事件之和，由互斥的加法公式及乘法公式求得 $P(B)$．

定理 9.8　若

(1) $A_1, A_2, \cdots, A_n$ 两两互不相容；

(2) $A_1+A_2+\cdots+A_n=\Omega$.

则

$$P(B)=\sum_{i=1}^{n}P(A_i)P(B\mid A_i). \tag{9-11}$$

证　因为事件 $A_1, A_2, \cdots, A_n$ 两两互斥，所以 $BA_1, BA_2, \cdots, BA_n$ 两两互斥，且 $B=B\Omega$，故

$$B=B(A_1+A_2+\cdots+A_n)=BA_1+BA_2+\cdots+BA_n.$$

由加法公式和乘法公式，得

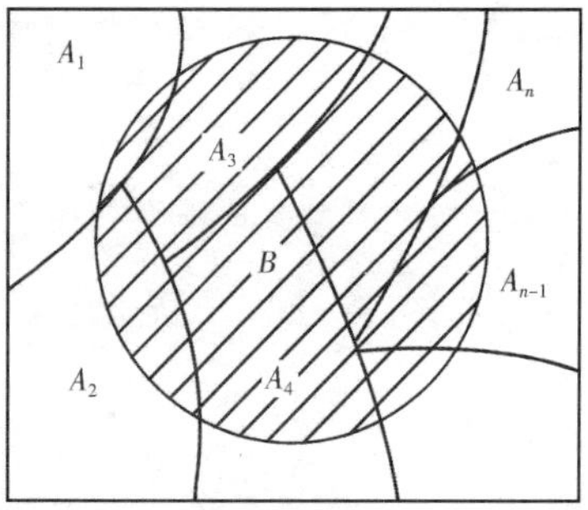

图 9.7

$$\begin{aligned}P(B)&=P(BA_1+BA_2+\cdots+BA_n)\\&=P(BA_1)+P(BA_2)+\cdots+P(BA_n)\\&=P(A_1)P(B\mid A_1)+P(A_2)P(B\mid A_2)+\cdots+P(A_n)P(B\mid A_n)\\&=\sum_{i=1}^{n}P(A_i)P(B\mid A_i).\end{aligned}$$

此定理所给出的公式(9-11)称为**全概率公式**．

注意　应用全概率公式时，主要是找出事件 $A_1, A_2, \cdots, A_n$，把复杂事件 B 分解成几个互斥的简单事件，分解方法是换个角度用 $A_1, A_2, \cdots, A_n$ 去划分 B，如图 9.7 所示．

例 9.16　甲袋中有 2 个红球，6 个白球，乙袋中有 5 个红球，4 个白球，现从甲袋中取 3 个球放入乙袋，然后再从乙袋中任取一个球，求取得红球的概率．

解　设 A_i："从甲袋中任取 3 个球中有 i 个红球"，$(i=0,1,2)$；B："从乙袋中取得一个红球"．

则

$$B=BA_0+BA_1+BA_2.$$

由全概率公式，得

$$\begin{aligned}P(B)&=P(A_0)P(B|A_0)+P(A_1)P(B|A_1)+P(A_2)P(B|A_2)\\&=\frac{C_6^3}{C_8^3}\times\frac{5}{12}+\frac{C_6^2C_2^1}{C_8^3}\times\frac{6}{12}+\frac{C_6^1C_2^2}{C_8^3}\times\frac{7}{12}\approx0.48.\end{aligned}$$

二、贝叶斯公式

定理 9.9 若

(1) $A_1,A_2,\cdots,A_n$ 两两互不相容；

(2) $A_1+A_2+\cdots+A_n=\Omega$.

则
$$P(A_i \mid B)=\frac{P(A_i)P(B \mid A_i)}{\sum_{j=1}^{n} P(A_j)P(B \mid A_j)},(i=1,2,\cdots,n). \tag{9-12}$$

证 由条件概率公式和乘法公式，得

$$P(A_i|B)=\frac{P(A_iB)}{P(B)}=\frac{P(A_i)P(B|A_i)}{P(B)},$$

将全概率公式(9-11)代入上式，得

$$P(A_i \mid B)=\frac{P(A_i)P(B \mid A_i)}{\sum_{j=1}^{n} P(A_j)P(B \mid A_j)}.$$

该定理所给出的公式(9-12)称为**贝叶斯公式**或称**逆概率公式**．贝叶斯公式用于探索已知信息来源于何方的问题，是求条件概率，在医学中已广泛应用于疾病的计量诊断及临床决策分析．

例 9.17 用甲胎蛋白法普查肝癌，真正患癌症且经检测呈阳性的概率为 0.95，未患癌症且经检测呈阴性的概率为 0.9，又知普查地区的居民肝癌发病率为 0.04%，在普查中查出一个甲胎蛋白检验结果为阳性的人，求此人真正患有癌症的概率．

解 设 A："患有癌症"；B："甲胎蛋白检验结果为阳性"．

则
$$P(A)=0.0004, P(\overline{A})=0.9996,$$
$$P(B|A)=0.95, P(\overline{B}|\overline{A})=0.9,$$
$$P(B|\overline{A})=0.1.$$

由逆概率公式，得

$$\begin{aligned}P(A|B)&=\frac{P(A)P(B|A)}{P(A)P(B|A)+P(\overline{A})P(B|\overline{A})}\\&=\frac{0.0004\times0.95}{0.0004\times0.95+0.9996\times0.1}\\&=0.0038.\end{aligned}$$

即此人真正患有癌症的概率为 0.38%．说明普查中，经检验为阳性的人群中，真正患有肝癌的人还是很少的．

第五节 贝努利概型

在实践中，经常会遇到具有以下特点的随机试验：

(1) 每次试验的条件相同，且只发生两个可能的结果 A 和$\overline{A}$，每个结果都有确定的概率 $P(A)=p$，$P(\overline{A})=q$，$(0<p<1,q=1-p)$.

(2) 各次试验结果是相互独立的．

这一系列独立的重复试验，称为**贝努利试验**，具有上述特点的随机试验模型，称为**贝努利概型**．

对贝努利概型，有下面定理：

定理 9.10 在 n 次贝努利试验中，事件 A 发生 k 次的概率为

$$P_n(k)=C_n^k p^k q^{n-k},(k=0,1,2,\cdots,n). \tag{9-13}$$

式中 $p=P(A)$，$q=1-p$.

证 用独立事件概率乘法公式和加法公式即可得证．

在 n 次贝努利试验中，A 发生 k 次，有 $n-k$ 次不发生的概率为

$$\underbrace{pp\cdots p}_{k个}\underbrace{qq\cdots q}_{n-k个}=p^kq^{n-k}$$

由排列组合理论知，在 n 次贝努利试验中，A 发生 k 次，共有 C_n^k 种不同情况．

故

$$P_n(k)=C_n^kp^kq^{n-k},$$

并且

$$\sum_{k=0}^{n}P_n(k)=\sum_{k=0}^{n}C_n^kp^kq^{n-k}=(p+q)^n=1.$$

贝努利概型是在相同条件下进行重复试验或观察的一种概率模型，是概率论中最早研究的概率模型之一，它在工业产品质量检查中及在群体遗传学中都有广泛的应用．

例 9.18 某药治愈率为 60%，今用该药治疗患者 5 例，问治愈 3 例的概率为多少？

解 治疗 5 例患者相当于做了 5 次贝努利试验，所求概率为

$$P_5(3)=C_5^3p^3q^2=10\times0.6^3\times0.4^2=0.3456.$$

例 9.19 有 8 门炮独立地向一目标射击一发炮弹，若有不少于 2 发炮弹击中，目标被击毁．如果每门炮命中率为 0.6，求击毁目标的概率是多少？

解 这是一个 8 次贝努利试验．设 A 为"击中目标"，所求概率为

$$P(A)=\sum_{k=2}^{8}P_8(k)=1-P_8(0)-P_8(1)=1-C_8^0 0.6^0\times0.4^8-C_8^1 0.6^1\times0.4^7=0.991.$$

第六节　随机变量及其概率分布

一、随机变量

随机变量是概率论中的重要概念之一，引进随机变量就能对随机事件做出比较全面的、整体的、客观的研究．

随机试验的结果可表现为数量．例如用某种新疗法治疗 10 名患者，用 X 表示治愈人数，则 X 是0～10 中的一个数.抽查 100 件产品中次品数，测量某种零件的长度的误差数等，这些结果本身就是数量.但有些随机试验的结果不是数字的，例如考察某天是否有雨，抽查一件产品是合格、次品、废品等.这种非数值的结果可通过如下方法使其数量化，例如以 0、1 表示无雨、有雨，以 0、1、2 表示抽得产品是合格品、次品、废品，如此等等，就可以用数量表示随机试验的结果了.

任何一个随机试验，其结果都可用一个变量来刻画，试验的结果不同，表现为该变量的取值不同，这种变量称为**随机变量**．通常用 X，Y 等表示．

对于随机变量，通常按其取值类型分为离散型和连续型两类进行讨论．如果随机变量的取值只有有限个或无限可列个的数值，称这种随机变量为**离散型随机变量**．如果随机变量的取值是整个数轴或数轴上某些区间，称这种随机变量为**连续型随机变量**．

二、离散型随机变量的分布

1. 概率分布

研究和描述离散型随机变量时，不仅要知道它的可能取值，还要知道它以多大的概率取这些值，也就是要知道随机变量的概率分布．

如果离散型随机变量 X 的可能取值是 $x_1,x_2,x_3,\cdots$，而 X 的取值为 x_k 的概率为 P_k，$(k=1,2,3,\cdots)$，将 X 可能取的值和取这些值的概率列成下表：

X	x_1	x_2	x_3	…	x_k	…
P	P_1	P_2	P_3	…	P_k	…

称这个表为随机变量 X 的**概率分布列**，有时简称为 X 的**概率分布**．

对于随机变量概率分布中的 P_k，显然有下列性质：

(1) $P_k \geqslant 0, (k=1,2,3,\cdots)$；

(2) $\sum_{k=1}^{\infty} P_k = 1$.

例 9.20 盒中有 5 个球，其中 2 个白色，3 个黑色，从中任取 3 个，以 X 表示取得白球只数，求随机变量 X 的分布列．

解
$$P(X=k)=\frac{C_2^k C_3^{3-k}}{C_5^3}, (k=0,1,2);$$
$$P(X=0)=\frac{C_3^3}{C_5^3}=0.1;$$
$$P(X=1)=\frac{C_2^1 C_3^2}{C_5^3}=0.6;$$
$$P(X=2)=\frac{C_2^2 C_3^1}{C_5^3}=0.3.$$

故得分布列为

X	0	1	2
P	0.1	0.6	0.3

2. 概率分布函数

定义 9.5 设 X 是一随机变量，对任意实数 x，概率 $P(X\leqslant x)$ 是 x 的函数，称此函数 $F(x)=P(X\leqslant x)$ 为随机变量 X 的**概率分布函数**，简称**分布函数**．

分布函数 $F(x)$ 具有下列性质：

(1) $F(x)$ 是一非减函数；

(2) $0\leqslant F(x)\leqslant 1$ 且 $F(-\infty)=0, F(+\infty)=1$；

(3) $F(x)$ 在任何点是右连续的．

如果离散型随机变量 X 的概率分布列为

X	x_1	x_2	x_3	…	x_k	…
P	P_1	P_2	P_3	…	P_k	…

则 X 的分布函数为
$$F(x)=P(X\leqslant x)=\sum_{x_i\leqslant x} P(X=x_i)=\sum_{x_i\leqslant x} P_i . \tag{9-14}$$

例 9.21 设随机变量 X 的概率分布为

X	-1	0	1
P	$\frac{1}{3}$	$\frac{1}{6}$	$\frac{1}{2}$

求 X 的分布函数．

解 当 $x<-1$ 时，由于 X 只能取 $-1,0,1$，故 $\{X\leqslant x\}$ 是不可能事件，
$$F(x)=P(X\leqslant x)=0.$$

当 $-1\leqslant x<0$ 时，由于在 $(-\infty,x)$ 内 X 可能取值仅有 $X=-1$，故
$$F(x)=P(X\leqslant x)=P(X=-1)=\frac{1}{3}.$$

当 $0\leqslant x<1$ 时，$F(x)=P(X\leqslant x)=P(X=-1)+P(X=0)=\frac{1}{3}+\frac{1}{6}=\frac{1}{2}$.

当 $x\geqslant 1$ 时，$F(x)=P(X\leqslant x)=P(X=-1)+P(X=0)+P(X=1)=\frac{1}{3}+\frac{1}{6}+\frac{1}{2}=1$.

故 X 的分布函数为

$$F(x)=\begin{cases}0, & x<-1;\\ \frac{1}{3}, & -1\leqslant x<0;\\ \frac{1}{2}, & 0\leqslant x<1;\\ 1, & x\geqslant 1.\end{cases}$$

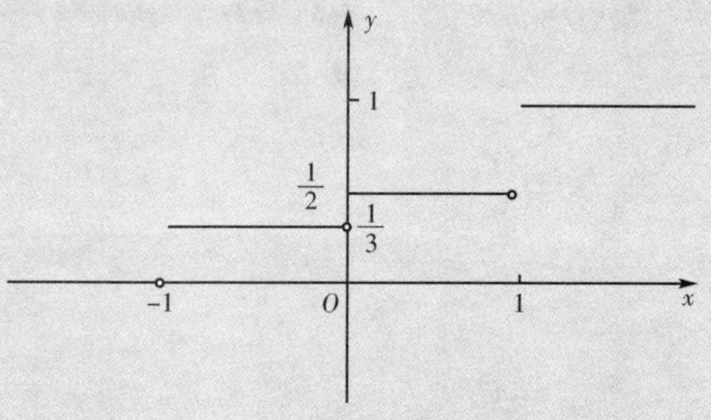

图 9.8

$F(x)$ 的图形如图 9.8 所示.

它是一组跳跃式的阶梯形，在 $x=-1,x=0,x=1$ 处间断，产生跳跃，跳跃值分别为 $\frac{1}{3},\frac{1}{6},\frac{1}{2}$. 利用分布函数 $F(x)$ 可以计算随机变量 X 落在任一区间 $(a,b]$ 上的概率：

$$P(a<X\leqslant b)=F(b)-F(a). \tag{9-15}$$

3. 常用的离散型随机变量的分布

(1) 0—1 分布：如果随机变量 X 的可能取值只有 0,1 两个值，其分布列为

X	0	1
P	q	p

其中 $0<p<1,q=1-p$，则称 X 服从参数为 p 的 0—1 分布，也叫**二点分布**(two-point distribution).

0—1 分布很简单，在实际中有很多问题服从 0—1 分布，如抛掷硬币正面向上还是反面向上、产品是合格还是不合格等等. 只要试验只有两个结果 A 和 $\overline{A}$，就构成一个 0—1 分布.

(2) 二项分布：如果随机变量 X 的可能取值为 $0,1,2,\cdots,n$，且

$$P(X=k)=C_n^k p^k q^{n-k},(k=0,1,2,\cdots,n;0<p<1,q=1-p). \tag{9-16}$$

则称 X 服从参数为 n,p 的**二项分布**(binomial distribution)，记为 $X\sim B(n,p)$.

注意 ①n 次贝努利试验中，每次试验 A 发生的概率为 p，若 X 表示 A 出现的次数，则 $X\sim B(n,p)$；②当 $n=1$ 时，二项分布就是 0—1 分布.

例 9.22 有 10 台功率为 7.5kW 的机床，每台相互独立且每台机床平均每小时开动 12 分钟，问全部机床用电超过 48kW 的概率是多少？

解 10 台机床认为 10 次贝努利试验，A 表示"工作"，设 X 表示某时刻正在工作的机床台数，则 $X\sim B\left(10,\frac{1}{5}\right)$.

用电超过 48kW，意味着有 7 台或 7 台以上机床正在工作，故所求概率为

$$\begin{aligned}P(X\geqslant 7)&=P(X=7)+P(X=8)+P(X=9)+P(X=10)\\&=C_{10}^7\left(\frac{1}{5}\right)^7\left(\frac{4}{5}\right)^3+C_{10}^8\left(\frac{1}{5}\right)^8\left(\frac{4}{5}\right)^2+C_{10}^9\left(\frac{1}{5}\right)^9\left(\frac{4}{5}\right)+C_{10}^{10}\left(\frac{1}{5}\right)^{10}\\&=\frac{1}{1157}.\end{aligned}$$

(3) 泊松分布：如果随机变量 X 的可能取值为 $0,1,2,\cdots,n$，且

$$P(X=k)=\frac{\lambda^k e^{-\lambda}}{k!},(k=0,1,2,\cdots,\lambda>0). \tag{9-17}$$

则称 X 服从参数为 λ 的**泊松分布**(Poisson distribution)，记为 $X\sim P(\lambda)$.

泊松分布是作为二项分布的近似，于 1837 年由法国数学家泊松引入的，泊松分布是二项分布的极限

分布．

泊松定理 如果随机变量 X_n，($n=1,2,\cdots$)服从二项分布，即 $P(X_n=k)=C_n^k p_n^k(1-p_n)^{n-k}$，($k=0,1,2,\cdots,n$)，其中 p_n 是与 n 有关的概率，如果 $np_n\to\lambda$，则当 $n\to\infty$时，

$$P(X_n=k)\to\frac{\lambda^k e^{-\lambda}}{k!}. \tag{9-18}$$

泊松定理表明，当 n 较大且 p 较小(实际应用中要求 $n\geqslant10$，$p<0.1$)时，有如下近似公式：

$$C_n^k p^k q^{n-k}\approx\frac{\lambda^k e^{-\lambda}}{k!}. \tag{9-19}$$

其中 $\lambda=np$.

例 9.23 400ml 某微生物溶液中含微生物的浓度为 0.5 只/毫升．现从中抽出 1ml 溶液检验，问含 3 只及以上微生物的概率是多少？

解 这 400ml 溶液中共含有 $400\times0.5=200$ 只微生物，如果把这 400ml 看作 400 个 1ml，则每一只微生物落入抽检的 1ml 溶液中的概率为$\frac{1}{400}$，设 X 表示落入抽检的 1ml 溶液中微生物的只数，则 $X\sim B\left(200,\frac{1}{400}\right)$，所求概率为

$$\begin{aligned}P(X\geqslant3)&=1-P(X<3)=1-P(X=0)-P(X=1)-P(X=2)\\&=1-C_{200}^0\left(\frac{1}{400}\right)^0\left(\frac{399}{400}\right)^{200}-C_{200}^1\left(\frac{1}{400}\right)\left(\frac{399}{400}\right)^{199}-C_{200}^2\left(\frac{1}{400}\right)^2\left(\frac{399}{400}\right)^{198}.\end{aligned}$$

显然，计算是相当麻烦．因 n 较大，p 很小，可用泊松分布近似计算，这时 $\lambda=np=0.5$，所以

$$P(X\geqslant3)=1-e^{-0.5}-0.5e^{-0.2}-\frac{1}{2}(0.5)^2e^{-0.5}=0.0144.$$

泊松分布是概率论中最重要的几个分布之一，据资料研究发现有许多现象服从泊松分布．例如显微镜下落在某区域内的血球或微生物数，某段时间内某种稀有的非传染性疾病在规定人数内的发病例数，放射性分裂落在某区域的质点数，交换台的电话呼叫次数，公共汽车站的候车乘客数等都服从泊松分布．

三、连续型随机变量的分布

因为连续型随机变量所取的值不能一一列出，而是取某一区间中的一切值，所以，其概率分布应用微积分的方法来解决．

1. 密度函数的概念

定义 9.6 如果随机变量 X 的取值为某个区间或整个数轴，它的分布函数为 $F(x)$，存在一个非负函数 $f(x)$，对任意实数 x，都有

$$F(x)=\int_{-\infty}^{x}f(t)\mathrm{d}t\ , \tag{9-20}$$

则称 X 为**连续型随机变量**，并且称 $f(x)$为随机变量 X 的**概率密度函数**，简称**密度函数**．

密度函数在几何上表示一条曲线，称为分布曲线．分布函数则是分布曲线下 x 轴上从 $-\infty$到 x 的面积.

密度函数有以下性质：

(1) $f(x)\geqslant0$；

(2) $\int_{-\infty}^{+\infty}f(x)\mathrm{d}x=1$；

(3) $P(a<X\leqslant b)=F(b)-F(a)=\int_a^b f(x)\mathrm{d}x$.

注意

(1) 连续型随机变量取个别值的概率为零．事实上，

$$P(X=a)=\lim_{\Delta x\to 0+}P(a-\Delta x<X\leqslant a)=\lim_{\Delta x\to 0+}\int_{a-\Delta x}^{a}f(t)\mathrm{d}t=0.$$

(2) 计算连续型随机变量落在某一区间的概率时，可以不必区别该区间是闭区间还是开区间，因为区间端点的概率为零．

例 9.24 设随机变量 X 的密度函数为

$$f(x)=\begin{cases}kx, & 0\leqslant x\leqslant 1;\\ 0, & \text{其他}.\end{cases}$$

求：(1) 常数 k；(2) X 落在区间 (0.3, 0.7) 内的概率．

解 (1) 因为 $\int_{-\infty}^{+\infty}f(x)\mathrm{d}x=1$，所以 $\int_0^1 kx\mathrm{d}x=1$，故 $k=2$.

(2) $P(0.3<X<0.7)=\int_{0.3}^{0.7}2x\mathrm{d}x=0.4$.

2. 常用的连续型随机变量的分布

(1) 均匀分布：如果随机变量 X 的密度函数为

$$f(x)=\begin{cases}\dfrac{1}{b-a}, & a\leqslant x\leqslant b;\\ 0, & \text{其他}.\end{cases} \tag{9-21}$$

则称 X 服从区间 $[a,b]$ 上的**均匀分布**(uniform distribution).

由均匀分布的密度函数 $f(x)$ 经过积分可得均匀分布的分布函数为

$$F(x)=\begin{cases}0, & x\leqslant a;\\ \dfrac{x-a}{b-a}, & a<x\leqslant b;\\ 1, & x>b.\end{cases} \tag{9-22}$$

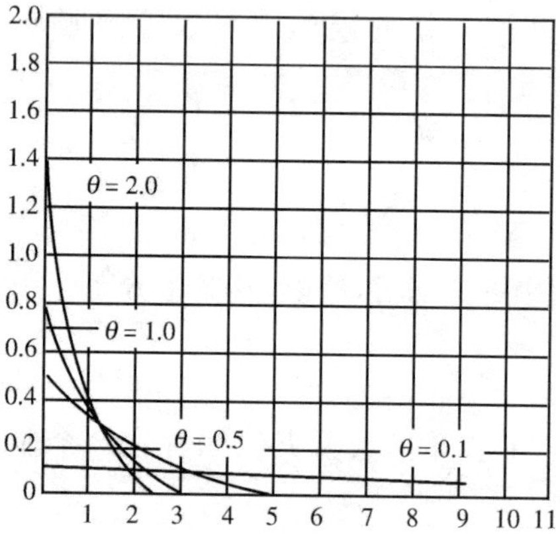

图 9.9

对 $[a,b]$ 内任意小区间 $[c,d]$，即 $a\leqslant c<d\leqslant b$，则有

$$P(c\leqslant X\leqslant d)=\int_c^d\frac{1}{b-a}\mathrm{d}x=\frac{d-c}{b-a}.$$

可见，X 取值于 $[a,b]$ 中任一区间 $[c,d]$ 内的概率与该小区间的长度成正比，而与小区间的位置无关．

(2) 指数分布：如果随机变量 X 的密度函数为

$$f(x)=\begin{cases}\theta e^{-\theta x}, & x>0;\\ 0, & x\leqslant 0.\end{cases} \tag{9-23}$$

其中 $\theta>0$，则称 X 服从参数为 θ 的**指数分布**(exponential distribution).

当 $\theta=0.1, 0.5, 1.0, 2.0$ 时，它的密度函数图像如图 9.9 所示．

由积分可得它的分布函数为

$$F(x)=\begin{cases}1-e^{-\theta x}, & x>0;\\ 0, & x\leqslant 0.\end{cases}$$

对任何 $0<a<b$，有 $P(a<X<b)=e^{-a\theta}-e^{-b\theta}$.

例 9.25 假定某医生对每位患者的诊治时间(单位：分钟)服从 $\theta=\dfrac{1}{3}$ 的指数分布．求患者(1)至少诊治 3 分钟的概率；(2)诊治时间在 3～6 分钟的概率．

解 设 X 表示患者的诊治时间，以 $F(x)$ 表示 X 的分布函数．则所求概率

(1) $P(X\geqslant 3)=1-F(3)=e^{-1}=0.368$.

(2) $P(3<X<6)=F(6)-F(3)=e^{-1}-e^{-2}=0.233$.

指数分布有重要应用，常用它来作为各种"寿命"分布的近似．例如动物的寿命，无线电元件的寿命，随机服务系统中的服务时间，电话问题中的通话时间等常服从指数分布．

(3) 正态分布：如果随机变量 X 的密度函数为

$$f(x)=\frac{1}{\sqrt{2\pi}\sigma}e^{-\frac{(x-\mu)^2}{2\sigma^2}},(-\infty<x<+\infty). \tag{9-24}$$

其中 μ,σ 是常数，$\sigma>0$，则称 X 服从参数为 μ,σ 的**正态分布**(normal distribution)，记为 $X\sim N(\mu,\sigma^2)$.

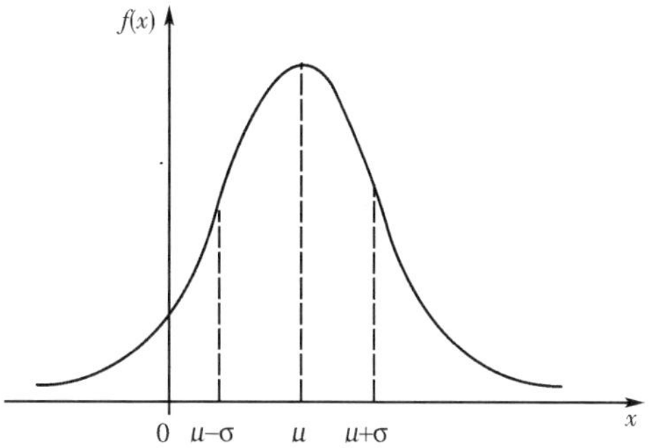

图 9.10

正态分布的密度函数 $f(x)$ 具有下列性质：

1) $\int_{-\infty}^{+\infty}f(x)\mathrm{d}x=\int_{-\infty}^{+\infty}\frac{1}{\sqrt{2\pi}\sigma}e^{-\frac{(x-\mu)^2}{2\sigma^2}}\mathrm{d}x=1$;

2) $f(x)$ 在直角坐标系下图形如图 9.10 所示，是一条关于直线 $x=\mu$ 对称的钟形曲线．

在区间 $(-\infty,\mu]$ 上 $f(x)$ 递增，在区间 $[\mu,+\infty)$ 上 $f(x)$ 递减，在 $x=\mu\pm\sigma$ 处有拐点，在 $x=\mu$ 处有最大值，最大值为 $\frac{1}{\sqrt{2\pi}\sigma}$;

3) 当 μ 固定时，σ 越小图形越陡峭，σ 越大图形越平缓；当 σ 固定时，改变 μ 值，则图形的形状不变，只改变其位置．如图 9.11 和图 9.12 所示．

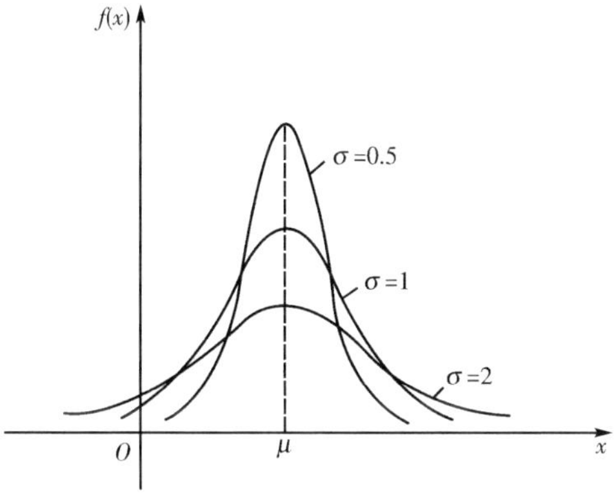

图 9.11

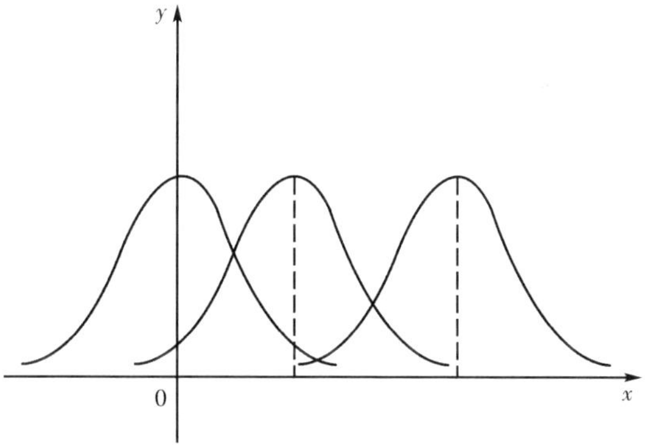

图 9.12

当参数 $\mu=0,\sigma=1$ 时，随机变量 X 的密度函数为

$$\varphi(x)=\frac{1}{\sqrt{2\pi}}e^{-\frac{x^2}{2}},(-\infty<x<+\infty), \tag{9-25}$$

此时称 X 服从**标准正态分布**(standard normal distribution)，记为 $X\sim N(0,1)$.

标准正态分布的密度函数图形关于纵轴对称，其分布函数为

$$\Phi(x)=\frac{1}{\sqrt{2\pi}}\int_{-\infty}^{x}e^{-\frac{t^2}{2}}\mathrm{d}t. \tag{9-26}$$

$\Phi(x)$ 的数值在图形上为图 9.13 中斜线部分的面积．

由于标准正态分布在应用上特别重要，而密度函数的原函数不是初等函数，故上式是"积不出的"积分，为此利用定积分的近似计算方法编制了"标准正态分布函数值表"(见附录).

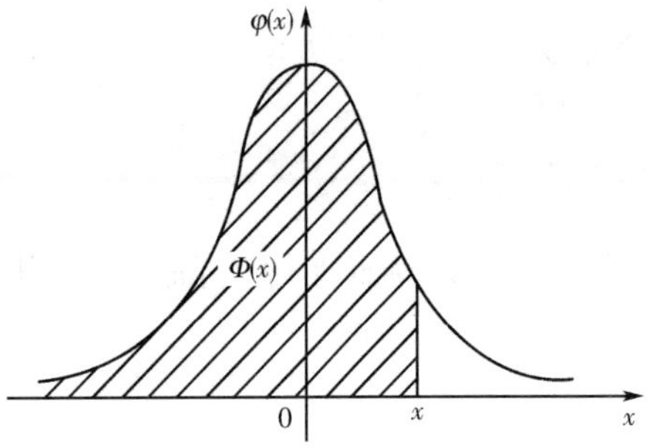

图 9.13

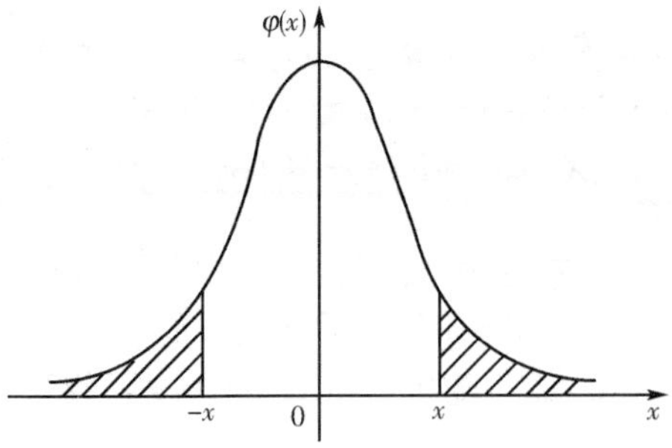

图 9.14

从图 9.14 可知，$\Phi(x)$具有以下性质：

$$\Phi(-x)=1-\Phi(x). \tag{9-27}$$

在标准正态分布函数值表中，一般只有 $x>0$ 时的函数值，可利用上式求出当 $x<0$ 时的 $\Phi(x)$值．

一般正态分布函数 $F(x)$也不能表成初等函数形式，它的函数值可通过以下定理标准化后利用标准正态分布函数 $\Phi(x)$的数值表求得．

定理 9.11 若 $X\sim N(\mu,\sigma^2)$，则$\dfrac{X-\mu}{\sigma}\sim N(0,1)$.

推论 1 若 $X\sim N(\mu,\sigma^2)$，则其分布函数为

$$F(x)=\Phi\left(\frac{x-\mu}{\sigma}\right). \tag{9-28}$$

推论 2 若 $X\sim N(\mu,\sigma^2)$，则

$$P(a<X<b)=F(b)-F(a)=\Phi\left(\frac{b-\mu}{\sigma}\right)-\Phi\left(\frac{a-\mu}{\sigma}\right). \tag{9-29}$$

特别地，

$$P(\mu-\sigma<X<\mu+\sigma)=\Phi(1)-\Phi(-1)=2\Phi(1)-1=0.6826;$$
$$P(\mu-2\sigma<X<\mu+2\sigma)=\Phi(2)-\Phi(-2)=2\Phi(2)-1=0.9544;$$
$$P(\mu-3\sigma<X<\mu+3\sigma)=\Phi(3)-\Phi(-3)=2\Phi(3)-1=0.9974.$$

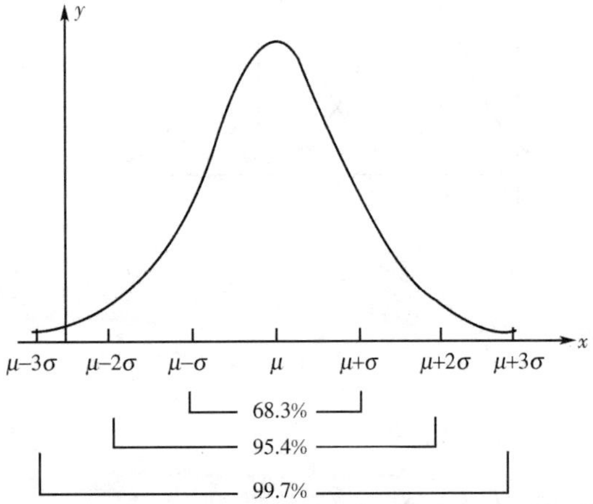

图 9.15

可见，服从正态分布的随机变量 X 之值，大部分落在区间$(\mu-\sigma,\mu+\sigma)$内，几乎全部落入区间$(\mu-3\sigma,\mu+3\sigma)$内，即 X 的取值落入区间$(\mu-3\sigma,\mu+3\sigma)$之外的概率不到 0.3%. 如图 9.15 所示．

正态分布是概率论中最重要的一种分布．一方面，正态分布是自然界最常见的一种分布，例如反映人的生理特征的身高、体重、农作物的收获量、测量的误差等都服从正态分布．一般来说，若影响某一数量指标的随机因素很多，而每个因素所起的作用不太大，则这个指标服从正态分布．另一方面，正态分布有许多良好性质，许多分布可用正态分布来近似，另外一些分布又可以通过正态分布来导出，因此在理论研究中，正态分布十分重要．

例 9.26 若 $X\sim N(0,1)$，求(1)$P(1<X<2)$，(2)$P(|X|\leqslant 3)$.

解 (1) $P(1<X<2)=\Phi(2)-\Phi(1)=0.9772-0.8413=0.1360$;

(2) $P(|X|\leqslant 3)=P(-3\leqslant X\leqslant 3)=\Phi(3)-\Phi(-3)$
$=2\Phi(3)-1=2\times 0.9986-1=0.9972$

例 9.27 $X \sim N(3, 0.2^2)$，求 $P(2.6<X<3.2)$

解 $\mu=3, \sigma=0.2$

$$P(2.6<X<3.2)=\Phi\left(\frac{3.2-3}{0.2}\right)-\Phi\left(\frac{2.6-3}{0.2}\right)$$
$$=\Phi(1)-\Phi(-2)=\Phi(1)+\Phi(2)-1$$
$$=0.8413+0.9773-1=0.8186.$$

例 9.28 某省高考，考生数是 35000 人，考试成绩呈正态分布，$\mu=440$ 分，$\sigma=10$ 分，计划招生数为 3500 人，是考生的 $\frac{1}{10}$，问总分为多少算是“上线”？

解 设 X 表示考试成绩，并设“上线”分是 x 分．

由题意知

$$X \sim N(440, 10^2), P(X>x)=0.1$$

因为

$$P(X>x)=1-P(X \leqslant x)=1-F(x)=1-\Phi\left(\frac{x-\mu}{\sigma}\right),$$

所以

$$1-\Phi\left(\frac{x-440}{10}\right)=0.1,$$

即

$$\Phi\left(\frac{x-440}{10}\right)=0.9,$$

查表得

$$\frac{x-440}{10}=1.28,$$

即

$$x=10 \times 1.28+440 \approx 453.$$

故上线者总分为 453 分以上．

第七节 随机变量的数字特征

如果知道了随机变量的分布函数，也就全部掌握了该随机变量的概率性质．但有许多随机变量的分布函数非常难求，甚至有的目前还找不到一个可供分析的具体形式，而在实际问题中，往往只需知道它的某些特征值就可以了．所谓随机变量的数字特征就是用来刻画随机变量分布状况的某些特征的数量指标．常用的数字特征有数学期望、方差及各阶矩等．我们在这一节主要介绍数学期望和方差．

一、数 学 期 望

某人在某游戏中所得分数 X 的分布列为：

X	1	2	3
P	0.2	0.5	0.3

试求所得分数 X 的平均值．

假设此人进行了 N 次投掷，N 充分大时，所得总分大约是

$$1 \times 0.2N+2 \times 0.5N+3 \times 0.3N=2.1N,$$

故平均得分为 2.1 分．

受上面问题启发，对一般离散型随机变量，可引进如下定义：

定义 9.7 设 X 是一离散型随机变量，其取值为 $x_1, x_2, x_3, \cdots$，对应的概率为 $p_1, p_2, p_3, \cdots$，若级数

$$\sum_{i=1}^{\infty} x_i p_i$$

绝对收敛，则称级数$\sum_{i=1}^{\infty} x_i p_i$为 X 的**数学期望**或**均值**，记为 $E(X)$ 或 EX，即

$$E(X)=\sum_{i=1}^{\infty} x_i p_i. \tag{9-30}$$

类似地，我们有连续型随机变量的数学期望的定义：

设 X 是一连续型随机变量，其密度函数为 $f(x)$，若积分

$$\int_{-\infty}^{+\infty} x f(x)\mathrm{d}x$$

绝对收敛，则称积分$\int_{-\infty}^{+\infty} x f(x)\mathrm{d}x$为 X 的**数学期望**或**均值**，记为 $E(X)$，即

$$E(X)=\int_{-\infty}^{+\infty} x f(x)\mathrm{d}x. \tag{9-31}$$

数学期望具有如下性质：

(1) 常数 C 的数学期望等于常数本身，即 $E(C)=C$；

(2) 常数 C 与随机变量 X 的乘积的数学期望等于 X 的数学期望的 C 倍，即 $E(CX)=CE(X)$；

(3) 两个随机变量的代数和的数学期望等于它们数学期望的代数和，即

$$E(X_1 \pm X_2)=E(X_1)+E(X_2).$$

例 9.29 设 $X\sim B(n,p)$，求 $E(X)$.

解
$$\begin{aligned}E(X)&=\sum_{k=0}^{n} kC_n^k p^k q^{n-k}\\&=\sum_{k=1}^{n} k\frac{n!}{k!\,(n-k)!}p^k q^{n-k}\\&=np\sum_{k=1}^{n}\frac{(n-1)!}{(k-1)!\,[(n-1)-(k-1)]!}p^{k-1}q^{(n-1)-(k-1)}\\&=np\sum_{k=1}^{n} C_{n-1}^{k-1}p^{k-1}q^{(n-1)-(k-1)}\\&=np(p+q)^{n-1}=np.\end{aligned}$$

例 9.30 设 $X\sim P(\lambda)$，求 $E(X)$.

解 $E(X)=\sum_{k=0}^{\infty} k\frac{\lambda^k}{k!}e^{-\lambda}=\lambda\sum_{k=1}^{\infty}\frac{\lambda^{k-1}}{(k-1)!}e^{-\lambda}=\lambda$.

例 9.31 （案例 9-2 解答）

解 设用办法②验血时，每个人需化验的次数为 X.

若记 $q=1-p$，则 k 个人混血呈阳性反应的概率为 $1-q^k$. 故 X 的分布列为

X	$\frac{1}{k}$	$1+\frac{1}{k}$
P	q^k	$1-q^k$

因此 $E(X)=\frac{1}{k}q^k+\left(1+\frac{1}{k}\right)(1-q^k)=1-q^k+\frac{1}{k}$.

N 个人需要化验次数的期望值为 $N\left(1-q^k+\frac{1}{k}\right)=N\left[1-\left(q^k-\frac{1}{k}\right)\right]$，所以当 $q^k-\frac{1}{k}>0$ 时方法②就能减少验血次数．例如当 $p=0.1$ 时，取 $k=4$，则 $q^k-\frac{1}{k}=0.4$，用方法②平均能减少 40%的工作量，当 p 已知时，可以选定整数 k_0，使 $E(X)$达到最小，把 k_0 个人分为一组最能节省化验次数．

例 9.32 若 X 服从$[a,b]$上的均匀分布,求 $E(X)$.

解 X 的密度函数为 $f(x)=\begin{cases}\dfrac{1}{b-a}, & a\leqslant x\leqslant b;\\ 0, & \text{其他}.\end{cases}$

$$E(X)=\int_{-\infty}^{+\infty}xf(x)\mathrm{d}x=\int_a^b x\frac{1}{b-a}\mathrm{d}x=\frac{a+b}{2}.$$

例 9.33 设 X 服从参数为 θ 的指数分布,即 X 的密度函数为

$$f(x)=\begin{cases}\theta e^{-\theta x}, & x>0;\\ 0, & x\leqslant 0.\end{cases}$$

求 $E(X)$.

解 $E(X)=\int_{-\infty}^{+\infty}xf(x)\mathrm{d}x=\int_0^{+\infty}x\theta e^{-\theta x}\mathrm{d}x=\dfrac{1}{\theta}$.

例 9.34 设 $X\sim N(\mu,\sigma^2)$,求 $E(X)$.

解 $E(X)=\int_{-\infty}^{+\infty}xf(x)\mathrm{d}x=\int_{-\infty}^{+\infty}\dfrac{1}{\sqrt{2\pi}\sigma}xe^{-\frac{(x-\mu)2}{2\sigma2}}\mathrm{d}x$,

作变换 $t=\dfrac{x-\mu}{\sigma}$,得

$$\begin{aligned}E(X)&=\frac{1}{\sqrt{2\pi}}\int_{-\infty}^{+\infty}(\sigma t+\mu)\mathrm{e}^{-\frac{t2}{2}}\mathrm{d}t\\&=\frac{\sigma}{\sqrt{2\pi}}\int_{-\infty}^{+\infty}t\mathrm{e}^{-\frac{t2}{2}}\mathrm{d}t+\frac{\mu}{\sqrt{2\pi}}\int_{-\infty}^{+\infty}\mathrm{e}^{-\frac{t2}{2}}\mathrm{d}t\cdot\\&=\frac{\sigma}{\sqrt{2\pi}}\times 0+\mu\times 1=\mu\end{aligned}$$

二、方差和标准差

数学期望是随机变量的重要数学特征,它表示了随机变量的平均值. 另一个重要的数字特征是方差,它体现了随机变量在数学期望附近取值的离散程度.

定义 9.8 若 $E[X-E(X)]^2$ 存在,则称它为随机变量 X 的**方差**,记为 $D(X)$,称$\sqrt{D(X)}$为 X 的**标准差**. 即

$$D(X)=E[X-E(X)]^2. \tag{9-32}$$

对于离散型随机变量 X,若 $P(X=x_i)=P_i$,则

$$D(X)=\sum_{i=1}^{\infty}[x_i-E(X)]^2\cdot P_i \tag{9-33}$$

对于连续型随机变量 X,若密度函数为 $f(x)$,则

$$D(X)=\int_{\infty}^{+\infty}[x-E(X)]^2f(x)\mathrm{d}x. \tag{9-34}$$

方差具有下列性质:

(1) 常数 C 的方差等于零,即 $D(C)=0$;

(2) 随机变量 X 与常数 C 乘积的方差等于随机变量方差的 C^2 倍,即 $D(CX)-C^2D(X)$;

(3) 若随机变量 X_1,X_2 相互独立,则 $D(X_1\pm X_2)=D(X_1)+D(X_2)$;

(4) 若 X 是任一随机变量,则 $D(X)=E(X^2)-E^2(X)$.

例 9.35 设离散型随机变量的分布列为

X	1	2	3
P	0.06	0.24	0.70

求 $E(X),D(X)$.

解 $E(X)=1\times 0.06+2\times 0.24+3\times 0.70=2.64$;

$E(X^2)=1^2\times 0.06+2^2\times 0.24+3^2\times 0.70=7.32$;

$D(X)=E(X^2)-E^2(X)=7.32-2.64^2\approx 0.35$.

例 9.36 设随机变量 X 的概率密度为

$$f(x)=\begin{cases}2(1-x), & 0<x<1;\\ 0, & \text{其他}.\end{cases}$$

求 $E(X),D(X)$.

解 $E(X)=\int_{-\infty}^{+\infty}xf(x)\mathrm{d}x=\int_0^1 2x(1-x)\mathrm{d}x=2\left(\frac{x^2}{2}-\frac{x^3}{3}\right)\Big|_0^1=\frac{1}{3}$;

$E(X^2)=\int_{-\infty}^{+\infty}x^2f(x)\mathrm{d}x=\int_0^1 x^2\times 2(1-x)\mathrm{d}x=2\left(\frac{x^3}{3}-\frac{x^4}{4}\right)\Big|_0^1=\frac{1}{6}$;

$D(X)=E(X^2)-E^2(X)=\frac{1}{6}-\left(\frac{1}{3}\right)^2=\frac{1}{18}$.

例 9.37 设 $X\sim B(n,p)$,求 $D(X)$.

解
$$\begin{aligned}E(X^2)&=\sum_{k=0}^{n}k^2C_n^kp^kq^{n-k}=\sum_{k=1}^{n}k^2\frac{n!}{k!\,(n-k)!}p^kq^{n-k}\\&=\sum_{k=1}^{n}[(k-1)+1]\frac{n!}{(k-1)!\,(n-k)!}p^kq^{n-k}\\&=\sum_{k=2}^{n}\frac{n!}{(k-2)!\,(n-k)!}p^kq^{n-k}+\sum_{k=1}^{n}\frac{n!}{(k-1)!\,(n-k)!}p^kq^{n-k}\\&=n(n-1)p^2\sum_{k=2}^{n}\frac{(n-2)!}{(k-2)!\,[(n-2)-(k-2)]!}p^{k-2}q^{(n-2)-(k-2)}\\&\quad+np\sum_{k=1}^{n}\frac{(n-1)!}{(k-1)!\,[(n-1)-(k-1)]!}p^{k-1}q^{(n-1)-(k-1)}\\&=n(n-1)p^2(p+q)^{n-2}+np(p+q)^{n+1}\\&=n(n-1)p^2+np;\end{aligned}$$

$$D(X)=E(X^2)-E^2(X)=n(n-1)p^2+np-(np)^2=npq.$$

例 9.38 设 X 服从区间$[a,b]$上的均匀分布,求 $D(X)$.

解 $E(X^2)=\int_{-\infty}^{+\infty}x^2f(x)\mathrm{d}x=\int_a^b\frac{x^2}{b-a}\mathrm{d}x=\frac{1}{3}(a^2+ab+b^2)$.

$$D(X)=E(X^2)-E^2(X)=\frac{1}{3}(a^2+ab+b^2)-\left(\frac{a+b}{2}\right)^2=\frac{(b-a)^2}{12}.$$

例 9.39 设 $X\sim N(\mu,\sigma^2)$,求 $D(X)$.

解 $D(X)=\int_{-\infty}^{+\infty}[x-E(X)]^2f(x)\mathrm{d}x=\int_{-\infty}^{+\infty}(x-\mu)^2\cdot\frac{1}{\sqrt{2\pi}\sigma}e^{-\frac{(x-\mu)2}{2\sigma}}\mathrm{d}x$

$$\xlongequal{t=\frac{x-\mu}{\sigma}}\int_{-\infty}^{+\infty}(\sigma t)^2\cdot\frac{1}{\sqrt{2\pi}\sigma}e^{-\frac{t2}{2}}\sigma\mathrm{d}t=-\frac{\sigma^2}{\sqrt{2\pi}}\int_{-\infty}^{+\infty}t\,\mathrm{d}e^{-\frac{t2}{2}}$$

$$=-\frac{\sigma^2}{\sqrt{2\pi}}\left(t\mathrm{e}^{-\frac{t^2}{2}}\Big|_{-\infty}^{+\infty}-\int_{-\infty}^{+\infty}e^{-\frac{t^2}{2}}\mathrm{d}t\right)=-\frac{\sigma^2}{\sqrt{2\pi}}\int_{-\infty}^{+\infty}\mathrm{e}^{-\frac{t^2}{2}}\mathrm{d}t=\sigma^2.$$

其标准差为$\sqrt{D(X)}=\sigma$.

这表明，正态分布的另一个参数就是随机变量的标准差，因此正态分布是完全由数学期望和方差来决定的.

第八节 大数定律与中心极限定理

一、大 数 定 理

前面我们提到过，某事件发生的频率具有稳定性．实践中还发现，n 个随机变量的算术平均值，当 n 充分大时，也无限接近于一个常数．在概率论中，用来阐明大量随机现象平均结果的稳定性的一系列定理统称为大数定理．

1. 切比雪夫不等式

若随机变量 X 有数学期望$E(X)$和方差 $D(X)$，则对于任意给定的正数 ε，下列不等式成立：

$$P(|X-E(X)|\geqslant\varepsilon)\leqslant\frac{D(X)}{\varepsilon^2},\tag{9-35}$$

或

$$P(|X-E(X)|<\varepsilon)>1-\frac{D(X)}{\varepsilon^2}.\tag{9-36}$$

证 若 X 是离散型随机变量，事件$|X-E(X)|\geqslant\varepsilon$ 表示随机变量 X 取一切满足不等式$|x_i-E(X)|\geqslant\varepsilon$ 的可能值x_i，设 $P_i=P(X=x_i)$，按概率加法定理得

$$P(|X-E(X)|\geqslant\varepsilon)=\sum_{|x_i-E(X)|\geqslant\varepsilon}P_i.$$

因为$|x_i-E(X)|\geqslant\varepsilon$，所以$[x_i-E(X)]^2\geqslant\varepsilon^2$，即$\frac{[x_i-E(X)]^2}{\varepsilon^2}\geqslant1$，

$$\text{故 }P(|X-E(X)|\geqslant\varepsilon)\leqslant\sum_{|x_i-E(X)|\geqslant\varepsilon}\frac{[x_i-E(X)]^2}{\varepsilon^2}P_i$$

$$\leqslant\frac{1}{\varepsilon^2}\sum_i[x_i-E(X)]^2P_i=\frac{D(X)}{\varepsilon^2}.$$

若 X 为连续型随机变量，则事件$|X-E(X)|\geqslant\varepsilon$ 表示 X 取值落在$[E(X)-\varepsilon,E(X)+\varepsilon]$之外，故有

$$P(|X-E(X)|\geqslant\varepsilon)=\int_{|X-E(X)|\geqslant\varepsilon}f(x)\mathrm{d}x.$$

因为$|x_i-E(X)|\geqslant\varepsilon$，所以$[x_i-E(X)]^2\geqslant\varepsilon^2$，即$\frac{[x_i-E(X)]^2}{\varepsilon^2}\geqslant1$，

$$\text{故 }P(|X-E(X)|\geqslant\varepsilon)=\int_{|X-E(X)|\geqslant\varepsilon}\frac{[x-E(X)]^2}{\varepsilon^2}f(x)\mathrm{d}x$$

$$\leqslant\frac{1}{\varepsilon^2}\int_{-\infty}^{+\infty}[x-E(X)]^2f(x)\mathrm{d}x=\frac{D(X)}{\varepsilon^2}.$$

2. 切比雪夫大数定理

设 $X_1,X_2,\cdots,X_n,\cdots$是由两两独立的随机变量所构成的序列，每一随机变量都有有限的方差，并且有公共上界，即存在某一常数 C，使得

$$D(X_i)<C,(i=1,2,\cdots),$$

则对任意的 $\varepsilon>0$，恒有

$$\lim_{n\to\infty}P\left(\left|\frac{1}{n}\sum_{i=1}^{n}X_i-\frac{1}{n}\sum_{i=1}^{n}E(X_i)\right|<\varepsilon\right)=1.\tag{9-37}$$

证 因为 $X_1,X_2,\cdots,X_n,\cdots$两两独立，故

$$D\left(\frac{1}{n}\sum_{i=1}^{n}X_i\right)=\frac{1}{n^2}\sum_{i=1}^{n}D(X_i)\leqslant\frac{C}{n}.$$

对随机变量$\frac{1}{n}\sum_{i=1}^{n}X_i$ 应用切比雪夫不等式得

$$P\left(\left|\frac{1}{n}\sum_{i=1}^{n}X_i-\frac{1}{n}\sum_{i=1}^{n}E(X_i)\right|<\varepsilon\right)\geqslant 1-\frac{D\left(\frac{1}{n}\sum_{i=1}^{n}X_i\right)}{\varepsilon^2}\geqslant 1-\frac{C}{n\varepsilon^2}.$$

所以
$$1-\frac{C}{n\varepsilon^2}\leqslant P\left(\left|\frac{1}{n}\sum_{i=1}^{n}X_i-\frac{1}{n}\sum_{i=1}^{n}E(X_i)\right|<\varepsilon\right)\leqslant 1.$$

于是
$$\lim_{n\to\infty}P\left(\left|\frac{1}{n}\sum_{i=1}^{n}X_i-\frac{1}{n}\sum_{i=1}^{n}E(X_i)\right|<\varepsilon\right)=1.$$

这个定理表明，当试验次数 n 很大时，随机变量 $X_1,X_2,\cdots,X_n$ 的算术平均值 $\overline{X}_n=\frac{1}{n}\sum_{i=1}^{n}X_i$ 接近其数学期望值．这个结果于 1866 年被俄国数学家切比雪夫所证明．它是关于大数定理的一个相当普遍的结论，许多大数定理的古典结果是它的特例．

3. 贝努利大数定理

设 m 是 n 次贝努利试验中事件 A 出现的次数，p 是事件 A 在每次试验中出现的概率，则对任意 $\varepsilon>0$，恒有

$$\lim_{n\to\infty}P\left(\left|\frac{m}{n}-p\right|<\varepsilon\right)=1, \tag{9-38}$$

或
$$\lim_{n\to\infty}P\left(\left|\frac{m}{n}-p\right|\geqslant\varepsilon\right)=0. \tag{9-39}$$

证 设 $X_i=\begin{cases}1,\text{第 } i \text{ 次试验出现 } A;\\0,\text{第 } i \text{ 次试验不出现 } A.\end{cases}$ $(i=1,2,\cdots,n,\cdots)$，显然 X_i 服从$(0-1)$分布，且 $P(X_i=1)=p$，$P(X_i=0)=1-p$. 数学期望和方差分别为 $E(X_i)=p$，$D(X_i)=pq$. 因为 m 是 n 次贝努利试验中 A 出现的次数，所以它也是随机变量，且 $m=X_1+X_2+\cdots+X_n$.

$$E(m)=np,D(m)=npq.$$

又因为 $E\left(\frac{m}{n}\right)=p$，$D\left(\frac{m}{n}\right)=\frac{1}{n^2}\times npq=\frac{pq}{n}$，

由切比雪夫不等式得

$$P\left(\left|\frac{m}{n}-p\right|<\varepsilon\right)>1-\frac{pq}{n\varepsilon^2},$$

而
$$P\left(\left|\frac{m}{n}-p\right|<\varepsilon\right)\leqslant 1,$$

故
$$\lim_{n\to\infty}P\left(\left|\frac{m}{n}-p\right|<\varepsilon\right)=1.$$

这个定理表明，当试验次数 n 无限增大时，事件 A 发生的频率 $f_n=\frac{m}{n}$ 与概率 p 有较大偏差的可能性很小．正因为这种稳定性，概率的概念才有客观意义．该定理还提供了通过试验来确定概率的方法，即把某事件发生的频率作为相应概率的估计，这种方法称为参数估计，它是数理统计中主要研究内容之一，参数估计的重要理论基础之一就是大数定理．

二、中心极限定理

设 $X_1,X_2,\cdots,X_n,\cdots$是两两相互独立的随机变量序列，且具有相同有限的数学期望和方差：$E(X_i)=\mu$，$D(X_i)=\sigma^2\neq 0$，$(i=1,2,\cdots,n,\cdots)$，则随机变量

$$Y_n=\frac{\sum_{i=1}^{n}X_i-n\mu}{\sqrt{n}\sigma}$$

的分布函数 $F_n(x)$ 对任意 x 满足

$$\begin{aligned}\lim_{x\to\infty}F_n(x)&=\lim_{x\to\infty}P\left(\frac{\sum_{i=1}^{n}X_i-n\mu}{\sqrt{n}\sigma}<x\right)\\&=\lim_{n\to\infty}P\left(\frac{\frac{1}{n}\sum_{i=1}^{n}X_i-\mu}{\sigma/\sqrt{n}}<x\right)\\&=\int_{-\infty}^{x}\frac{1}{\sqrt{2\pi}}e^{-\frac{t^2}{2}}\mathrm{d}t.\end{aligned}\tag{9-40}$$

中心极限定理说明，我们所讨论的随机变量，如果可以表示为大量独立的随机变量之和，而其中每一个分量在总和所起的作用都很微小，那么作为总和的那个随机变量便近似地服从正态分布．

例 9.40 某车间有 200 台车床，它们是独立工作的，开工率为 0.6，开工时耗电各为 1kW，试问需要供给这个车间多少电力才能以 99.9%的概率保证这个车间的用电？

解 这是一个 $n=200$ 的贝努利试验，A 表示工作，设 X 表示某时刻工作着的机床数，则

$$X\sim B(200,0.6)$$

所求问题是确定一个最小正整数 r，使

$$P(0\leqslant x\leqslant r)=\sum_{k=0}^{r}C_{200}^{k}0.6^{k}0.4^{200-k}\geqslant 0.999$$

对此直接计算是很困难的，我们可以利用中心极限定理计算这个概率，设

$$X_k=\begin{cases}1,\text{第 } k \text{ 台机床工作；}\\0,\text{第 } k \text{ 台机床不工作．}\end{cases}\quad(k=1,2,\cdots,200),$$

则 $X=X_1+X_2+\cdots+X_{200}$．

$$E(X)=np=200\times0.6=120,D(X)=npq=200\times0.6\times0.4=48,$$

由中心极限定理知 X 近似服从 $N(120,(\sqrt{48})^2)$，故

$$P(0\leqslant X\leqslant r)=\Phi\left(\frac{r-120}{\sqrt{48}}\right)-\Phi\left(\frac{0-120}{\sqrt{48}}\right)\geqslant 0.999,$$

查表得 $\frac{r-120}{\sqrt{48}}=3.1$，

所以 $r=141$．

这个结果表明，若供电 141kW，那么由于供电不足影响生产的可能性小于 0.001，即 99.9%的概率保证了这个车间的用电．

习 题 九

1. 从医院外科医师中任选一名医师．设 A："选出是男医师"；B："选出的是不抽烟的医师"；C："选出的是 1986 年医疗系毕业的医师"．问

(1) $A\overline{B}C,A\overline{BC},\overline{AB}C$ 各表示什么事件？

(2) 在什么情况下 $ABC=A$？

(3) 若 $\overline{A}=B$，能否说明该院外科男医生都抽烟？

2. 给 5 个患者做诊断，设 A_i，$(i=0,1,2,3,4,5)$ 表示至少给 i 个人作出正确诊断，试用事件运算式表示：

(1) 恰好给 2 个患者作出正确诊断；

(2) 至多给 4 个患者作出正确诊断．

3. 若 A,B,C,D 是四个随机事件，试用这四个事件表示下列各事件：

(1) 这四个事件至少发生一个；(2) 恰好发生两个；(3) 至少发生两个；(4) 四个事件都不发生；(5) 至

多发生一个.

4. 把 a,b,c,d,e 五个字母任意排列,求 a 和 b 排在一起的概率.
5. 某产品 40 件,其中有次品 3 件,现从中任取 3 件,求其中至少有 1 件次品的概率.
6. 一批产品共 N 件,其中有 M 件次品,从这批产品中任取 n 件,求其中恰有 m 件次品的概率($M<N,n<N,m\leqslant M,n-m\leqslant N-M$).
7. 设某地区有 A,B,C 三种常见的慢性病,已知该地区的老年人患 A,B,C 三种疾病的概率分别是 0.3, 0.2, 0.15,患 A 且 B, B 且 C, C 且 A 病的概率分别为 0.1, 0.08, 0.04. 又已知 A,B,C 三种病至少患其中一种病的概率为 0.45,试问该地区的老年人 A,B,C 三种病都患的概率是多少?
8. 设某种动物从出生起能活到 20 岁的概率是 0.8,活到 25 岁的概率为 0.4,试问现年 20 岁的这种动物能活到 25 岁的概率是多少?
9. 某种病第一次发病时引起心肌损害的概率是 0.3;若第一次未引起心肌损害,第二次复发时引起心肌损害的概率是 0.5;若第二次仍未引起心肌损害,第三次发病时引起心肌损害的概率是 0.8. 某人患这种病已 3 次,他的心肌受损害的概率是多少?
10. 在有三个孩子的家庭中,已知有一个是女孩,求至少有一个男孩的概率.
11. 假如某人群中患肺结核病的概率为 0.3%,患沙眼病的概率为 4%,现从该人群中随机抽查一人,问此人:

    (1) 患肺结核病又患沙眼病的概率是多少?

    (2) 不患肺结核病也不患沙眼病的概率是多少?

    (3) 至少患其中一种病的概率是多少?
12. 设一个仓库中,有 10 箱同样规格的产品,其中 5 箱、3 箱、2 箱依次是甲厂、乙厂、丙厂生产的,且甲厂、乙厂、丙厂生产的该产品的次品率分别为 $\frac{1}{10},\frac{1}{15},\frac{1}{20}$,从这 10 箱产品中任取一箱,再从取得的这箱中任取一件产品,求取得正品的概率.
13. 某射手对飞机进行三次独立射击,第一次射击命中率为 0.3,第二次命中率为 0.4,第三次命中率为 0.6,命中飞机一次而击落飞机的概率为 0.2,命中飞机二次而击落飞机的概率为 0.6,若三次命中则飞机必然被击落,求射击三次而击落飞机的概率.
14. 有朋友自远方来访,他乘火车、轮船、汽车、飞机来的概率分别为 0.3, 0.2, 0.1, 0.4. 如果他乘火车、轮船、汽车来的话,迟到的概率分别是 $\frac{1}{4},\frac{1}{3},\frac{1}{12}$,而乘飞机不会迟到. 结果他迟到了,试问他乘火车来的概率是多少?
15. 已知某地区 3% 的男人, 0.8% 的女人是色盲者,该地区男女之比是 13 : 12,现随机抽查 1 人,发现是色盲者,这人是男人的概率是多少?
16. 某气象站天气预报的准确率为 80%,计算 5 次预报中恰有 4 次准确的概率.
17. 设炮兵使用某型号高射炮,每门炮一发击中敌机的概率为 0.6,现有若干门炮同时发射(每炮射一发),问欲以 99% 的把握击中敌机,至少需配置几门炮?
18. 袋中有 7 个球,其中白球 4 个,黑球 3 个,有放回地取 3 次,每次取 1 个,求恰有 2 个白球的概率.
19. 假如蚕豆种的发芽率都是 0.9,当播下 6 粒种子时,试计算恰好有 4 粒发芽的概率是多少?
20. 某地区的胃癌发病率是 0.01%,现普查 5 万人,试问:(1)其中没有发现胃癌患者的概率是多少? (2)发现不多于 5 个人患胃癌的概率是多少?
21. 已知连续型随机变量 X 的密度函数为 $f(x)=\begin{cases}kx^2, & 0\leqslant x<1;\\ 0, & \text{其他}.\end{cases}$

    求:(1)常数 k;(2) X 落在区间 $(0.1, 0.7)$ 内的概率.
22. 已知 $X\sim N(0,1)$,求:

    (1) $P(X=1.23)$; (2) $P(X<2.08)$; (3) $P(X\geqslant -0.09)$;

    (4) $P(2.15<X<5.12)$; (5) $P(|X|<1.96)$.
23. 设 $X\sim N(1.5,2^2)$,求

    (1) $P(X<-4)$; (2) $P(X>2)$; (3) $P(|X|<3)$.

24. 设某地区成人男子血红细胞数的数学期望及标准差分别为 537.8 和 43.9(万/立方毫米),试估计血红细胞数在 493.9 到 581.7(万/立方毫米)之间的概率是多少?

25. 盒中 5 个球(3 个白球,2 个黑球),从中任取 2 个球,求取得"白球数"X 的数学期望和方差.

26. 设连续型随机变量的密度函数为 $f(x)=\frac{1}{2}e^{-|x|}$,$(-\infty<x<+\infty)$. 求 $E(X)$,$D(X)$.

附录一　习题答案

习　题　一

1. (1) $x=2k,(k=0,\pm1,\pm2,\cdots)$；(2) $-10\leqslant x<2$ 且 $x\neq1$；(3) $-\frac{1}{3}\leqslant x\leqslant1$；(4) $x<-\frac{1}{2}$或 $x>3$.

2. (1) $x=\sqrt{y^2-1},y\in[1,+\infty)$；或 $y=\sqrt{x^2-1},x\in[1,+\infty)$；
   (2) $x=10^{y-1}-2$，或 $y=10^{x-1}-2,(-\infty,+\infty)$；
   (3) $x=\frac{1}{2}\ln\frac{1+y}{1-y},y\in(-1,1)$，或 $y=\frac{1}{2}\ln\frac{1+x}{1-x},x\in(-1,1)$；
   (4) $x=\frac{e^y-e^{-y}}{2}$，或 $y=\frac{e^x-e^{-x}}{2},(-\infty,+\infty)$.

3. (1) $f\left(\frac{1}{2}\right)=2\sqrt{\frac{1}{2}}=\sqrt{2}$；(2) $f(x+1)=\begin{cases}2\sqrt{x+1} & -1\leqslant x\leqslant0\\ 2+x & x>0\end{cases}$

4. (1) $y=a^{\sin x},(-\infty,+\infty)$；(2) $y=\cos(2x-1),(-\infty,+\infty)$；(3) $y=\sqrt[3]{\lg x},(0,+\infty)$.

5. (1) $y=5^u,u=v^4,v=x^2+1$；　(2) $y=e^u,u=\arcsin v,v=3x$；
   (3) $y=\lg u,u=\tan v,v=x^2+\arcsin x$；　(4) $y=\sin u,u=\tan v,v=x^2+x-1$；
   (5) $y=u^{\frac{3}{2}},u=\sin v,v=x-1$；　(6) $y=\arccos u,u=v^2,v=\frac{x}{a}+1$；
   (7) $y=\lg u,u=\sin v,v=2x-\frac{\pi}{4}$；　(8) $y=\ln u,u=\frac{x-1}{x+1}$.

6. (1) 0；(2) ∞；(3) $\frac{1}{2}$；(4) $\frac{2}{7}$；(5) $\frac{1}{2}$；(6) e^{-3}；(7) $\frac{2}{\pi}$；(8) $-\frac{1}{2}$；(9) 0；(10) $\frac{2}{\pi}$；(11) e；(12) 8；(13) 1；
   (14) $\frac{1}{16}$；(15) $\frac{5}{3}$；(16) e^{-k}；(17) $\cos a$；(18) 0；(19) $\frac{1}{2}$；(20) 1.

7. $\lim\limits_{x\to0+}f(x)=0,\lim\limits_{x\to0-}f(x)=5$；$\lim\limits_{x\to0}f(x)$不存在.

8. (1) 无穷大量；(2) 无穷小量；(3) 无穷小量；(4) 既不是无穷大量也不是无穷小量；(5) 无穷大量；
   (6) 无穷小量.

9. $a=2,b=e$.

10. (1) $x=0$ 为无穷间断点，$x=1$ 为跳跃间断点；
    (2) $x=1$ 是可去间断点，$x=2$ 是无穷间断点；
    (3) $x=0$ 为跳跃间断点，$x=1$ 为可去间断点，$x=-1$ 为无穷间断点；
    (4) $x=1,2$ 均为无穷间断点；
    (5) $x=-1,2,3$ 均为无穷间断点；
    (6) $x=0$ 为可去间断点.

11. $a=0,b=e$.

12. 略.

习　题　二

1. $v=T'=T'(t)=\lim\limits_{\Delta t\to0}\frac{T(t+\Delta t)-T(t)}{\Delta t}$.

2. (1) $-f'(x_0)$；(2) $f'(0)$；(3) $2f'(x_0)$.

3. 切线方程 $y-\frac{1}{2}=-\frac{\sqrt{3}}{2}\left(x-\frac{\pi}{3}\right)$；法线方程 $y-\frac{1}{2}=\frac{2}{\sqrt{3}}\left(x-\frac{\pi}{3}\right)$.

4. $y+1=-(x+1)$；$\left(\frac{1}{2},2\right)$，$\left(-\frac{1}{2},-2\right)$.

5. (1) 连续不可导；(2) 即连续又可导 .

6. $a=2,b=-1$.

7. $f'_+(0)=0,f'_-(0)=-1,f'(0)$不存在 .

8. $f'(x)=\begin{cases}\cos x & x<0\\ 1 & x\geqslant 0\end{cases}$.

9. (1) $ax^{a-1}+a^x\ln a$；(2) $1+\frac{1}{x}$；(3) $x^{n-1}(n\ln x+1)$；(4) $-\frac{1}{2\sqrt{x}}-\frac{1}{2}x^{-\frac{3}{2}}$；(5) $\arctan x+\frac{x}{1+x^2}$；

(6) $-\frac{x\sin x+2\cos x}{x^3}$；(7) $\frac{2}{1+\sin 2x}$；(8) $-\tan x$.

10. (1) $\frac{1+\sqrt{3}}{2},\sqrt{2}$；(2) $\frac{\sqrt{2}}{4}\left(3+\frac{\pi}{2}\right)$；(3) $\frac{3}{25},\frac{17}{15}$.

11. $-\lambda M_0e^{-\lambda t_0}$.

12. (1) $\sqrt{1-x^2}$；(2) $\frac{2a}{a^2-x^2}$；(3) $-a\sin[2(ax+b)]$；(4) $\frac{1}{\cos x}$；(5) $\frac{4\sqrt{x}\cdot\sqrt{x+\sqrt{x}}+2\sqrt{x}+1}{8\sqrt{x+\sqrt{x+\sqrt{x}}}\cdot\sqrt{x+\sqrt{x}}\cdot\sqrt{x}}$；

(6) $\frac{e^x}{1+e^{2x}}$；(7) $\frac{1}{x\cdot\ln x\cdot\ln\ln x}$；(8) $\frac{x}{\sqrt{(1-x^2)^3}}$；(9) $\sin 2x\sin x^2+2x\sin^2x\cos x^2$；(10) $\frac{4}{(e^x+e^{-x})^2}$

或$\frac{4e^{2x}}{(e^{2x}+1)^2}$.

13. (1) $f'(\sin x)\cdot\cos x$；(2) $2xf'(x^2)$；(3) $\sin 2x[f'(\sin^2x)-f'(\cos^2x)]$；(4) $\frac{f'(x)}{f(x)}$.

14. $\frac{a}{\pi h(2r-h)}$厘米/秒 .

15. (1) $\frac{3y-x^2}{y^2-3x}$；(2) $\frac{12\cos 3x+y^2\sin x}{2y\cos x}$；(3) $\frac{e^y}{1-xe^y}=\frac{e^y}{2-y}$；(4) $\frac{x+y}{x-y}$；(5) $\frac{y\cos x+\sin(x-y)}{\sin(x-y)-\sin x}$；

(6) $\frac{y}{y-x}$；(7) $\frac{e^{x+y}-y}{x-e^{x+y}}=\frac{xy-y}{x-xy}$；(8) $-\csc^2(x+y)$.

16. $y-\frac{\sqrt{2}}{4}a=-\left(x-\frac{\sqrt{2}}{4}a\right)$，$x-y=0$.

17. (1) $(\sin x)^x[\ln(\sin x)+x\cot x]$；(2) $x^x(\ln x+1)$；(3) $(\ln x)^x\left(\ln(\ln x)+\frac{1}{\ln x}\right)$；

(4) $(u(x))^{v(x)}\left(v'(x)\ln(u(x))+\frac{v(x)}{u(x)}u'(x)\right)$；(5) $\frac{y(x\ln y-y)}{x(y\ln x-x)}$；

(6) $\left(\frac{x(x^2+1)}{(x^2-1)^2}\right)^{\frac{1}{3}}\cdot\frac{x^4+6x^2+1}{3x(1-x^4)}$；(7) $\frac{\sqrt{x+2}(3-x)^4}{(x+1)^5}\left(\frac{1}{2(x+2)}-\frac{4}{x-3}-\frac{5}{x+1}\right)$；

(8) $\left(\frac{x}{1+x}\right)^x\left(\ln\left(\frac{x}{1+x}\right)+\frac{1}{1+x}\right)$；(9) $\left(\frac{x-5}{\sqrt[5]{x^2+2}}\right)^{\frac{1}{5}}\left[\frac{1}{5x-25}-\frac{2x}{25(x^2+2)}\right]$，

(10) $\frac{1}{2}\sqrt{x\sin x\cdot\sqrt{1-e^x}}\left(\frac{1}{x}+\cot x-\frac{e^x}{2(1-e^x)}\right)$.

18. (1) $-2\sin x-x\cos x$；(2) $2e^{x^2}(2x^3+3x)$；(3) $-\frac{x}{\sqrt{(1+x^2)^3}}$；(4) $-2e^{-t}\cos t$.

19. (1) $-\frac{1}{y^3}$；(2) $-\frac{b^4}{a^2y^3}$；(3) $-2\csc^2(x+y)\cdot\cot^3(x+y)$；(4) $\frac{e^{2y}(y-3)}{(y-2)^3}$.

20. (1) $-\sin f(x)\cdot[f'(x)]^2+\cos f(x)\cdot f''(x)$；(2) $-\frac{1}{f^2(x)}\cdot\left(\frac{\mathrm{d}}{\mathrm{d}x}f(x)\right)^2+\frac{1}{f(x)}\cdot\frac{\mathrm{d}^2}{\mathrm{d}x^2}f(x)$.

21. 略 .

22.(1) $\frac{3}{2}x^2+c$;(2) $\frac{1}{3}x^3+c$;(3) $\frac{1}{3}\ln x+c$;(4) $\frac{1}{2}e^{2x}+c$;(5) $-\frac{1}{2}\cos 2x+c$;

(6) $\ln|1+x|+c$;(7) $\frac{1}{3}\tan 3x+c$;(8) $2\sqrt{x}+c$;(9) $\frac{1}{x}+c$;(10) $\frac{1}{2}\ln^2 x+c$.

23.(1) $\left(-\frac{1}{x^2}+\frac{1}{\sqrt{x}}\right)\mathrm{d}x$;(2) $(\sin 2x+2x\cos 2x)\mathrm{d}x$;(3) $\frac{1}{\sqrt{(1+x^2)^3}}\mathrm{d}x$;

(4) $\frac{2}{x-1}\ln(1-x)\mathrm{d}x$;(5) $2x(1-x)e^{2x}\mathrm{d}x$;(6) $e^{-x}[\sin(3-x)-\cos(3-x)]\mathrm{d}x$;

(7) $\begin{cases}-\frac{\mathrm{d}x}{\sqrt{1-x^2}} & 0<x<1\\ \frac{\mathrm{d}x}{\sqrt{1-x^2}} & -1<x<0\end{cases}$;(8) $4\tan(1+2x)\cdot\sec^2(1+2x)\mathrm{d}x$;(9) $-\frac{2x}{1+x^4}\mathrm{d}x$;

(10) $A\omega\cos(\omega t+\varphi)\mathrm{d}t$.

24.(1) 1.0067;(2) 2.7455;(3) 0.8747;(4) 0.5216.

25.3.38mm，0.23%.

26.2.5%.

习 题 三

1. 略.

2. $\xi=\sqrt{\frac{4}{\pi}-1}$.

3. 略.

4.(1) 1;(2) $-\frac{3}{5}$;(3) -2;(4) 2;(5) 2;(6) 0;(7) $-\frac{1}{2}$;(8) $-\frac{5}{3}$;(9) 1;(10) 1;(11) 1;(12) e^{-1};

(13) 1;(14) 1.

5.(1) 单增区间为$(-\infty,-1)$,$(3,+\infty)$;单减区间为$(-1,3)$;

(2) 单增区间$(0,+\infty)$;

(3) 单减区间$(-1,0)$,单增区间$(0,+\infty)$;

(4) 单减区间$(-\infty,+\infty)$.

6.(1) $f(0)=0$ 为极大值;$f(1)=-1$ 为极小值;(2) $f\left(\frac{3}{4}\right)=\frac{5}{4}$为极大值;

(3) $f(e)=e^{\frac{1}{e}}$为极大值;(4) 无极值.

7. $a=2$,极大值 $f\left(\frac{\pi}{3}\right)=\sqrt{3}$.

8.(1) 最大值 $y(1)=2$,最小值 $y(-1)=-10$;(2) 最大值为 $y(4)=\frac{3}{5}$,最小值为 $y(0)=-1$;

(3) 最大值 $y=\frac{5}{4}$,最小值 $y=-5+\sqrt{6}$.

9. $\frac{20\sqrt{3}}{3}$.

10. 3cm,6cm,4cm.

11. 28.943,1.16.

12. $x=\frac{a}{2}$时,$\frac{\mathrm{d}v}{\mathrm{d}x}=0$,反应速度最大 $v=\frac{a^2k}{4}$.

13.(1) 凸区间$(-\infty,1)$,凹区间$(1,-\infty)$,拐点$(1,-2)$;

(2) 凸区间$(-\infty,2)$,凹区间$(2,-\infty)$,拐点$(2,2e^{-2})$;

(3) 凸区间$(-\infty,-1)$,$(1,+\infty)$;凹区间$(-1,1)$;拐点为$(1,\ln 2)$和$(-1,\ln 2)$.

14. $a=-\frac{3}{2}, b=\frac{9}{2}$.

15. 略.

习 题 四

1. (1) $\frac{2^x e^x \pi^x}{\ln 2e\pi}+C$;(2) $2\sqrt{x}-\frac{4}{3}x^{\frac{3}{2}}+\frac{2}{5}x^{\frac{5}{2}}+C$;(3) $2x-\frac{5}{\ln 2-\ln 3}\left(\frac{2}{3}\right)^x+C$;

   (4) $x-\arctan x+C$;(5) $\frac{1}{2}x+\frac{1}{2}\sin x+C$;(6) $\frac{1}{2}\tan x+C$.

2. (1) $-\frac{1}{2}(2x-3)^{-1}+C$;(2) $\frac{1}{3}(x^2-5)^{\frac{3}{2}}+C$;(3) $\ln|\ln x|+C$;(4) $\arcsin\frac{1+x}{2}+C$;(5) $\frac{1}{6}\arctan\frac{3x}{2}+C$;(6) $-e^{\frac{1}{x}}+C$;(7) $\frac{1}{2}\ln(4+x^2)+2\arctan\frac{x}{2}-x+C$;(8) e^x+x+C;(9) $\frac{1}{2}x-\frac{1}{12}\sin 6x+C$;(10) $\frac{3}{2}(\sin x-\cos x)^{\frac{2}{3}}+C$;(11) $\ln|\tan x|+C$ 或 $\ln|\csc 2x-\cot 2x|+C$;(12) $(\arctan\sqrt{x})^2+C$.

3. (1) $\frac{2}{5}(x-1)^{\frac{5}{2}}+\frac{2}{3}(x-1)^{\frac{3}{2}}+C$;　(2) $\frac{1}{15}(3x+1)^{\frac{5}{3}}+\frac{1}{3}(3x+1)^{\frac{2}{3}}+C$;

   (3) $\frac{1}{4}\ln|\sqrt{16x^2+8x+5}+4x+1|+C$;　(4) $-\frac{1}{x}+\frac{\sqrt{1-x^2}}{x}+\arcsin x+C$;

   (5) $\frac{1}{2}\ln\left|\frac{2-\sqrt{4-x^2}}{x}\right|+C$;　(6) $\frac{1}{3}\arccos\frac{3}{x}+C$;

   (7) $\sqrt{x^2-a^2}-a\arccos\frac{a}{x}+C$;　(8) $\frac{a^2}{2}\left(\arcsin\frac{x}{a}-\frac{x}{a^2}\sqrt{a^2-x^2}\right)+C$.

4. (1) $-e^{-x}(x+1)+C$;(2) $\frac{1}{3}x^3\ln x-\frac{1}{9}x^3+C$;(3) $x\ln^2 x-2x\ln x+2x+C$;(4) $-\frac{1}{x}(\ln^3 x+3\ln^2 x+6\ln x+6)+C$;(5) $-\frac{1}{4}x\cos 2x+\frac{1}{8}\sin 2x+C$;(6) $\frac{1}{2}x^2\arctan x-\frac{1}{2}x+\frac{1}{2}\arctan x+C$;(7) $x(\arcsin x)^2+2\sqrt{1-x^2}\arcsin x-2x+C$;(8) $\frac{1}{2}e^{-x}(\sin x-\cos x)+C$.

5. (1) $\frac{1}{2}\ln(x^2+4x+13)-\frac{1}{3}\arctan\frac{x+2}{3}+C$;(2) $\frac{1}{2}\ln\left|\frac{x-1}{x+1}\right|+\frac{1}{x}+C$;

   (3) $\frac{1}{2\sqrt{2}}\ln\left|\frac{x-\sqrt{2}}{x+\sqrt{2}}\right|+\frac{1}{2\sqrt{3}}\ln\left|\frac{x-\sqrt{3}}{x+\sqrt{3}}\right|+\arctan x+C$;

   (4) $\ln|x|-\frac{1}{2}\ln|x+1|-\frac{1}{4}\ln|x^2+1|-\frac{1}{2}\arctan x+C$.

6. (1) $\frac{1}{3}\tan^3 x-\tan x+x+C$;(2) $\frac{1}{3}\sec^3 x-\sec x+C$;

   (3) $-2x^{\frac{3}{2}}\cos\sqrt{x}+6x\sin\sqrt{x}+12\sqrt{x}\cos\sqrt{x}-12\sin\sqrt{x}+C$;

   (4) $x\arctan(1+\sqrt{x})-\sqrt{x}+\ln|x+2\sqrt{x}+2|+C$;

   (5) $\frac{1}{4}\arcsin^2 x+\frac{x}{2}\sqrt{1-x^2}\arcsin x-\frac{1}{4}x^2+C$;

   (6) $2\left(\sqrt{2x+1}+\frac{1}{2}\ln\left|\frac{\sqrt{2x+1}-1}{\sqrt{2x+1}+1}\right|\right)+C$;

   (7) $\frac{1}{2}\arcsin x+\frac{1}{4}\ln|1+2x\sqrt{1-x^2}|+C$ 或 $\frac{1}{2}\arcsin x+\frac{1}{2}\ln|x+\sqrt{1-x^2}|+C$;

   (8) $\ln\left|\frac{\sqrt{1+e^x}-1}{\sqrt{1+e^x}+1}\right|+C$.

7. $y=\ln|x|+1$.

8. $f(t)=\frac{1}{2}at^2+bt$.

习 题 五

1. (1) $\frac{\pi}{2}$;(2) 0;(3) 1.

2. (1) $\int_0^1 x\mathrm{d}x>\int_0^1 x^2\mathrm{d}x>\int_0^1 x^3\mathrm{d}x$;(2) $\int_1^2 x\mathrm{d}x<\int_1^2 x^2\mathrm{d}x<\int_1^2 x^3\mathrm{d}x$;

(3) $\int_1^e \ln x\mathrm{d}x>\int_1^e \ln^2 x\mathrm{d}x>\int_1^e \ln^2 x\mathrm{d}x$;(4) $\int_0^{\frac{\pi}{2}} x\mathrm{d}x>\int_0^{\frac{\pi}{2}} \sin x\mathrm{d}x$.

3. (1) $1<\int_0^1 e^x\mathrm{d}x<e$;(2) $\frac{\pi}{9}<\int_{\frac{1}{\sqrt{3}}}^{\sqrt{3}} x\arctan x\mathrm{d}x<\frac{2\pi}{3}$.

4. (1) $\frac{1}{2\sqrt{x}}\sin x$;(2) $-\frac{2\cos x^2}{x}$;(3) $\frac{1}{2\sqrt{x}}e^x-e^{x^2}$;(4) $2t\sin t$;(5) 0.

5. (1) $\frac{2}{3}$;(2) $\frac{1}{3}$;(3) 2;(4) $-\frac{1}{2}$;(5) $\frac{\pi^2}{4}$;(6) $\frac{1}{2}$;(7) 0;(8) $\frac{1}{2}$.

6. (1) $\frac{\pi}{6}$;(2) 4;(3) $2\sqrt{2}$.

7. (1) $\frac{3}{2}$;(2) $\frac{1}{4}$;(3) $\frac{4}{3}$.

8. (1) $\frac{22}{3}$;(2) $\frac{1}{6}$;(3) $\frac{3\pi}{16}$;(4) $\frac{a^4\pi}{16}$.

9. (1) $\frac{1}{2}(e^{\frac{\pi}{2}}-1)$;(2) $\frac{1}{2}-\frac{1}{2}\ln 2$;(3) 1.

10. 略.

11. 略.

12. (1) $\frac{1}{3}$;(2) 发散;(3) $\frac{1}{a}$;(4) π;(5) $\frac{\pi}{2}$;(6) 发散;(7) 发散.

13. $p>1$ 时,收敛,收敛值为$-\frac{1}{1-p}a^{1-p}$;当 $p\leqslant 1$ 时,发散.

14. $\frac{8}{3}$.

15. $e+\frac{1}{e}-2$

16. $b-a$.

17. πa^2

18. $160\pi^2$.

19. $\frac{1}{2}\pi a$.

20. 4π.

21. $\frac{1}{k^2}-e^{-kT}\left(\frac{T}{k}+\frac{1}{k^2}\right)$.

习 题 六

1. 解:A 在第四卦限,B 在第五卦限,C 在第八卦限,D 在第三卦限.

2. (1) 关于 xoy,yoz 和 zox 坐标面对称点的坐标分别为$(a,b,-c)$、$(-a,b,c)$和$(a,-b,c)$;

(2) 关于 x 轴、y 轴和 z 轴对称点的坐标分别为$(a,-b,-c)$、$(-a,b,-c)$和$(-a,-b,c)$;

(3) 关于坐标原点的对称点的坐标为$(-a,-b,-c)$.

3. 到 x 轴、y 轴和 z 轴的距离分别为$\sqrt{41}$、5 和$\sqrt{34}$；到 xoy、yoz 和 zox 坐标面的距离分别为 4、3 和 5.

4. $(0,1,-2)$.

5. (1) $\{(x,y)\mid y^2-2x+1>0\}$；(2) $\{(x,y)\mid x+y>0,x-y>0\}$；
   (3) $\{(x,y)\mid x\geqslant 0,y\geqslant 0,x^2\geqslant y\}$；(4) $\{(x,y,z)\mid r^2<x^2+y^2+z^2\leqslant R^2\}$.

6. $1,\dfrac{3}{\sqrt{5}}$.

7. $(xy)^{x+y}$.

8. $\{(x,y)\mid y^2-2x=0\}$.

9. (1) $\dfrac{\partial z}{\partial x}=3x^2y-y^3,\dfrac{\partial z}{\partial y}=x^3-3xy^2$；(2) $\dfrac{\partial z}{\partial x}=\dfrac{\sqrt{xy}}{2x},\dfrac{\partial z}{\partial y}=\dfrac{\sqrt{xy}}{2y}$；
   (3) $\dfrac{\partial z}{\partial x}=y^2(1+xy)^{y-1},\dfrac{\partial z}{\partial y}=(1+xy)^y\left[\ln(1+xy)+\dfrac{xy}{1+xy}\right]$；
   (4) $\dfrac{\partial z}{\partial x}=y[\cos(xy)-\sin(2xy)],\dfrac{\partial z}{\partial y}=x[\cos(xy)-\sin(2xy)]$.

10. (1) $z'_x(2,1)=-\dfrac{1}{9},z'_y(2,1)=\dfrac{2}{9}$；(2) $f'_x(2,1)=e,f'_y(2,1)=2e$.

11. (1) $\dfrac{\partial^2 z}{\partial x^2}=\dfrac{2y}{x^3},\dfrac{\partial^2 z}{\partial y^2}=\dfrac{2x}{y^3},\dfrac{\partial^2 z}{\partial x\partial y}=\dfrac{\partial^2 z}{\partial y\partial x}=-\dfrac{x^2+y^2}{x^2y^2}$；
   (2) $\dfrac{\partial^2 z}{\partial x^2}=y^2e^{xy}+ye^x,\dfrac{\partial^2 z}{\partial y^2}=x^2e^{xy}+xe^y,\dfrac{\partial^2 z}{\partial x\partial y}=\dfrac{\partial^2 z}{\partial y\partial x}=e^{xy}+xye^{xy}+e^x+e^y$.

12. 略.

13. (1) $\mathrm{d}z=\left(y+\dfrac{1}{y}\right)\mathrm{d}x+x\left(1-\dfrac{1}{y^2}\right)\mathrm{d}y$；
   (2) $\mathrm{d}z=-\dfrac{y}{x^2}e^{\frac{y}{x}}\mathrm{d}x+\dfrac{1}{x}e^{\frac{y}{x}}\mathrm{d}y=-\dfrac{1}{x}e^{\frac{y}{x}}\left(\dfrac{y}{x}\mathrm{d}x-\mathrm{d}y\right)$；
   (3) $\mathrm{d}z=-\dfrac{x}{(x^2+y^2)^{3/2}}(y\mathrm{d}x-x\mathrm{d}y)$；
   (4) $\mathrm{d}u=yzx^{yz-1}\mathrm{d}x+zx^{yz}\ln x\mathrm{d}y+yx^{yz}\ln x\mathrm{d}z$.

14. $\dfrac{\partial z}{\partial x}=4x,\dfrac{\partial z}{\partial y}=4y$.

15. $\dfrac{\partial z}{\partial x}=\dfrac{2x}{y^2}\ln(3x-2y)+\dfrac{3x^2}{(3x-2y)y^2}$；$\dfrac{\partial z}{\partial x}=-\dfrac{2x^2}{y^3}\ln(3x-2y)-\dfrac{2x^2}{y^2(3x-2y)}$.

16. $\dfrac{\mathrm{d}z}{\mathrm{d}t}=e^{\sin t-2t^3}(\cos t-6t^2)$.

17. $\dfrac{\mathrm{d}z}{\mathrm{d}t}=\dfrac{3-12t^2}{\sqrt{1-(3t-4t^3)^2}}$.

18. $\dfrac{\mathrm{d}z}{\mathrm{d}t}=\left(3-\dfrac{4}{t^3}-\dfrac{1}{2\sqrt{t}}\right)\sec^2\left(3t+\dfrac{2}{t^2}-\sqrt{t}\right)$.

19. $\dfrac{\partial z}{\partial x}=y^2e^{-x}\quad z,\dfrac{\partial z}{\partial y}=e^{-x}(2xy-\cos y)$.

20. $\dfrac{\partial z}{\partial x}=\dfrac{yz}{e^z-xy},\dfrac{\partial z}{\partial x}=\dfrac{xz}{e^z-xy}$.

21. 略

22. 极大值 $f(2,-2)=8$.

23. 极大值 $f(3,2)=36$.

24. 极大值 $z\left(\dfrac{1}{2},\dfrac{1}{2}\right)=\dfrac{1}{4}$.

25. 故当长、宽都是$\sqrt[3]{2k}$，而高为$\dfrac{1}{2}\sqrt[3]{2k}$时，表面积最小.

26. $x=y=z=4$.

27. $y=2.0575x-5.6947$.

28. (1) $\frac{8}{3}$;(2) $\frac{20}{3}$;(3) $\frac{64}{15}$;(4) $\frac{13}{6}$.

29. (1) $\int_0^1 dx\int_x^1 f(x,y)dy$;(2) $\int_0^2 dy\int_{\frac{y}{2}}^{y} f(x,y)dx+\int_2^4 dy\int_{\frac{y}{2}}^{2} f(x,y)dx$;

(3) $\int_1^{-1} dx\int_0^{\sqrt{1-x^2}} f(x,y)dy$;(4) $\int_0^1 dy\int_{e^y}^{e} f(x,y)dx$;(5) $\int_0^1 dy\int_y^{2-y} f(x,y)dx$.

习 题 七

1. (1) 一阶;(2) 二阶;(3) 三阶;(4) 四阶.

2. (1) 是;(2) 是;(3) 是;(4) 否;(5) 否;(6) 是.

3. (1) $y=e^{Cx}$;(2) $\arcsin y=\arcsin x+C$;(3) $\frac{1}{2}\sin^2 y=-\frac{1}{2}\sin^2 x+C$;

(4) $e^x+e^{-y}+C=0$;(5) $\ln\frac{y^2}{x}+\frac{x}{y}=C$;(6) $(e^x+1)(e^y-1)=C$;

(7) $y=xe^{Cx+1}$;(8) $y^2=x^2\ln(Cx^2)$.

4. (1) $y=\frac{\sin x+C}{x^2-1}$;(2) $x=\frac{1}{4}y^3+\frac{C}{y}$ 或 $xy=\frac{1}{4}y^4+C$;(3) $y=\frac{x+C}{\cos x}$;(4) $y=(x-2)^3+C(x-2)$;

(5) $y=\frac{\pi-1-\cos x}{x}$;(6) $y=\left(\frac{1}{2}e^{-x^2}-\frac{1}{2e}\right)e^{3\ln x+x^2}$;(7) $y^{-4}=-x+\frac{1}{4}+Ce^{-4x}$;

(8) $y^{-2}=x^{-2}\left(-\frac{4}{9}x^3-\frac{2}{3}x^3\ln x+C\right)$.

5. (1) $y=xe^x-2e^x+c_1x+c_2$;(2) $y=\cos x+\frac{1}{2}c_1x^2+c_2x+c_3$;(3) $y=-\frac{1}{2}x^2-x+C_1e^x+C_2$;

(4) $y=\frac{1}{2}C_1x^2+C_2$;(5) $\arctan y=x+\frac{\pi}{4}$;(6) $y=\ln\sec x$.

6. (1) $y=C_1e^x+C_2e^{-3x}$;(2) $y=C_1+C_2e^{-2x}$;(3) $y=C_1\cos\sqrt{2}x+C_2\sin\sqrt{2}x$;

(4) $y=e^{-\frac{5}{6}x}\left(C_1\cos\frac{\sqrt{11}}{6}x+C_2\sin\frac{\sqrt{11}}{6}x\right)$;(5) $y=C_1\cos 5x+C_2\sin 5x$;(6) $y=\frac{1}{2}e^{2x}\sin 3x$.

7. $y=\frac{(n+1)e^{(n+1)kt}}{n+e^{(n+1)kt}}$.

8. $M=Ce^{kt}$.

习 题 八

1. (1) -4;(2) $3abc-a^3-b^3-c^3$;(3) $(a-b)(b-c)(c-a)$;(4) $-2(x^3+y^3)$.

2. (1) 0;(2) 0;(3) $4abcdef$;(4) $abcd+ab+cd+ad+1$.

3. (1) $x_1=1, x_2=2, x_3=3, x_4=-1$.

(2) $x_1=\frac{1507}{665}$;$x_2=-\frac{1145}{665}$;$x_3=\frac{703}{665}$;$x_1=-\frac{395}{665}$;$x_5=\frac{212}{665}$.

4. (1) $\begin{bmatrix}35\\6\\49\end{bmatrix}$;(2) 10;(3) $\begin{bmatrix}-2&4\\-1&2\\-3&6\end{bmatrix}$;(4) $\begin{bmatrix}6&-7&8\\20&-5&-6\end{bmatrix}$.

5. (1) $\begin{bmatrix}5&-2\\-2&1\end{bmatrix}$;(2) $\begin{bmatrix}\cos\theta&\sin\theta\\-\sin\theta&\cos\theta\end{bmatrix}$;(3) $\begin{bmatrix}-2&1&0\\-\frac{13}{2}&3&-\frac{1}{2}\\-16&7&-1\end{bmatrix}$;(4) $\begin{bmatrix}1&3&-2\\-\frac{3}{2}&-3&\frac{5}{2}\\1&1&-1\end{bmatrix}$.

6. (1) $\begin{bmatrix} \frac{7}{6} & \frac{2}{3} & -\frac{3}{2} \\ -1 & -1 & 2 \\ -\frac{1}{2} & 0 & \frac{1}{2} \end{bmatrix}$；(2) $\begin{bmatrix} 1 & 1 & -2 & -4 \\ 0 & 1 & 0 & -1 \\ -1 & -1 & 3 & 6 \\ 2 & 1 & -6 & -10 \end{bmatrix}$；(3) $\begin{bmatrix} 7 & -1 & -1 \\ -3 & 1 & 0 \\ -3 & 0 & 1 \end{bmatrix}$；

(4) $\frac{1}{4}\begin{bmatrix} 1 & 1 & 1 & 1 \\ 1 & 1 & -1 & -1 \\ 1 & -1 & 1 & -1 \\ 1 & -1 & -1 & 1 \end{bmatrix}$.

7. (1) $\begin{bmatrix} x_1 \\ x_2 \\ x_3 \\ x_4 \end{bmatrix} = c\begin{bmatrix} \frac{4}{3} \\ -3 \\ \frac{4}{3} \\ 1 \end{bmatrix}$；(2) 只有零解；(3) 无解；(4) $\begin{bmatrix} x \\ y \\ z \\ w \end{bmatrix} = c_1\begin{bmatrix} 1 \\ -2 \\ 0 \\ 0 \end{bmatrix} + c_2\begin{bmatrix} 0 \\ 1 \\ 1 \\ 0 \end{bmatrix} + \begin{bmatrix} 0 \\ 1 \\ 0 \\ 0 \end{bmatrix}$.

8. (1) $\lambda \neq 1, -2$；(2) $\lambda = -2$；(3) $\lambda = 1$.

9. (1) 线性相关；(2) 线性无关.

10. 略.

11. (1) 基础解系：$\xi = \begin{bmatrix} -\frac{11}{7} \\ -\frac{1}{7} \\ 1 \end{bmatrix}$；通解：$X = c\xi, (c \in R)$.

(2) 基础解系：$\xi_1 = \begin{bmatrix} -2 \\ 1 \\ 0 \end{bmatrix}, \xi_2 = \begin{bmatrix} 4 \\ 0 \\ 1 \end{bmatrix}$；通解：$X = c_1\xi_1 + c_2\xi_2 (c_1, c_2 \in R)$.

12. (1) 特解：$\eta = \begin{bmatrix} -8 \\ 13 \\ 0 \\ 2 \end{bmatrix}$；基础解系：$\xi = \begin{bmatrix} -1 \\ 1 \\ 1 \\ 0 \end{bmatrix}$；非齐次线性方程组的通解：$X = c\xi - \eta, (c \in R)$.

(2) 无解.

13. (1) $\lambda = -1$ 为三重根，$p = \begin{bmatrix} -1 \\ -1 \\ 1 \end{bmatrix}$；

(2) $\lambda_1 = -1, \lambda_2 = 9, \lambda_3 = 0$；$p_1 = \begin{bmatrix} -1 \\ 0 \\ 1 \end{bmatrix}, p_2 = \begin{bmatrix} 1 \\ 1 \\ 2 \end{bmatrix}, p_3 = \begin{bmatrix} 1 \\ 1 \\ -1 \end{bmatrix}$；

(3) $\lambda_1 = \lambda_2 = 1, \lambda_3 = \lambda_4 = -1$；$[p_1 \quad p_2 \quad p_3 \quad p_4] = \begin{bmatrix} 0 & 1 & 1 & 0 \\ -1 & 0 & 0 & 1 \\ 1 & 0 & 0 & 1 \\ 0 & -1 & 1 & 0 \end{bmatrix}$.

习 题 九

1. (1) $A\overline{B}C$—选出的是男医师、抽烟、1986 年医疗系毕业的；

$A\overline{B}\,\overline{C}$—选出的是男医师、抽烟、不是 1986 年医疗系毕业的；

$\overline{A}\,\overline{B}C$—选出的是女医师、抽烟、1986 年医疗系毕业的.

(2) 当男医师都是不抽烟而且 1986 年医疗系毕业的时，$ABC = A$.

(3) 若$\overline{A}=B$,能说明该院外科男医生都抽烟.

2.(1) A_2-A_3;(2) A_0-A_5 或$\overline{A_5}$.

3.(1) $A+B+C+D$;

(2) $AB\overline{C}\,\overline{D}+A\overline{B}C\overline{D}+A\overline{B}\,\overline{C}D+A\overline{B}C\overline{D}+\overline{A}\,\overline{B}CD+\overline{A}B\overline{C}D+\overline{A}BC\overline{D}$;

(3) $AB+AC+AD+BC+BD+CD$;

(4) $\overline{A}\,\overline{B}\,\overline{C}\,\overline{D}$或$\overline{A+B+C+D}$;

(5) $\overline{A}\,\overline{B}\,\overline{C}\,\overline{D}+A\overline{B}\,\overline{C}\,\overline{D}+\overline{A}B\overline{C}\,\overline{D}+\overline{A}\,\overline{B}C\overline{D}+\overline{A}\,\overline{B}\,\overline{C}D$.

4.0.4.

5.0.21.

6.$P(A)=\dfrac{C_M^m C_{N-M}^{n-m}}{C_N^n}$.

7.0.02.

8.0.5.

9.0.93.

10. $\dfrac{6}{7}$.

11.(1) 0.00012;(2) 0.95712;(3) 0.04288.

12.0.92.

13.0.3536.

14.0.5.

15.0.8025.

16.0.4096.

17. 至少配置5门炮.

18.0.42.

19.0.0984.

20.(1) 0.006738;(2) 0.615961.

21.(1) $k=3$;(2) 0.342.

22.(1) 0;(2) 0.98124;(3) 0.5359;(4) 0.01578;(5) 0.95.

23.(1) 0.00298;(2) 0.4013;(3) 0.7612.

24.0.6828.

25.$E(X)=1.2$,$D(X)=0.36$.

26.$E(X)=0$,$D(X)=2$.

附录二　标准正态分布函数表

$$\Phi(u)=\frac{1}{\sqrt{2\pi}}\int_{-\infty}^{u} e^{-\frac{x^2}{2}}\mathrm{d}x\ (u\geqslant 0)$$

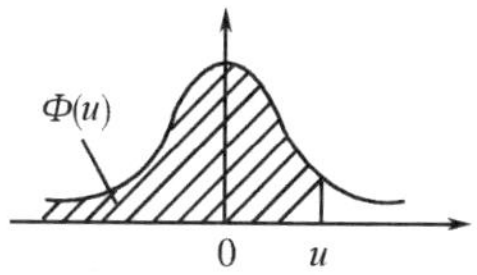

u	0.00	0.01	0.02	0.03	0.04	0.05	0.06	0.07	0.08	0.09	*u*
0.0	0.500 0	0.504 0	0.508 0	0.512 0	0.516 0	0.519 9	0.523 9	0.527 9	0.531 9	0.535 9	0.0
0.1	0.539 8	0.543 8	0.547 8	0.551 7	0.555 7	0.559 6	0.563 6	0.567 5	0.571 4	0.575 3	0.1
0.2	0.579 3	0.583 2	0.587 1	0.591 0	0.594 8	0.598 7	0.602 6	0.606 4	0.610 3	0.614 1	0.2
0.3	0.617 9	0.621 7	0.625 5	0.629 3	0.633 1	0.636 8	0.640 6	0.644 3	0.648 0	0.651 7	0.3
0.4	0.655 4	0.659 1	0.662 8	0.666 4	0.670 0	0.673 6	0.677 2	0.680 8	0.684 4	0.687 9	0.4
0.5	0.691 5	0.695 0	0.698 5	0.701 9	0.705 4	0.708 8	0.712 3	0.715 7	0.719 0	0.722 4	0.5
0.6	0.725 7	0.729 1	0.732 4	0.735 7	0.738 9	0.742 2	0.745 4	0.748 6	0.751 7	0.754 9	0.6
0.7	0.758 0	0.761 1	0.764 2	0.767 3	0.770 3	0.773 4	0.776 4	0.779 4	0.782 3	0.785 2	0.7
0.8	0.788 1	0.791 0	0.793 9	0.796 7	0.799 5	0.802 3	0.805 1	0.807 8	0.810 6	0.813 3	0.8
0.9	0.815 9	0.818 6	0.821 2	0.823 8	0.826 4	0.828 9	0.831 5	0.834 0	0.836 5	0.838 9	0.9
1.0	0.841 3	0.843 8	0.846 1	0.848 5	0.850 8	0.853 1	0.855 4	0.857 7	0.859 9	0.862 1	1.0
1.1	0.864 3	0.866 5	0.868 6	0.870 8	0.872 9	0.874 9	0.877 0	0.879 0	0.881 0	0.883 0	1.1
1.2	0.884 9	0.886 9	0.888 8	0.890 7	0.892 5	0.894 4	0.896 2	0.898 0	0.899 7	0.901 47	1.2
1.3	0.903 20	0.904 90	0.906 58	0.908 24	0.909 88	0.911 49	0.913 09	0.914 66	0.916 21	0.917 74	1.3
1.4	0.919 24	0.920 73	0.922 20	0.923 64	0.925 07	0.926 47	0.927 85	0.929 22	0.930 56	0.931 89	1.4
1.5	0.933 19	0.934 48	0.935 74	0.936 99	0.938 22	0.939 43	0.940 62	0.941 79	0.942 95	0.944 08	1.5
1.6	0.945 20	0.946 30	0.947 38	0.948 45	0.949 50	0.950 53	0.951 54	0.952 54	0.953 52	0.954 49	1.6
1.7	0.955 43	0.956 37	0.957 28	0.958 18	0.959 07	0.959 94	0.960 80	0.961 64	0.962 46	0.963 27	1.7
1.8	0.964 07	0.964 85	0.965 62	0.966 38	0.967 12	0.967 84	0.968 56	0.969 26	0.969 95	0.970 62	1.8
1.9	0.971 28	0.971 93	0.972 57	0.973 20	0.973 81	0.974 41	0.975 00	0.975 58	0.976 15	0.976 70	1.9
2.0	0.977 25	0.977 78	0.978 31	0.978 82	0.979 32	0.979 82	0.980 30	0.980 77	0.981 24	0.981 69	2.0
2.1	0.982 14	0.982 57	0.983 00	0.983 41	0.983 82	0.984 22	0.984 61	0.985 00	0.985 37	0.985 74	2.1
2.2	0.986 10	0.986 45	0.986 79	0.987 13	0.987 45	0.987 78	0.988 09	0.988 40	0.988 70	0.988 99	2.2
2.3	0.989 28	0.989 56	0.989 83	$0.9^2 00\ 97$	$0.9^2 03\ 58$	$0.9^2 06\ 13$	$0.9^2 08\ 63$	$0.9^2 11\ 06$	$0.9^2 13\ 44$	$0.9^2 15\ 76$	2.3
2.4	$0.9^2 18\ 02$	$0.9^2 20\ 24$	$0.9^2 22\ 40$	$0.9^2 24\ 51$	$0.9^2 26\ 56$	$0.9^2 28\ 57$	$0.9^2 30\ 53$	$0.9^2 32\ 44$	$0.9^2 34\ 31$	$0.9^2 36\ 13$	2.4
2.5	$0.9^2 37\ 90$	$0.9^2 39\ 63$	$0.9^2 41\ 32$	$0.9^2 42\ 97$	$0.9^2 44\ 57$	$0.9^2 46\ 14$	$0.9^2 47\ 66$	$0.9^2 49\ 15$	$0.9^2 50\ 60$	$0.9^2 52\ 01$	2.5
2.6	$0.9^2 53\ 39$	$0.9^2 54\ 73$	$0.9^2 56\ 04$	$0.9^2 57\ 31$	$0.9^2 58\ 55$	$0.9^2 59\ 75$	$0.9^2 60\ 93$	$0.9^2 62\ 07$	$0.9^2 63\ 19$	$0.9^2 64\ 27$	2.6
2.7	$0.9^2 65\ 33$	$0.9^2 66\ 36$	$0.9^2 67\ 36$	$0.9^2 68\ 33$	$0.9^2 69\ 28$	$0.9^2 70\ 20$	$0.9^2 71\ 10$	$0.9^2 71\ 97$	$0.9^2 72\ 82$	$0.9^2 73\ 65$	2.7
2.8	$0.9^2 74\ 45$	$0.9^2 75\ 23$	$0.9^2 75\ 99$	$0.9^2 76\ 73$	$0.9^2 77\ 44$	$0.9^2 78\ 14$	$0.9^2 78\ 82$	$0.9^2 79\ 48$	$0.9^2 80\ 12$	$0.9^2 80\ 74$	2.8
2.9	$0.9^2 81\ 34$	$0.9^2 81\ 93$	$0.9^2 82\ 50$	$0.9^2 83\ 05$	$0.9^2 83\ 59$	$0.9^2 84\ 11$	$0.9^2 84\ 62$	$0.9^2 85\ 11$	$0.9^2 85\ 59$	$0.9^2 86\ 05$	2.9

续表

u	0.00	0.01	0.02	0.03	0.04	0.05	0.06	0.07	0.08	0.09	u
3.0	0.9^{2}86 50	0.9^{2}86 94	0.9^{2}87 36	0.9^{2}87 77	0.9^{2}88 17	0.9^{2}88 56	0.9^{2}88 93	0.9^{2}89 30	0.9^{2}89 65	0.9^{2}89 99	3.0
3.1	0.9^{3}03 24	0.9^{3}06 46	0.9^{3}09 57	0.9^{3}12 60	0.9^{3}15 53	0.9^{3}18 36	0.9^{3}21 12	0.9^{3}23 78	0.9^{3}26 36	0.9^{3}28 86	3.1
3.2	0.9^{3}31 29	0.9^{3}33 63	0.9^{3}35 90	0.9^{3}38 10	0.9^{3}40 24	0.9^{3}42 30	0.9^{3}44 29	0.9^{3}46 23	0.9^{3}48 10	0.9^{3}49 91	3.2
3.3	0.9^{3}51 66	0.9^{3}53 35	0.9^{3}54 99	0.9^{3}56 58	0.9^{3}58 11	0.9^{3}59 59	0.9^{3}61 03	0.9^{3}62 42	0.9^{3}63 76	0.9^{3}65 05	3.3
3.4	0.9^{3}66 31	0.9^{3}67 52	0.9^{3}68 69	0.9^{3}69 82	0.9^{3}70 91	0.9^{3}71 97	0.9^{3}72 99	0.9^{3}73 98	0.9^{3}74 93	0.9^{3}75 85	3.4
3.5	0.9^{3}76 74	0.9^{3}77 59	0.9^{3}78 42	0.9^{3}79 22	0.9^{3}79 99	0.9^{3}80 74	0.9^{3}81 46	0.9^{3}82 15	0.9^{3}82 82	0.9^{3}83 47	3.5
3.6	0.9^{3}84 09	0.9^{3}84 69	0.9^{3}85 27	0.9^{3}85 83	0.9^{3}86 37	0.9^{3}86 89	0.9^{3}87 39	0.9^{3}87 87	0.9^{3}88 34	0.9^{3}88 79	3.6
3.7	0.9^{3}89 22	0.9^{3}89 04	0.9^{4}00 39	0.9^{4}04 26	0.9^{4}07 99	0.9^{4}11 58	0.9^{4}15 04	0.9^{4}18 38	0.9^{4}21 59	0.9^{4}24 68	3.7
3.8	0.9^{4}27 65	0.9^{4}30 52	0.9^{4}33 27	0.9^{4}35 93	0.9^{4}38 48	0.9^{4}40 94	0.9^{4}43 31	0.9^{4}45 58	0.9^{4}47 77	0.9^{4}49 88	3.8
3.9	0.9^{4}51 90	0.9^{4}53 85	0.9^{4}55 73	0.9^{4}57 53	0.9^{4}59 26	0.9^{4}60 92	0.9^{4}62 53	0.9^{4}64 06	0.9^{4}65 54	0.9^{4}66 96	3.9
4.0	0.9^{4}68 33	0.9^{4}69 64	0.9^{4}70 90	0.9^{4}72 11	0.9^{4}73 27	0.9^{4}74 39	0.9^{4}75 46	0.9^{4}76 49	0.9^{4}77 48	0.9^{4}78 43	4.0
4.1	0.9^{4}79 34	0.9^{4}80 22	0.9^{4}81 06	0.9^{4}81 86	0.9^{4}82 63	0.9^{4}83 38	0.9^{4}84 09	0.9^{4}84 77	0.9^{4}85 42	0.9^{4}86 05	4.1
4.2	0.9^{4}86 65	0.9^{4}87 23	0.9^{4}87 78	0.9^{4}88 32	0.9^{4}88 82	0.9^{4}89 31	0.9^{4}89 78	0.9^{4}02 26	0.9^{4}06 55	0.9^{4}10 66	4.2
4.3	0.9^{5}14 60	0.9^{5}18 37	0.9^{5}21 99	0.9^{5}25 45	0.9^{5}28 76	0.9^{5}31 93	0.9^{5}34 97	0.9^{5}37 88	0.9^{5}40 66	0.9^{5}43 32	4.3
4.4	0.9^{5}45 87	0.9^{5}48 31	0.9^{5}50 65	0.9^{5}52 88	0.9^{5}55 02	0.9^{5}57 06	0.9^{5}59 02	0.9^{5}60 89	0.9^{5}62 68	0.9^{5}64 39	4.4
4.5	0.9^{5}66 02	0.9^{5}67 59	0.9^{5}69 08	0.9^{5}70 51	0.9^{5}71 87	0.9^{5}73 18	0.9^{5}74 42	0.9^{5}75 61	0.9^{5}76 75	0.9^{5}77 84	4.5
4.6	0.9^{5}78 88	0.9^{5}79 87	0.9^{5}80 81	0.9^{5}81 72	0.9^{5}82 58	0.9^{5}83 40	0.9^{5}84 19	0.9^{5}84 94	0.9^{5}85 66	0.9^{5}86 34	4.6
4.7	0.9^{5}86 99	0.9^{5}87 61	0.9^{5}88 21	0.9^{5}88 77	0.9^{5}89 31	0.9^{5}89 83	0.9^{6}03 20	0.9^{6}07 89	0.9^{6}12 35	0.9^{6}16 61	4.7
4.8	0.9^{6}20 67	0.9^{6}24 53	0.9^{6}28 22	0.9^{6}31 73	0.9^{6}35 08	0.9^{6}38 27	0.9^{6}41 31	0.9^{6}44 20	0.9^{6}46 96	0.9^{6}49 58	4.8
4.9	0.9^{6}52 08	0.9^{6}54 46	0.9^{6}56 73	0.9^{6}58 89	0.9^{6}60 94	0.9^{6}62 89	0.9^{6}64 75	0.9^{6}66 52	0.9^{6}68 21	0.9^{6}69 81	4.9

附录三　基本初等函数常用公式

一、三角函数

1. 平方和关系

(1) $\sin^2 x+\cos^2 x=1$；(2) $1+\tan^2 x=\sec^2 x$；(3) $1+\cot^2 x=\csc^2 x$.

2. 倒数关系

(1) $\cot x=\dfrac{1}{\tan x}$；(2) $\sec x=\dfrac{1}{\cos x}$；(3) $\csc x=\dfrac{1}{\sin x}$.

3. 商的关系

(1) $\tan x=\dfrac{\sin x}{\cos x}$；(2) $\cot x=\dfrac{\cos x}{\sin x}$.

4. 二倍角公式

(1) $\sin 2x=2\sin x\cos x$；

(2) $\cos 2x=1-2\sin^2 x=2\cos^2 x-1=\cos^2 x-\sin^2 x$.

(3) $\tan 2x=\dfrac{2\tan x}{1-\tan^2 x}$.

5. 半角公式

(1) $\tan^2\dfrac{x}{2}=\dfrac{1-\cos x}{1+\cos x}$；(2) $\tan\dfrac{x}{2}=\dfrac{1-\cos x}{\sin x}$.

6. 和差化积公式

(1) $\sin\alpha-\sin\beta=2\sin\dfrac{\alpha-\beta}{2}\cos\dfrac{\alpha+\beta}{2}$；

(2) $\cos\alpha-\cos\beta=-2\sin\dfrac{\alpha+\beta}{2}\sin\dfrac{\alpha-\beta}{2}$.

二、对数函数

1. 加法公式　$\log_a x+\log_a y=\log_a xy$.

2. 减法公式　$\log_a x-\log_a y=\log_a\dfrac{x}{y}$.

3. 指数关系　$\log_a x^b=b\log_a x$，$a^{\log_a x}=x$.

4. 换底公式　$\log_a b=\dfrac{\log_c b}{\log_c a}$.

5. $\log_a 1=0$；$\log_a a=1$.

主要参考书目

方积乾.1990.微积分初步与生物医学应用.北京:北京医科大学出版社
顾作林.2008.高等数学.第4版.北京:人民卫生出版社
郭东星.2008.医学高等数学.北京:科学出版社
乐经良,祝国强等.2008.医用高等数学.第2版.北京:高等教育出版社
吕丹.2006.大学医科数学.北京:清华大学出版社
罗洋祥.1997.医用高等数学.第2版.北京:人民卫生出版社
马建中.2007.医学高等数学.第2版,北京:科学出版社
同济大学应用数学系.2007.高等数学.第6版.北京:高等教育出版社
王培承.2004.医用生物数学.青岛:中国海洋大学出版社
谢季坚.2004.大学数学.第2版,北京:高等教育出版社
杨静化.2006.高等数学.北京:中国医药科技出版社
仉志余.2005.高等数学分级讲练教程.北京:北京大学出版社
张德舜.2005.高等数学,北京:中国医药科技出版社
张选群.2005.医科高等数学.北京:高等教育出版社
赵树嫄.1988.微积分,北京:中国人民大学出版社
周怀梧.1985.医药应用高等数学,山东:山东教育出版社
周永治.2002.医药高等数学.北京:科学出版社
James Stewart.2004.Calculus.5th ed. 北京:高等教育出版社
Salas and Hille.1995.Calculus.New York:John Willey & Sons Inc